浙江省普通本科高校"十四五"重点立项建设教材

孕产期中西医结合护理

（供护理、助产专业用）

主编　阮芝芳　郑会玲

中国中医药出版社
·北 京·

图书在版编目（CIP）数据

孕产期中西医结合护理 / 阮芝芳，郑会玲主编 .
北京 : 中国中医药出版社，2024. 11. —— (浙江省普通
本科高校"十四五"重点立项建设教材).
ISBN 978-7-5132-9004-3

Ⅰ . R473.71

中国国家版本馆 CIP 数据核字第 202463LS11 号

融合出版数字化资源服务说明

本书为融合出版物，其数字化资源在全国中医药行业教育云平台"医开讲"
发布。

资源访问说明

1. 扫描右方二维码下载"医开讲 APP"注册登录。
2. 首页搜索本书，单击进入书籍详情页。
3. 点击"立即购买"，选择"全部"，点击"选择支付"（0.00
   元），显示支付成功。
4. 点击 APP 首页的"扫图"，扫描书内二维码，即可访问相关数字化资源。

中国中医药出版社出版

北京经济技术开发区科创十三街 31 号院二区 8 号楼
邮政编码   100176
传真   010-64405721
河北省武强县画业有限责任公司印刷
各地新华书店经销

开本 889×1194   1/16   印张 11.75   字数 347 千字
2024 年 11 月第 1 版   2024 年 11 月第 1 次印刷
书号   ISBN 978 - 7 - 5132 - 9004 - 3

定价   52.00 元
网址   www.cptcm.com

服 务 热 线   010-64405510
购 书 热 线   010-89535836
维 权 打 假   010-64405753

微信服务号   zgzyycbs
微商城网址   https://kdt.im/LIdUGr
官 方 微 博   http://e.weibo.com/cptcm
天猫旗舰店网址   https://zgzyycbs.tmall.com

如有印装质量问题请与本社出版部联系（010-64405510）

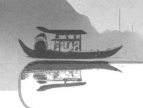

《孕产期中西医结合护理》编委会

主　编　阮芝芳（浙江中医药大学第二临床医学院）
　　　　郑会玲（浙江中医药大学第二临床医学院）

副主编　张晓平（浙江中医药大学第二临床医学院）
　　　　金　央（浙江中医药大学附属杭州市中医院）
　　　　朱　萍（浙江中医药大学第二临床医学院）

编　委（以姓氏笔画为序）
　　　　马冬梅（浙江大学医学院附属妇产科医院）
　　　　吕晓军（浙江中医药大学第二临床医学院）
　　　　汤笑笑（浙江中医药大学第二临床医学院）
　　　　严　铮（浙江中医药大学第二临床医学院）
　　　　李瑞兰（浙江中医药大学第二临床医学院）
　　　　沈笑驰（浙江中医药大学第二临床医学院）
　　　　徐　妍（浙江中医药大学护理学院）
　　　　董萍培（浙江中医药大学附属杭州市中医院）

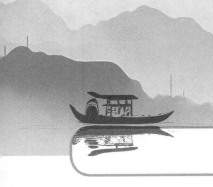

编写说明

《"健康中国2030"规划纲要》《中国妇女发展纲要（2021—2030年）》提出，"妇女儿童健康是全民健康的重要基石，妇女全生命周期应享有良好的卫生健康服务"，并将其列为妇女健康的首要目标。妇幼健康工作的核心是保障母婴安全，提供良好的卫生健康服务。为母婴提供高质量的孕产期保健服务，不仅对促进孕产妇健康，预防和降低围产期并发症、死亡率具有重要意义，更是满足当下人们对健康服务高水平、新需求的基石和保障。

我国新时期卫生健康工作方针提出坚持中西医并重，传承发展中医药事业，明确要把中西医摆在同等位置，互为发展，为健康中国服务。国医大师徐经世就如何做好中西医结合，融合发展，谈过他的"三个坚持"观点：辨证诊断上坚持"借西守中"思维和"衷中参西"思维；施治处理上坚持"宜中则中，宜西则西"和中西互补；创新发展上坚持"百花齐放，借西促中"。徐老的中西医融合"三个坚持"理念，是中西医结合治疗的方法论，也是中西医结合护理实践和本教材撰写的理念遵循。

《孕产期中西医结合护理》是浙江省普通本科高校"十四五"重点立项建设教材，较为全面地反映中西医结合理论、护理学和护理技术在孕产期常见病中的实践运用。教材共八个章节，分别介绍了女性生殖基础知识、正常孕产期保健管理、孕产期与新生儿期常见病症护理、孕产期常用中医与西医护理技术。全书体现孕产期从治疗为主到兼具预防治疗、康养护理、健康管理的生命健康全周期医学新理念，内容不仅涵盖了中西医结合产科护理学的基础知识和各病证的病因病机、辨证施护、防治原则、适宜技术和健康管理，也设有数字化资源作为拓展内容，包括操作视频、课件PPT、课后练习题等，便于学生掌握相关知识。

本教材以培养高质量护理、助产专业人才为目标，积极与临床服务接轨。通过本门课程的学习，要求学生能系统掌握产科领域中的中西医结合护理理论与技术，提高临床思维能力和解决实际问题的能力，强化人文实践。

在编写过程中，我们围绕"立德树人"根本任务，把课程思政融入教材中，坚持"三基五性"的基本原则，参考了近年相关学科的教材、专业指南和最新研究，结合临床经验与成果进行编写，对部分病证提出中西医结合的综合护理方案，希望对提高孕产期保健服务质量发挥积极作用，供高等院校护理、助产专业学生使用，供从事中西医结合工作的护理、教学与科研人员阅读参考。

本教材在编写过程中，得到了浙江中医药大学及其第二临床医学院领导、同事的大力支持，中医内科学陈滨海博士指导，在此衷心感谢。

由于孕产期保健服务涉及多学科领域，加之新的中西医研究成果不断涌现，书中不足之处，祈请读者提出宝贵意见，以便再版时修订完善。

《孕产期中西医结合护理》编委会
2024年9月

扫一扫，
查阅本教材数字资源

目　录

扫一扫，
查阅本章数字资源

第 一 章

女性生殖系统解剖与生理

▷ **知识目标：**

1. 掌握女性内、外生殖器的解剖特点；雌、孕激素的生理作用。

2. 熟悉中医对女性生殖生理基础的认识要点；女性骨盆及骨盆底的组成及临床意义；卵巢功能及月经周期的调节。

3. 了解女性一生各时期的生理特点；生殖器官及基础体温的周期性变化；乳房的解剖与生理特点。

▷ **能力目标：**

能够结合所学知识识别女性生殖系统解剖与生理异常。

▷ **素质目标：**

1. 增强女性生殖系统与机体其他各器官、系统密不可分的整体意识。

2. 树立生命全周期护理的观念。

第一节　女性生殖系统解剖的中西医认识

女性生殖系统包括内、外生殖器及其相关组织与邻近器官。

一、中医学对女性生殖脏器解剖的认识

中医古籍中早有对人体解剖的记载，如《灵枢·经水》就记载了"若夫八尺之士，皮肉在此，外可度量切循而得之，其死可解剖而视之"的内容。汉代《养生方》载有"女阴图"，是现存最早的女性外生殖器图，对女性生殖脏器的名称、位置、形态及功能记载在册，表明前人对女性生殖生理有一定的认识。

（一）阴户

阴户是中医学女性外生殖器的解剖术语，最早见于《校注妇人良方》，又名"四边"。《校注妇人良方》提出："登厕风入阴户，便成痼疾。"阴户系指女性外阴，包括阴蒂、大小阴唇、阴唇系带及阴道前

庭的部位。后世诸家较广泛地使用阴户这一术语。如《医学入门》所云"阴户肿痛不闭者""阴户肿痛不闭，寒热溺涩，体倦少食者"；《外科正宗》所云"阴户忽然肿突作痛，因劳伤血分，湿火下流""阴户开而不闭者"等均有关于阴户的记载，说明阴户是中医学固有的解剖术语。

《诸病源候论》云："胞门、子户，主子精，神气所出入，合于中黄门、玉门四边。"又说："玉门、四边皆解散，子户未安。"其说明了四边是与玉门并列的固有解剖名词。据其文义"四边"应指阴道口外前后左右四边，即前至阴蒂，后至大小阴唇系带，左右应是指两侧大小阴唇，似以小阴唇为主的部位。可见四边与阴户解剖范围一致，因此，四边应是阴户的别名。

（二）玉门

玉门是中医学女性外生殖器的解剖术语，最早见于《脉经》，又名"龙门""胞门"。《脉经》《诸病源候论》均云："已产属胞门，未产属龙门，未嫁女属玉门。"关于玉门位置，《备急千金要方》记载"在玉泉下，女人入阴内外之际"，即位于尿道口后面，是阴道的入口。以上说明玉门、龙门、胞门的部位相当于外生殖器的阴道口及处女膜的部位。现认为根据此部位可判断已婚未婚、已产未产，故古今对此认识一致。玉门并非未嫁女的专用术语，亦可用于已婚已产者。如《备急千金要方》云："妇人阴阳过度，玉门疼痛。"又云："产后玉门不闭。"《妇人大全良方》亦云："产后阴脱，玉门不闭。"

关于阴户、玉门的功能，《妇人大全良方》曰："玉门、四边，主持关元，禁闭子精。"此说明阴户、玉门是生育胎儿，排出月经、带下、恶露的关口，也是"合阴阳"的出入口。同时，《诸病源候论》云："四边中于湿，风气从下上入阴里。"又云："玉门、四边皆解散，子户未安……若居湿席，令人苦寒，洒洒入腹。"又《校注妇人良方》云："登厕风入阴户。"以上说明阴户、玉门是防止外邪入侵的关口。

（三）阴道

阴道是女性内生殖器之一，最早见于《诸病源候论》，又名子肠。据《诸病源候论》所云之"五脏六腑津气流行阴道""产后阴道肿痛候""产后阴道开候"和《备急千金要方》关于"治产后阴道开不闭方"的记载，可知"阴道"一词早就是医学中的固有解剖名称，且解剖位置与西医学一致，是连接胞宫与阴户的通道。

《诸病源候论》有"阴挺出下脱候"；《备急千金要方》有"阴脱"；《妇人大全良方》"产难门"有"子肠先出""阴脱"，"产后门"有"产后阴脱玉门不闭""子肠下出，不能收拾"；《三因极一病证方论》有"阴下脱，若脱肛状"的记载。可知以上所说的"阴"，也是阴道的意思；"子肠"也主要是就阴道而言，主要是说阴道壁的膨出。

（四）子门

子门是女性内生殖器之一，最早见于《黄帝内经》，又名子户。《灵枢·水胀》云："石瘕生于胞中，寒气客于子门，子门闭塞。"由此可知子门是指子宫颈口部位。其后《诸病源候论》云："子门僻，月水不时。"又《备急千金要方》云："子门闭，血聚腹中生肉癥。"《类经》注释说："子门，即子宫之门也。"以上记载均进一步明确了这一解剖部位。

《诸病源候论》云："肾为阴，主开闭，左为胞门，右为子户，主定月水，生子之道。"由此可知子户应是子门的别名。

关于阴道、子门的功能，如前所述，阴道是娩出胎儿，排出月经、带下、恶露的通道，是合阴阳，禁闭子精，防御外邪的处所；子门则是"主定月水，生子之道"，即主持排出月经和娩出胎儿的关口，同时也是防御外邪入侵的第二道关口。

（五）胞宫

胞宫，又名女子胞、子处、子宫、子脏、血室、胞室等，是女性的重要内生殖脏器。关于女子胞的记载最早见于《黄帝内经》。《素问·五脏别论》称胞宫为"女子胞"，《灵枢·五色》称之为"子处"。

《神农本草经》称之为"子宫""子脏"，如《神农本草经》记载有紫石英主治"女子风寒在子宫"、槐实主治"子脏急痛"等内容。"子宫"一词在历代著作中多有记载。"血室"一词出自《金匮要略》。血室有指肝脏、冲脉、子宫的不同解释，实际上"热入血室"中的"血室"就是指子宫。胞宫一词，始见于《女科百问》，该书云："热入胞宫，寒热如疟。"之后各妇产科专著里多有记载，"胞宫"一词为中医界所熟知，并得到了广泛应用，因此"胞宫"被确定为女性内生殖器官的代表性名称。

1. 胞宫的位置　《类经附翼》说，子宫"居直肠之前，膀胱之后"。其后则是唐容川的《医经精义》里记载了它的位置，并绘有图形。它位于带脉以下，小腹正中，前邻膀胱，后有直肠，下口连接阴道。

2. 胞宫的形态　最早记载见于《格致余论》，《景岳全书》又进一步描述说："阴阳交媾，胎孕乃凝，所藏之处，名曰子宫，一系在下，上有两歧，中分为二，形如合钵，一达于左，一达于右。"其明确了胞宫的形态是形如合钵，上有两歧。可见中医学的子宫形态除了包括子宫的实体之外，还包括两侧的附件（输卵管、卵巢），说明中医学子宫（胞宫）的解剖范围与西医学子宫的解剖范围是不同的。为了不使中医学的"子宫"与西医学的"子宫"相混淆，所以中医学将子宫定名为"胞宫"，而将"子宫"定名为胞宫的别名。此外，《素问·评热病论》有"胞脉者，属心而络于胞中"，《素问·奇病论》有"胞络者系于肾"，说明胞宫，还有胞脉、胞络直接与脏腑相连。从语言逻辑上来说，"胞宫"上有"胞脉""胞络"更贴切，进一步说明了将子宫定名为"胞宫"是合理的。

3. 胞宫的功能　《素问·上古天真论》说："月事以时下，故有子。"《诸病源候论》说："风冷入于子脏，则令脏冷，致使无儿。若搏于血，则血涩壅，亦令月水不利，断绝不通。"

《类经》说："女子之胞，子宫是也，亦以出纳精气而成胎孕者为奇。"可见胞宫有排出月经和孕育胎儿的功能。同时《内经》称女子胞为"奇恒之腑"，说明了它的功能不同于一般的脏腑。脏是藏而不泻，腑是泻而不藏，而胞宫是亦泻亦藏，藏泻有时。它行经、蓄经，育胎、分娩，藏泻分明，各依其时，充分表现了胞宫功能的特殊性。胞宫所表现出来的功能，是人体生命活动的一部分，是脏腑、经络、气血作用的结果。

二、外生殖器

女性外生殖器又称外阴，是女性生殖器官的外露部分，前为耻骨联合，后为会阴，包括阴阜、大阴唇、小阴唇、阴蒂和阴道前庭（图1-1）。

（一）阴阜

阴阜为耻骨联合前面隆起的脂肪垫。青春期该部皮肤开始生长阴毛，分布呈倒置的三角形，其疏密、色泽存在种族和个体差异。

（二）大阴唇

大阴唇为靠近两股内侧的一对隆起的皮肤皱襞，起自阴阜，止于会阴。两侧大阴唇前端相互联合形成大阴唇前联合，后端在会阴体前融合，称为阴唇后联合。大阴唇外侧面为皮肤，青春期后有色素沉着和阴毛，皮层内有皮脂腺和汗腺；内侧面皮肤湿润似黏膜。大阴唇皮下为疏松结缔组织和脂肪组织，含丰富的血管、淋巴管和神经，当局部受伤时，易发生出

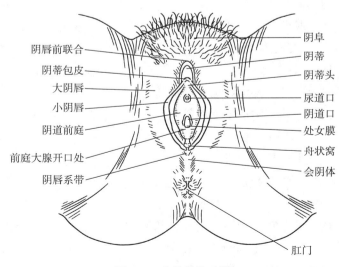

阴唇前联合
阴蒂包皮
大阴唇
小阴唇
阴道前庭
前庭大腺开口处
阴唇系带

阴阜
阴蒂
阴蒂头
尿道口
阴道口
处女膜
舟状窝
会阴体
肛门

图1-1　女性外生殖器

血，形成血肿。未产妇女两侧大阴唇自然合拢，经产妇向两侧分开，绝经后大阴唇萎缩，阴毛稀少。

（三）小阴唇

小阴唇为位于大阴唇内侧的一对薄皮肤皱襞。两侧小阴唇前端相互融合，再分为两叶包绕阴蒂，前叶形成阴蒂包皮，后叶形成阴蒂系带。两侧小阴唇后端与大阴唇后端汇合，在正中线形成阴唇系带。小阴唇表面湿润，无阴毛，富含神经末梢。

（四）阴蒂

阴蒂位于两侧小阴唇顶端下方，由海绵体构成，具有勃起性。阴蒂分为 3 部分，前端为阴蒂头，中为阴蒂体，后为两个阴蒂脚。阴蒂头显露于外阴，富含神经末梢，极敏感。

（五）阴道前庭

阴道前庭为两侧小阴唇之间的菱形区域，前为阴蒂，后为阴唇系带。阴道口与阴唇系带之间有一浅窝，称舟状窝，又称阴道前庭窝，经产妇于分娩后此窝消失。在此区内有以下结构：

1. 前庭球 又称球海绵体，位于前庭两侧，由具勃起性的静脉丛组成，表面被球海绵体肌覆盖。

2. 前庭大腺 又称巴氏腺，位于大阴唇后部，大小如黄豆，左右各一。腺管细长（1～2cm），开口于前庭后方小阴唇与处女膜之间的沟内。在性刺激下，腺体分泌黏液，起滑润作用。正常情况下不能触及此腺，若腺管口闭塞，可形成囊肿；若伴感染，可形成脓肿。

3. 尿道外口 位于阴蒂头后下方，圆形，边缘折叠而合拢。尿道外口后壁有一对尿道旁腺，开口小，常有细菌潜伏。

4. 阴道口及处女膜 阴道口位于尿道外口后方，前庭的后部。其周缘覆盖一层较薄的黏膜，称为处女膜。膜中央有一小孔，孔的形状、大小及膜的厚薄因人而异。处女膜可因性交撕裂或其他损伤破裂，受阴道分娩影响而进一步破损，仅留有处女膜痕。

三、内生殖器

女性内生殖器包括阴道、子宫、输卵管及卵巢，后两者合称为子宫附件（图 1-2）。

（一）阴道

阴道为性交器官，也是月经血排出和胎儿娩出的通道。

1. 位置和形态 阴道位于真骨盆下部中央，为一上宽下窄的管道，前壁长 7～9cm，与膀胱和尿道相邻；后壁长 10～12cm，与直肠贴近。上端包绕子宫颈，下端开口于阴道前庭后部。子宫颈与阴道间的圆周状隐窝称为阴道穹窿，按其位置分为前、后、左、右 4 部分，其中后穹窿最深，与盆腔最低的子宫直肠凹陷紧密相邻，临床上可经此处进行穿刺或引流。

2. 组织结构 阴道壁由黏膜、肌层和纤维组织构成。阴道黏膜为复层鳞状上皮，无腺体，其上端 1/3 在性激素的作用下发生周期性变化，临床上阴道涂片检测女性卵巢或胎盘功能时在此采集标本。肌层由内环、外纵两层平滑肌构成，外覆纤维组织膜，其弹力纤维成分多于平滑肌纤维，使阴道壁具有较大伸展性。阴道壁富有静脉丛，损伤后易出血或形成血肿。

（二）子宫

子宫是产生月经、孕育胚胎及胎儿的器官。

1. 位置和形态 子宫位于骨盆腔中央，呈倒置的梨形。成人的子宫重 50～70g，长 7～8cm，宽 4～5cm，厚 2～3cm；容量约 5mL。子宫上部较宽，称子宫体，简称宫体，其上端隆突部分，称子宫底。子宫底两侧为子宫角，与输卵管相通。子宫的下部较窄，呈圆柱状，称子宫颈，简称宫颈。子宫体与子宫颈的比例因年龄和卵巢功能而异，青春期前为 1：2，生育期为 2：1，绝经后为 1：1。子宫体与子宫颈之间形成的最狭窄部分，称子宫峡部，其上端因解剖上较狭窄，称为解剖学内口；下端子宫内膜

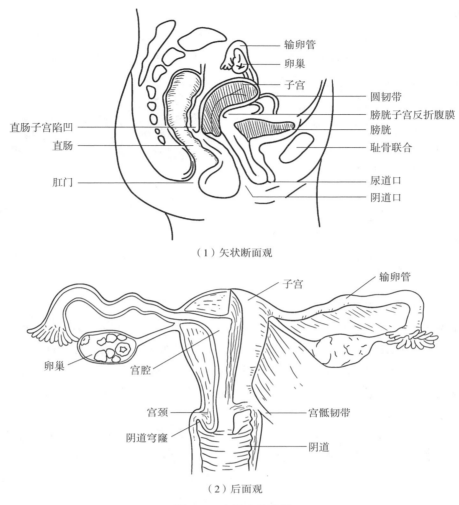

（1）矢状断面观

（2）后面观

图 1-2　女性内生殖器

转变为宫颈黏膜，称为组织学内口。子宫峡部在非孕期长约 1cm，妊娠末期被逐渐拉长至 7～10cm，形成子宫下段。宫颈下端伸入阴道内的部分称宫颈阴道部，在阴道以上的部分称宫颈阴道上部（图 1-3）。

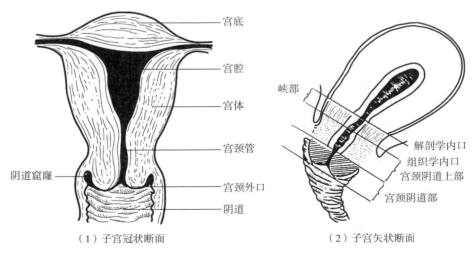

（1）子宫冠状断面　　　　　　　　　　　（2）子宫矢状断面

图 1-3　子宫各部

2.组织结构

（1）子宫体　由内向外分为子宫内膜层、肌层和浆膜层。子宫内膜与肌层直接相贴，其间无内膜下层组织。内膜可分为致密层、海绵层和基底层。致密层和海绵层在卵巢激素影响下发生周期性变化，统称功能层。基底层紧贴肌层，不受卵巢性激素影响，无周期性变化。子宫肌层较厚，非孕期厚约0.8cm，由大量平滑肌组织、少量弹力纤维与胶原纤维组成，分为3层：外层多纵行，内层环行，中层多围绕血管交织排列如网（图1-4）。肌纤维收缩可压迫血管，有利于止血。浆膜层为覆盖在子宫底及子宫前后面的盆腔腹膜，与肌层紧贴。在子宫后面，浆膜层向下延伸，覆盖宫颈后方及阴道后穹隆再折向直肠，形成直肠子宫陷凹，亦称道格拉斯陷凹。

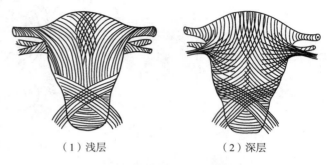

（1）浅层　　　　　（2）深层

图1-4　子宫肌层肌束排列

（2）子宫颈　主要由结缔组织构成，含少量平滑肌纤维、血管及弹力纤维。子宫颈内腔呈梭形，称子宫颈管，成年未生育女性长2.5～3cm，其下端称为子宫颈外口，开口于阴道。未经阴道分娩的女性子宫颈外口呈圆形；经阴道分娩的女性子宫颈外口受分娩的影响形成横裂，分为前唇和后唇。子宫颈管内黏膜为单层高柱状上皮，黏膜内腺体可分泌碱性黏液，形成黏液栓堵塞子宫颈管。黏液栓成分及性状受性激素影响发生周期性变化。子宫颈阴道部被覆复层鳞状上皮。子宫颈外口柱状上皮与鳞状上皮交界处是子宫颈癌的好发部位。

3.子宫韧带　共有4对（图1-5），以维持子宫的正常位置。①阔韧带：为一对翼形的腹膜皱襞，由子宫两侧至骨盆壁，将骨盆分为前、后两部分，维持子宫在盆腔的正中位置。子宫动、静脉和输尿管均从阔韧带基底部穿过。②圆韧带：呈圆索状，起自两侧子宫角的前面，穿行于阔韧带与腹股沟内，止于大阴唇前端，维持子宫前倾位置。③主韧带：又称子宫颈横韧带，位于阔韧带下部，横行于子宫颈阴道上部与子宫体下部两侧和骨盆侧壁之间，与子宫颈紧密相连，固定子宫颈正常位置。④宫骶韧带：起自子宫体和子宫颈交界处后面的上侧方，向两侧绕过直肠到达第2、3骶椎前面的筋膜，向后、向上牵引子宫颈，间接保持子宫于前倾位置。

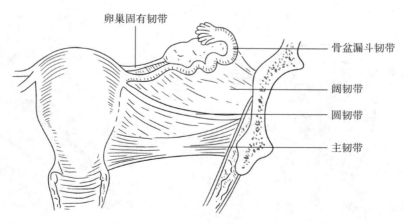

图1-5　子宫各韧带

（三）输卵管

输卵管为卵子与精子的结合场所，也是运送受精卵的管道（图1-6）。

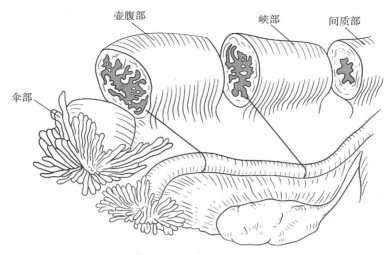

图1-6 输卵管各部及其横断面

1. 位置和形态 为一对细长而弯曲的肌性管道，内侧与子宫角相连通，外端游离，全长 8 ～ 14cm。根据输卵管的形态由内向外可分为 4 部分：①间质部：为通入子宫壁内的部分，长约 1cm；②峡部：在间质部外侧，管腔较狭窄，长 2 ～ 3cm；③壶腹部：在峡部外侧，管腔较宽大，长 5 ～ 8cm，是正常情况下的受精部位；④伞部：输卵管的最外侧，长 1 ～ 1.5cm，管口呈伞状，有"拾卵"作用。

2. 组织结构 输卵管壁分 3 层：外层为浆膜层，是腹膜的一部分；中层为平滑肌层，可有节奏收缩而引起输卵管由远端向近端蠕动；内层为黏膜层，由单层高柱状上皮覆盖。上皮细胞分为纤毛细胞、无纤毛细胞、楔状细胞和未分化细胞 4 种。其中，纤毛细胞的纤毛摆动能协助运送受精卵。输卵管肌肉的收缩和黏膜上皮细胞的形态、分泌及纤毛摆动，均受性激素的影响而有周期性变化。

（四）卵巢

卵巢是产生与排出卵子，并分泌甾体激素的性器官。

1. 位置和形态 为一对扁椭圆形腺体，位于输卵管的后下方。其大小、形态随年龄大小而有差异。生育期女性卵巢大小约为 4cm×3cm×1cm，重 5 ～ 6g，呈灰白色，青春期开始排卵后，卵巢表面逐渐变得凹凸不平；绝经后，卵巢萎缩，变小、变硬。

2. 组织结构 卵巢表面无腹膜，表层由单层立方上皮覆盖，其下为致密纤维组织，称卵巢白膜。白膜下的卵巢实质分为皮质与髓质两部分，皮质在外侧，其中含数以万计的原始卵泡和发育程度不同的卵泡及间质组织；髓质位于卵巢的中心，内无卵泡，含有疏松的结缔组织及丰富的血管、神经、淋巴管及少量的平滑肌纤维（图1-7）。

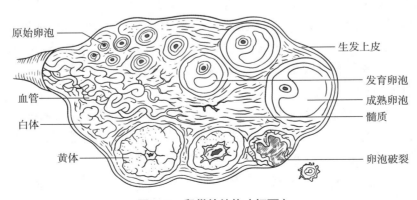

图1-7 卵巢的结构（切面）

四、骨盆

女性骨盆是支持躯干和保护盆腔脏器的重要器官，也是胎儿娩出的通道，其大小、形状对分娩有直接影响。

（一）组成

骨盆由左右 2 块髋骨、1 块骶骨和 1 块尾骨组成。每块髋骨又由髂骨、坐骨和耻骨融合而成；坐骨后缘中点的突起称为坐骨棘，位于真骨盆中部，是分娩过程中衡量胎先露下降程度的重要标志，肛门指诊和阴道内诊可触及；耻骨两降支前部相连构成耻骨弓，所形成的角度正常为 90°～100°。骶骨由 5～6 块骶椎融合而成，形似三角，其上缘向前突出，称为骶岬，是妇科腹腔镜手术的重要标志之一，也是产科骨盆内测量对角径的指示点。尾骨由 4～5 块尾椎组成（图 1-8）。

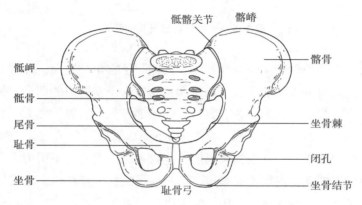

图 1-8　正常女性骨盆（前上观）

骨与骨之间有耻骨联合、骶髂关节及骶尾关节。以上关节和耻骨联合周围均有韧带附着，以骶、尾骨与坐骨结节之间的骶结节韧带和骶、尾骨与坐骨棘之间的骶棘韧带较为重要。妊娠期受性激素的影响，韧带松弛，各关节的活动度略有增加，有利于分娩。

（二）分界

以耻骨联合上缘、髂耻缘、骶岬上缘的连线为界，将骨盆分为假骨盆和真骨盆两部分。分界线以上部分为假骨盆，又称大骨盆；分界线以下部分为真骨盆，又称小骨盆。假骨盆与产道无直接关系。真骨盆是胎儿娩出的骨产道，可分为骨盆入口、骨盆腔及骨盆出口 3 部分。骨盆腔前壁为耻骨联合和耻骨支，两侧壁为坐骨、坐骨棘与骶棘韧带，后壁为骶骨和尾骨。

（三）类型

根据骨盆形状（按 Callwell 与 Moloy）分类法将骨盆分为 4 种类型：女型、扁平型、类人猿型、男型。

1. 女型　骨盆入口呈横椭圆形，髂骨翼宽而浅，入口横径较前后径稍长，耻骨弓较宽，两侧坐骨棘间径≥10cm。此型最常见，为女性正常骨盆。在我国妇女骨盆类型中占 52%～58.9%。

2. 扁平型　骨盆入口平面横径大于前后径，呈扁椭圆形。耻骨弓宽，骶骨失去正常弯度，变直向后翘或呈深弧形，故骨盆腔浅。在我国妇女中较常见，占 23.2%～29%。

3. 类人猿型　骨盆入口平面呈纵椭圆形，骨盆入口、中骨盆和骨盆出口的横径均较短，前后径稍长。骨盆两侧壁稍内聚，坐骨棘较突出，坐骨切迹较宽，耻骨弓较窄，但骶骨向后倾斜，故骨盆前部较窄而后部较宽。骶骨往往有 6 节，故较其他型深。在我国妇女骨盆类型中占 14.2%～18%。

4. 男型　骨盆入口略呈三角形，两侧壁内聚，坐骨棘突出，耻骨弓较窄，坐骨切迹窄，呈高弓形，骶骨较直而前倾，致出口后矢状径较短。骨盆腔呈漏斗形，容易造成难产。此型较少见，在我国妇女骨盆类型中占 1% ～ 3.7%。

上述四种骨盆类型只是理论上归类，临床上多见混合型骨盆。骨盆的形态、大小除有种族差异外，其生长发育还受遗传、营养及性激素的影响。

五、骨盆底

女性骨盆底由多层肌肉和筋膜组成，封闭骨盆出口，承载和支持盆腔脏器，使之保持正常的位置。骨盆底的前方为耻骨联合和耻骨弓，后方为尾骨尖，两侧为耻骨降支、坐骨升支及坐骨结节。骨盆底由外向内分为 3 层。

（一）外层

外层位于外生殖器、会阴皮肤及皮下组织的下面，由会阴浅筋膜及其深部的 3 对肌肉（球海绵体肌、坐骨海绵体肌及会阴浅横肌）和肛门外括约肌组成。此层肌肉的肌腱汇合于阴道外口与肛门之间，形成中心腱。

（二）中层

中层为泌尿生殖膈，由上、下两层坚韧的筋膜及其间的一对会阴深横肌（自坐骨结节的内侧面伸展至中心腱处）和尿道括约肌组成。

（三）内层

内层为盆膈，是骨盆底的最内层，由肛提肌及其筋膜组成，自前向后依次有尿道、阴道及直肠穿过。每侧肛提肌由耻尾肌、髂尾肌和坐尾肌组成。肛提肌对盆腔内脏器具有重要支持作用，其中一部分纤维在阴道及直肠周围交织，能够加强阴道括约肌与肛门的作用。

会阴有广义与狭义之分。广义的会阴指封闭骨盆出口的所有软组织，前起自耻骨联合下缘，后至尾骨尖，两侧为耻骨降支、坐骨升支、坐骨结节和骶结节韧带。狭义的会阴又称会阴体，指阴道口与肛门之间的楔形软组织，厚 3 ～ 4cm，由表及里分别为皮肤、皮下脂肪、筋膜、部分肛提肌和会阴中心腱。妊娠后期会阴组织变软，伸展性增大，有利于分娩。分娩时要注意保护，以免造成会阴裂伤。

六、血管、淋巴及神经

（一）血管

女性内外生殖器官的血液供应，主要来自卵巢动脉、子宫动脉、阴道动脉及阴部内动脉。各部位的静脉均与同名动脉伴行，但在数量上较动脉多，并在相应器官及其周围形成静脉丛，且互相吻合，故盆腔感染易于蔓延。

（二）淋巴

女性生殖器官和盆腔组织有丰富的淋巴系统，分为外生殖器淋巴和盆腔淋巴两组。外生殖器淋巴分为腹股沟浅淋巴结、腹股沟深淋巴结两部分；盆腔淋巴分为髂淋巴组（由闭孔、髂内、髂外、髂总淋巴结组成）、骶前淋巴组、腰淋巴组 3 组。淋巴结通常伴随相应的血管排列。当内、外生殖器发生感染或肿瘤时，往往沿各部回流的淋巴管扩散或转移。

（三）神经

支配外生殖器的神经主要为阴部神经，由第 Ⅱ、Ⅲ、Ⅳ骶神经分支组成，含感觉和运动神经纤维，走行与阴部内动脉途径相同，在坐骨结节内侧下方分成会阴神经、阴蒂背神经及肛门神经 3 支，分布于会阴、阴唇和肛门周围。内生殖器主要由交感神经和副交感神经支配，交感神经纤维自腹主动脉前神经丛分出，下行入盆腔分为卵巢神经丛及骶前神经丛，其分支分布于卵巢、输卵管、子宫、膀胱等部。子宫平滑肌有自主节律活动，完全切除其神经后仍能有节律收缩，还能完成分娩活动。临床上可见低位截瘫的产妇仍能自然分娩。

七、邻近器官

女性生殖器官与尿道、膀胱、输尿管、直肠（图1-9）及阑尾相邻。当生殖器官出现创伤、感染、肿瘤等病变时，易累及邻近器官；反之亦然。

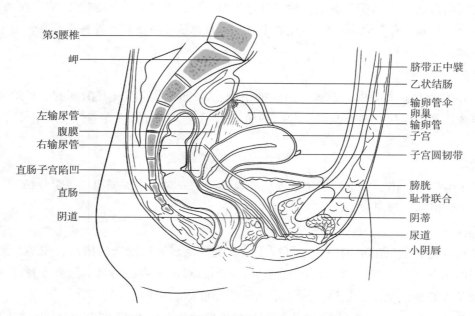

图1-9　女性生殖系统邻近器官（矢状断面观）

（一）尿道

尿道为一肌性管道，始于膀胱三角尖端，穿过泌尿生殖膈，止于阴道前庭部的尿道外口。女性尿道长4～5cm，短而直，邻近阴道，易发生泌尿系统感染。肛提肌与盆筋膜对尿道有支持作用，在腹压增加时提供抵抗而使尿道闭合，若发生损伤可出现张力性尿失禁。

（二）膀胱

膀胱为一囊状肌性器官，位于子宫与耻骨联合之间。膀胱壁由浆膜层、肌层及黏膜层构成，膀胱后壁与宫颈及阴道前壁相邻。因覆盖膀胱顶的腹膜与子宫体浆膜层相连，充盈的膀胱可影响子宫的位置，在手术中易遭误伤，并妨碍盆腔检查，故妇科检查及手术前必须排空膀胱。

（三）输尿管

输尿管为一对圆索状肌性长管，长约30cm，最细部分的内径仅3～4mm，最粗可达7～8mm。输尿管在腹膜后，从肾盂开始，沿腰大肌前面偏中线侧下降，在骶髂关节处，经过髂外动脉起点的前方进入骨盆腔继续下行，至阔韧带底部向前内方行，于子宫颈外侧约2cm处，于子宫动脉下方穿过，经子宫颈阴道上部外侧1.5～2cm处斜向前内穿越输尿管隧道进入膀胱。在施行附件切除或结扎子宫动脉时，应避免损伤输尿管（图1-10）。

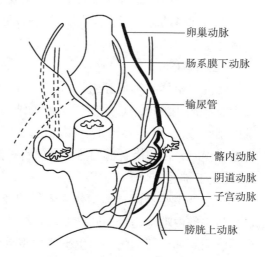

图1-10　输尿管与子宫动脉的关系

（四）直肠

直肠上接乙状结肠，下接肛管，前为子宫及阴道，后为骶骨，全长 10～14cm。直肠前面与阴道后壁相连，盆底肌肉与筋膜受损伤，常与阴道后壁一并膨出。肛管长 2～3cm，借会阴体与阴道下段分开，阴道分娩时应保护会阴，避免损伤肛管。

（五）阑尾

阑尾上连接盲肠，常位于右髂窝内，下端有时可达右侧输卵管及卵巢部位，因此，女性患阑尾炎时可能累及右侧附件及子宫。妊娠时阑尾的位置可随妊娠月份增加而逐渐向上外方移位。

第二节　女性生殖系统生理的中西医认识

一、中医学对女性生殖生理基础的认识

女性具有不同于男子的生殖脏器——胞宫，当进入青春期后胞宫逐渐发育成熟，具备了产生月经和孕育胎儿的功能，并形成了泌带液、促分娩、排恶露等功能。胞宫为奇恒之腑，与脏腑无表里配属的关系，不能直接接受脏腑化生的气血，只能通过奇经中起源于胞宫的冲、任、督三脉与十二正经相交会，与脏腑间接发生联系，从而使脏腑化生的气血供养胞宫，使胞宫具有生殖能力。清代徐灵胎《医学源流论》曰："凡治妇人，必先明冲任之脉……冲任脉皆起于胞中，上循背里，为经脉之海，此皆血之所以从生，而胎之所由系，明于冲任之故，则本源洞悉，而后所生之病，则千条万绪，以可知其所从起。"

（一）冲、任、督、带与女性生殖生理

冲、任、督、带是奇经八脉中的四脉，奇经纵横交错于十二经脉之间，与十二正经别道奇行，不与五脏六腑直接相通，无表里配属，但与十二经脉有穴位交会，或在循行中与其脉气相通，奇经借助正经、胞宫借助奇经与脏腑相连。

1. 冲脉与胞宫的联系　冲脉起于胞中，上行支与诸阳经相通，下行支经气冲穴（亦名气街）与足阳明经相交会，故有"冲脉隶于阳明"之说；与足少阴肾经在腹部相并上行，从横谷至幽门十一个穴位脉气相通。足阳明胃为多气多血之腑，冲脉受到先天肾气的资助与后天水谷精微的滋养，合而大盛，故称为"太冲脉"。如《灵枢·海论》所说："冲脉者，为十二经之海。"《灵枢·逆顺肥瘦》说："夫冲脉者，五脏六腑之海也。"王冰称"冲为血海"。

2. 任脉与胞宫的联系　任脉与冲脉同起于胞中，行于人体胸腹部中央，与肝、脾、肾三经分别交会于曲骨、中极、关元，取三经之精血以为养。任脉主一身之阴，全身精、血、津、液均为任脉总司，为"阴脉之海"。王冰说"谓之任脉者，女子得之以妊养也""妊主胞胎"。

3. 督脉与胞宫的联系　督脉亦起于胞中，下出会阴，沿脊柱上行，至百会穴与诸阳经交会，与足厥阴肝经"会于颠"，在面部向下，至上唇系带处与任脉交会于龈交穴。督脉"贯脊属肾""上贯心入喉"。督脉主干行于人体背部中央而主一身之阳，又得到肝中相火、肾中命火、心中君火的温养和资助，故督脉为"阳脉之海"。

4. 带脉与胞宫的联系　《难经》云："带脉者，起于季胁，回身一周。"带脉环腰一周，如束带之状，与纵行之冲、任、督三脉交会，通过冲、任、督三脉间接联系于胞宫。此外，带脉还与足三阴经和足三阳经相通，故带脉可取上下行诸经的气血以为用，从而约束冲、任、督三脉维持胞宫生理活动。综上所述，冲、任、督三脉同起于胞中，一源而三歧，皆络于带脉并受带脉约束。冲、任、督、带四脉与十二正经相交会，脏腑所化生的气血通过十二正经汇聚于冲、任、督、带四脉而作用于胞宫，共同维持胞宫

行月经和主胎孕的功能。

（二）脏腑与女性生殖生理

脏腑所化生的气、血、津、液、营、卫、精、神等精微物质和功能活动是人体一切生命活动的基础，也是女性生殖生理活动的基础。

1. 肾与女性生殖生理 《灵枢·经脉》云，肾足少阴之脉，"上膝股内后廉，贯脊属肾络膀胱"，与任脉交会于"关元"。足少阴经脉从横骨至幽门共 11 个穴位与冲脉脉气相通。《素问·奇病论》说："胞络者，系于肾。"可见，肾通过足少阴经脉与冲、任、督三脉相连进而与胞宫发生联系。在功能上，肾藏精、主生殖，为先天之本，元气之根，内寓元阴元阳。《素问·六节藏象论》说："肾者主蛰，封藏之本，精之处也。"《素问·金匮真言论》说："夫精者，身之本也。"先天之精是构成人体的基本物质，后世称为元阴、元阳或元精。所谓元者，即最初始、根本之意，亦为人身最重要的精微物质。后天之精包括五脏六腑之精，《素问·上古天真论》说："肾者主水，受五脏六腑之精而藏之。"肾精能生血，血能养精，即肝肾同源，精血互生，为女性生殖生理提供物质基础。肾为天癸之源，冲任之本。肾气盛则天癸至，天癸能使任脉通，冲脉盛，月事以时下，阴阳和而能有子。肾主骨、生髓，脑为髓海，为"元神之府"，肾脑相通，共同主宰女性生殖生理。可见，肾在生殖生理中的重要性是其他任何一脏所不能替代的，肾对女性生殖生理功能及月经产生具有主导作用。

2. 肝与女性生殖生理 《灵枢·经脉》云，足厥阴肝之脉"循股阴，入毛中，过阴器，抵小腹"，与任脉交会于曲骨；足厥阴肝脉与督脉"会于颠"，交会于百会；与冲脉交会于三阴交。可见肝通过足厥阴经脉与冲、任、督三脉相通而与胞宫发生联系。在功能上，肝为藏血之脏，主气机疏泄，体阴而用阳，具有贮存与调节血液、疏导气机的作用，喜条达而恶抑郁。肝为血脏，冲脉为血海。女性的经、孕、产、乳生殖生理无不以血为用，肝所藏之血有余，则冲脉血海满盈；肝气条达，则人体气机调畅，胞宫才能正常行使其生殖功能。故叶天士在《临证指南医案》中有"女子以肝为先天"之说，此言意在强调肝在女性生殖生理中的重要性。

3. 脾胃与女性生殖生理 《灵枢·经脉》言足太阴脾之脉"上膝股内前廉，入腹"，与任脉交会于中极，与冲脉交会于三阴交。足阳明胃经与冲脉交会于气街，与任脉交于承浆。可见，脾胃通过足太阴和足阳明经脉与冲、任二脉相连而与胞宫发生联系。在功能上，胃主受纳和腐熟水谷，乃多气多血之腑；脾主运化水湿和转输水谷精微，主中气和统血。脾与胃相表里，处人体中焦，脾主升清，胃主降浊，为气机升降之枢纽。脾胃为后天之本，气血生化之源。脾胃所化和统摄之血，直接为胞宫行月经、主胎孕提供物质基础。《景岳全书·妇人规·经脉之本》云："故月经之本，所重在冲脉，所重在胃气，所重在心脾，生化之源耳。"又《女科经纶》引程若水之言"妇人经水与乳，俱由脾胃所生"，都说明了脾胃对女性生殖生理具有重要作用。

4. 心与女性生殖生理 《素问·评热病论》曰："月事不来者，胞脉闭也。胞脉者，属心而络于胞中。今气上迫肺，心气不得下通，故月事不来也。"心主血脉，胞脉为络属于胞宫的血脉，故为心所主。女性生殖生理以血为本，而血的运行和统摄则由心、肝、三脏共同调节。此外，心居于上焦而主火，肾居于下焦而主水，心肾相交，水火既济，是维持人体阴阳平衡的重要环节，也是维持女性生殖生理功能正常的必要因素。

5. 肺与女性生殖生理 《灵枢·营气》言督脉"上额，循颠，下项中，循脊入骶……络阴器，上过毛中，入脐中，上循腹里，入缺盆，下注肺中"。可见，任、督二脉与肺相通，胞宫借助任、督二脉而与肺发生联系。在功能上，肺主宗气、朝百脉，输布精微于全身，调节一身气机；通调水道，下输膀胱，若雾露之溉。肺气输布正常，在天癸的作用下，任脉所司之精、血、津、液旺盛畅通而达于胞宫，使胞宫得以行使其生殖功能。心肺同处于人体上焦，心主血脉，肺主宗气，共同调节气血之运行，为胞宫行月经、主胎孕提供能源和动力。

（三）天癸与女性生殖生理

天癸是促进人体生长、发育和生殖的一种阴精，男女皆有。它来源于先天，禀受于父母，藏之于肾，受肾中精气资助，赖后天水谷精微滋养，在人体生长发育过程中逐渐成熟，至肾气全盛之后始能泌至体内，促使每月行经。随着年龄增长、肾气虚衰，逐渐耗竭则绝经，即肾气主宰天癸的泌至与遏止，天癸决定月经的来潮与停闭。"天癸"一词最早出自《黄帝内经》，《素问·上古天真论》云："女子……二七而天癸至，任脉通，太冲脉盛，月事以时下，故有子。"马玄台注释说："天癸者，阴精也，盖肾属水，癸亦属水，由先天之气蓄极而生，故谓阴精为天也。"天癸的生理作用在于天癸至则"月事以时下，故有子"，天癸竭则"地道不通，故形坏而无子"。说明天癸是产生月经和孕育胎儿的重要物质，在女性的生育期始终存在，并对冲、任、胞宫发挥作用。

二、女性一生各阶段的生理特点

西医学认为，根据年龄和生理特点可将女性一生分为胎儿期、新生儿期、儿童期、青春期、性成熟期、绝经过渡期和绝经后期7个阶段，各阶段具有不同的生理特征。

（一）胎儿期

从受精卵形成至胎儿娩出称胎儿期。受精卵是由父系和母系来源的23对（46条）染色体组成的新个体，其中1对染色体在性发育中起决定作用，称性染色体。性染色体X与Y决定胎儿的性别，即XY合子发育为男性，XX合子发育为女性。

（二）新生儿期

出生后4周内称新生儿期。女性胎儿在子宫内受到胎盘和母体卵巢产生的女性激素影响，外阴较丰满；乳房稍肿大，甚至分泌少量乳汁。出生后数日，由于女性激素水平下降，阴道可有少量血性分泌物排出。这些都是正常生理现象，短期内会自行消失。

（三）儿童期

从出生4周至12岁左右称儿童期。此期儿童体格生长发育很快，但生殖器官发育仍不成熟。儿童早期（8岁以前）下丘脑－垂体－卵巢轴功能处于抑制状态，生殖器为幼稚型，子宫、卵巢及输卵管均位于腹腔内；儿童后期（约8岁之后），下丘脑促性腺激素释放激素抑制状态解除，卵巢有少量卵泡发育，但不成熟也不排卵，子宫、卵巢及输卵管降至盆腔，乳房开始发育增大，脂肪分布开始出现女性特征。

（四）青春期

青春期是由儿童期向性成熟期过渡的一段快速生长时期，是女性生殖器、内分泌、体格逐渐发育成熟的过程。世界卫生组织提出青春期为10～19岁。青春期发动通常始于8～10岁，发动时间主要取决于遗传因素，也与所处地理环境、个人体质、营养状况及心理因素有关。

女性青春期第一性征的变化是在促性腺激素作用下，卵巢增大，卵泡开始发育和分泌雌激素；阴阜隆起，大、小阴唇变肥厚并有色素沉着；阴道长度及宽度增加，阴道黏膜变厚并出现皱襞；子宫增大，子宫体和子宫颈比例变为2∶1；输卵管变粗，弯曲度减小，黏膜出现许多皱襞与纤毛；卵巢增大，皮质内有不同发育阶段的卵泡，致使卵巢表面稍呈凹凸不平。此时已初步具有生育能力。

除生殖器官外，女性其他特有的性征即第二性征，包括音调变高、乳房发育、阴毛及腋毛分布、骨盆横径发育大于前后径，以及胸、肩部皮下脂肪增多等，变化呈现女性特征。青春期按照先后经历4个不同的阶段，各阶段有重叠，共需约4.5年。

1. 乳房萌发 是女性第二性征的最初特征。一般女性接近10岁时乳房开始发育，约经过3.5年时间发育为成熟型。

2. 肾上腺功能初现 青春期肾上腺雄激素分泌增加，引起阴毛、腋毛的生长，称肾上腺功能初现。肾上腺功能初现提示下丘脑－垂体－肾上腺雄性激素轴功能近趋完善。

3. 生长加速 由于雌激素、生长激素和胰岛素样生长因子－Ⅰ分泌增加，11～12岁青春期少女体格生长呈直线加速，平均每年生长9cm，月经初潮后生长减缓。

4. 月经初潮 女性第一次月经来潮称月经初潮，为青春期的重要标志。月经来潮提示卵巢产生的雌激素已经达到一定水平，能引起子宫内膜变化而产生月经。但此时由于中枢对雌激素的正反馈机制尚未成熟，月经周期常不规律。

此外，青春期女性心理变化较明显，出现性意识，情绪和智力发生明显变化，易激动，想象力和判断力明显增强。

（五）性成熟期

性成熟期又称生育期，指卵巢功能成熟并有周期性性激素分泌及排卵的时期，约从18岁开始，历时约30年。此期，生殖器官及乳房在性激素作用下发生周期性变化，女性生育能力最旺盛。

（六）绝经过渡期

绝经过渡期指从开始出现绝经趋势直至最后一次月经的时期，可始于40岁，历时短至1～2年，长至10～20年。此期卵巢功能逐渐减退，卵泡不能发育成熟及排卵，因而月经不规则，常为无排卵性月经。最终由于卵巢内卵泡自然消退或剩余的卵泡对垂体促性腺激素丧失反应，导致卵巢功能衰竭，月经永久性停止，称绝经。1994年，世界卫生组织将卵巢功能开始衰退至绝经后1年内的时期定义为围绝经期。围绝经期女性由于卵巢功能逐渐减退，雌激素水平降低，容易出现潮热、出汗、失眠、抑郁或烦躁等血管舒缩障碍和神经精神症状，称为绝经综合征。

（七）绝经后期

绝经后期指绝经后的生命时期。女性60岁以后进入老年期，此阶段卵巢功能完全衰退、生殖器官进一步萎缩退化，主要表现为雌激素水平低落，不能维持女性第二性征，生殖器官进一步萎缩老化，骨代谢异常而引起骨质疏松等。

三、月经及其临床表现

月经是指伴随卵巢周期性变化而出现的子宫内膜周期性脱落及出血。规律月经的建立是生殖功能成熟的重要标志。月经初潮年龄多在13～14岁，可早至11岁或迟至16岁。若16岁以后月经尚未来潮，应及时就医。月经初潮年龄受遗传、营养、气候、环境等因素影响。近年来，月经初潮年龄有提前趋势。

（一）月经血的特征

月经血呈暗红色，除血液外，尚含有子宫内膜碎片、宫颈黏液及脱落的阴道上皮细胞。剥脱的子宫内膜中含有前列腺素及来自子宫内膜的大量纤维蛋白溶酶，可溶解纤维蛋白，以致月经血不凝，若出血速度过快，也可出现血凝块。

（二）正常月经的临床表现

正常月经具有周期性。出血第1天为月经周期的开始，两次月经第1天的间隔时间，称月经周期，一般为21～35天，平均28天。每次月经的持续时间，称经期，一般为2～8天，平均4～6天。每次月经的总失血量，称经量，正常为20～60mL，超过80mL为月经过多。月经属生理现象，多数女性无特殊不适，但由于盆腔充血及前列腺素的作用，部分女性可出现下腹及腰骶部下坠不适或子宫收缩痛，并可出现恶心、呕吐、腹泻等胃肠功能紊乱症状。少数女性可有头痛及轻度神经系统不稳定症状（失眠、精神忧郁、易于激动等）。

四、卵巢功能及其周期性变化

卵巢具有产生卵子并排卵的生殖功能和产生女性激素的内分泌功能。

（一）卵泡发育及排卵的周期性变化

从青春期开始到绝经前，卵巢在形态和功能上发生周期性变化，称卵巢周期。新生儿出生时卵巢内约有 200 万个卵泡，至青春期只剩下约 30 万个；女性一生中仅 400～500 个卵泡发育成熟并排卵，其余卵泡发育到一定程度即通过细胞凋亡机制自行退化，称卵泡闭锁。

进入青春期后，卵泡由自主发育推进至发育成熟的过程依赖于促性腺激素的刺激。生育期每一个月经周期一般有 3～11 个卵泡发育，经过募集、选择，一般只有 1 个优势卵泡达到完全成熟，称成熟卵泡或格拉夫卵泡，直径可达 18～23mm。随着卵泡的发育成熟，其逐渐向卵巢表面移行并向外突出，当接近卵巢表面时，该处表面细胞变薄，最后破裂，出现排卵。排卵多发生在两次月经中间，一般在下次月经来潮之前 14 天左右，卵子可由两侧卵巢轮流排出，也可由一侧卵巢连续排出。

排卵后卵泡液流出，卵泡腔内压力下降，卵泡壁塌陷，形成许多皱襞，卵泡壁的卵泡颗粒细胞和卵泡内膜细胞向内侵入，周围由卵泡外膜包围，共同形成黄体，排卵后 7～8 天黄体体积和功能达到高峰。

若排出的卵子受精，则黄体在胚胎滋养细胞分泌的人绒毛膜促性腺激素作用下增大，转变为妊娠黄体，至妊娠 3 个月末退化。若卵子未受精，排卵后 9～10 天黄体开始萎缩变小，功能逐渐衰退，周围的结缔组织及成纤维细胞侵入黄体，逐渐由结缔组织所代替，组织纤维化，外观色白，称白体。

排卵日至月经来潮为黄体期，一般为 14 天，黄体功能衰退后月经来潮，此时卵巢中又有新的卵泡发育，开始新的周期。

（二）卵巢分泌的性激素及其周期性变化

雌激素和孕激素是卵巢合成并分泌的主要性激素，此外，还有少量雄激素，均为甾体激素。

1. 雌激素 卵巢主要合成雌二醇（E_2）及雌酮（E_1）。体内尚有雌三醇（E_3）和 2- 羟雌酮，系 E_2 的降解产物。E_2 是女性体内生物活性最强的雌激素。

在卵泡早期，雌激素分泌量很少，随卵泡的发育，分泌量逐渐增高，至排卵前达到高峰；排卵后由于卵泡液中雌激素释放至腹腔使循环中雌激素暂时下降。在排卵后 1～2 天，黄体开始分泌雌激素，使循环中雌激素又逐渐增加。排卵后 7～8 天黄体成熟时，循环中雌激素形成又一高峰。此后，黄体萎缩，雌激素水平急剧下降，于月经期达最低水平。

雌激素的主要生理功能：①对生殖系统的作用：促进和维持子宫发育，增加子宫平滑肌对缩宫素的敏感性；促进子宫内膜增生和修复；使子宫颈口松弛，宫颈黏液分泌增加、性状变稀薄；促进输卵管上皮细胞的分泌活动，增强输卵管节律性收缩的振幅；促进阴道上皮细胞的增生、分化、成熟及角化，使细胞内糖原增加。②对第二性征的作用：促进乳腺管增生，乳头、乳晕着色；促进其他第二性征发育。③代谢作用：促进体内水钠潴留，降低循环中胆固醇水平，维持和促进骨胶质代谢。④调节作用：通过对下丘脑和垂体的正负反馈调节，控制促性腺激素的分泌。

2. 孕激素 卵泡期，卵泡不分泌孕酮；排卵前，成熟卵泡分泌少量孕酮；排卵后，卵巢黄体分泌孕酮，随着黄体的发育其分泌量显著增加，排卵后 7～8 天黄体成熟时，孕酮分泌量达高峰；以后逐渐下降，到月经来潮时达最低水平。

孕激素常在雌激素作用基础上发挥其作用。主要生理功能：①对生殖系统的作用：使增殖期子宫内膜转化为分泌期内膜，为受精卵着床做准备；可降低子宫平滑肌兴奋性及其对缩宫素的敏感性，从而抑制子宫收缩，有利于受精卵与胎儿在子宫腔内生长发育；使子宫颈口闭合，黏液变黏稠，阻止精子及微生物进入；抑制输卵管节律性收缩的振幅；促进阴道上皮细胞脱落。②对乳腺的作用：促进乳腺腺泡发育。③代谢作用：促进体内水与钠的排泄。④调节作用：参与下丘脑、垂体的正负反馈调节；对体温调节中枢有兴奋作用，正常女性在排卵后基础体温可升高 0.3～0.5℃，可作为判断是否排卵、排卵日期及黄体功能的标志之一。

3. 雄激素 女性雄激素主要来自肾上腺，卵巢分泌少量雄激素，包括睾酮、雄烯二酮和脱氢表雄酮。排卵前循环中雄激素水平升高，可促进非优势卵泡闭锁，并可提高性欲。

雄激素的主要生理功能：①对生殖系统的作用：促使阴蒂、阴唇和阴阜的发育，促进阴毛、腋毛的生长；雄激素过多会对雌激素产生拮抗作用，可减缓子宫及其内膜的生长和增殖，抑制阴道上皮的增生和角化；长期使用雄激素，可出现男性化表现；此外，雄激素还与性欲有关。②代谢作用：促进蛋白合成和肌肉生长，刺激骨髓中红细胞的增生；在性成熟期，促使长骨骨基质生长和钙的沉积；性成熟后可导致骨骺的关闭，使生长停止；可促使肾远曲小管对水、钠的重吸收并保留钙。

五、其他生殖器官的周期性变化

（一）子宫内膜的周期性变化

卵巢激素的周期性变化，导致生殖器官发生相应的变化，其中子宫内膜的变化最为明显（图1-11）。现以一个正常月经周期 28 天为例，将子宫内膜的连续性变化分期说明如下。

1. 增殖期 月经周期的第 5～14 天，与卵巢周期中的卵泡期相对应。在雌激素影响下，内膜上皮、腺体、间质及血管增殖，内膜逐渐生长变厚，由 0.5mm 增生至 3～5mm。

2. 分泌期 月经周期的第 15～28 天，与卵巢周期中的黄体期对应。排卵后，卵巢内形成黄体，分泌雌激素与孕激素，使子宫内膜在增殖期的基础上继续增厚，血管迅速增加，更加弯曲，间质疏松、水肿，腺体增大，出现分泌现象，腺体内的分泌上皮细胞分泌糖原，为孕卵着床做准备。在排卵后的6～10 天，即月经周期的第 20～24 天，分泌期的子宫内膜由非接受状态发展到接受状态，允许胚胎植入，即子宫内膜的容受性，这一时期也称为"种植窗"。至月经周期的第 24～28 天，子宫内膜可厚达 10mm，呈海绵状。

3. 月经期 月经周期的第 1～4 天。由于卵子未受精，黄体功能衰退，雌、孕激素水平骤然下降。子宫内膜螺旋小动脉开始节律性和阵发性收缩、痉挛，血管远端的管壁及所供应的组织缺血、缺氧，继而发生缺血性局灶性坏死，坏死的子宫内膜功能层从基底层崩解剥落，与血液一起排出，表现为月经来潮。

（二）宫颈黏液的周期性变化

子宫颈内膜腺细胞的分泌活动受雌、孕激素的影响，有明显的周期性变化。宫颈黏液检查可了解卵巢的功能状态。月经过后，由于体内雌激素水平低，子宫颈黏液的分泌量少。随雌激素水平不断增高，宫颈黏液分泌量也逐渐增多，并变得稀薄透明，有利于精子通行。至排卵前黏液拉丝可长达 10cm以上。取黏液涂于玻片，干燥后显微镜下可见羊齿植物叶状结晶，这种结晶于月经周期的第 6～7 天即可出现，至排卵期最典型。排卵后，受孕激素影响，黏液分泌量减少，变浑浊黏稠，拉丝易断，涂片检查时羊齿植物叶状结晶逐渐模糊，至月经周期第 22 天左右完全消失，而代之以成行排列的椭圆体（图 1-11）。

（三）输卵管的周期性变化

在雌激素的作用下，输卵管黏膜上皮纤毛细胞生长，体积增大；非纤毛细胞分泌增加，为卵子提供运输和种植前的营养物质；输卵管发育，输卵管肌层节律性收缩的振幅增强。孕激素则能抑制输卵管收缩的振幅，并抑制输卵管黏膜上皮纤毛细胞的生长，分泌细胞分泌黏液减少。在雌、孕激素的协同作用下，受精卵才能通过输卵管正常到达子宫腔。

（四）阴道黏膜的周期性变化

随着体内雌、孕激素的变化，阴道黏膜也发生周期性改变，其中阴道上段黏膜改变更为明显。排卵前，受雌激素影响，黏膜上皮增生，表层细胞角化，以排卵期最显著。细胞内有丰富的糖原，糖原被阴道杆菌分解为乳酸，使阴道保持酸性环境，可以抑制致病菌的繁殖。排卵后，受孕激素影响，阴道黏膜表层细胞脱落（图 1-11）。临床上常根据阴道脱落细胞的变化，间接了解雌激素水平和排卵情况。

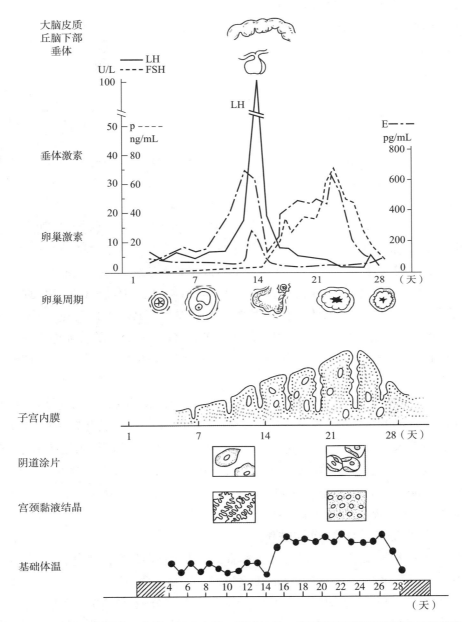

图 1-11 月经周期中激素、卵巢、子宫内膜、阴道涂片、宫颈黏液及基础体温的周期性变化

六、月经周期的调节

（一）下丘脑、垂体和卵巢对月经周期的调节作用

月经是女性生殖系统周期性变化的重要标志。月经周期的调节主要涉及下丘脑、垂体和卵巢，三者之间相互调节、相互影响，形成一个完整而协调的神经内分泌系统，称为下丘脑 – 垂体 – 卵巢轴（图 1–12）。除下丘脑、垂体和卵巢激素之间的相互调节外，抑制素 – 激活素 – 卵泡抑制素系统也参与对月经周期的调节。此外，下丘脑 – 垂体 – 卵巢轴的神经内分泌活动还受到高级中枢的影响。

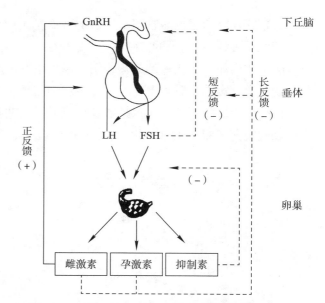

图 1–12 下丘脑 – 垂体 – 卵巢轴之间的相互关系

1. 下丘脑分泌的调节激素及其功能 促性腺激素释放激素（GnRH）为下丘脑调节月经的主要激素，其生理功能是调节垂体促性腺激素的合成和分泌。其分泌特征是脉冲式释放。

2. 垂体分泌的调节激素及其功能 腺垂体分泌的直接与生殖有关的激素有促性腺激素和催乳素。

（1）促性腺激素 腺垂体的促性腺激素细胞分泌卵泡刺激素（FSH）和黄体生成素（LH）。两者均为糖蛋白激素，共同促进卵泡发育及成熟，促进排卵并形成黄体。

（2）催乳素（PRL） 催乳素是由腺垂体的催乳细胞分泌的多肽激素，具有促进乳汁合成的功能。

3. 下丘脑 – 垂体 – 卵巢轴之间的相互调节 月经周期的调节是一个复杂的过程。一次月经周期中黄体萎缩后，体内雌、孕激素和抑制素 A 水平降至最低，对下丘脑和垂体的抑制解除，下丘脑又开始分泌促性腺激素释放激素，通过垂体门脉系统输送到腺垂体，使垂体 FSH 分泌增加，促进卵泡发育，分泌雌激素，子宫内膜发生增殖期变化。随着雌激素水平增高，其对下丘脑的负反馈作用增强，抑制下丘脑 GnRH 的分泌，加之抑制素 B 的作用，使垂体 FSH 分泌减少。随着卵泡发育，成熟卵泡分泌雌激素达 200pg/mL，并持续 48 小时以上，即对下丘脑和垂体产生正反馈作用，形成 FSH 与 LH 高峰，促使成熟卵泡排卵。

排卵后，循环中 FSH 和 LH 水平急剧下降，在少量 FSH 和 LH 作用下，黄体形成并逐渐发育成熟。黄体主要分泌孕激素及少量雌二醇，使子宫内膜发生分泌期变化。排卵后第 7～8 天循环中孕激素水平达高峰，雌激素也达到又一高峰，雌、孕激素及抑制素 A 的共同负反馈作用促使垂体 FSH 与 LH 的分泌减少，黄体逐渐萎缩，雌、孕激素分泌减少，子宫内膜失去性激素支持，发生剥脱而月经来潮。雌、孕激素及抑制素 A 的减少解除了对下丘脑和垂体的负反馈抑制，FSH 分泌增加，卵泡开始发育，下一个月经周期重新开始，如此周而复始（图 1–12）。

（二）其他内分泌腺功能对月经周期的影响

青春期以前发生甲状腺功能减退者可有性发育障碍，使青春期延迟；生育期则出现月经失调，表现为月经过少、稀发，甚至闭经。甲状腺功能轻度亢进时，子宫内膜过度增生，表现为月经过多、过频，甚至发生异常子宫出血；功能亢进加重时，甲状腺素的分泌、释放及代谢等过程受到抑制，表现为月经稀发、月经减少，甚至闭经。肾上腺皮质雄激素分泌过多，可使卵巢功能受到抑制而出现闭经，甚至出现男性化表现。胰岛素依赖型糖尿病患者常伴有卵巢功能低下；在胰岛素拮抗的高胰岛素血症患者，过多的胰岛素可诱发高雄激素血症，导致月经失调，甚至闭经。

附：女性乳房的解剖与生理

一、中医学对女性乳房生理的认识

乳房位于胸前第二和第六肋骨水平之间，由乳头、乳晕、乳络、乳囊等部分组成。脏腑功能盛衰与乳房的生理病理关系密切。肾为先天之本，主藏精，肾气盛则天癸至，女子月事按时而下，乳房逐渐发育，孕育后分泌乳汁而哺乳；肾气衰则天癸竭，乳房也随之衰萎。脾胃为后天之本，气血生化之源，乳汁由水谷精华所化生，脾胃气壮则乳汁多而浓，反之则少而稀。肝主藏血，主疏泄，对女性月经、胎产及乳汁的排泄至关重要。乳房与肝经、胃经、肾经及冲任两脉也息息相关，足阳明胃经行贯乳中；足太阴脾经络胃上膈，布于胸中；足厥阴肝经上膈，布胸胁绕乳头而行；足少阴肾经上贯肝膈而与乳联。冲任两脉起于胞中，任脉循腹里，上关元至胸中；冲脉夹脐上行，至胸中而散。故有称"男子乳头属肝，乳房属肾；女子乳头属肝，乳房属胃"。若脏腑功能失常，或经脉闭阻不畅，冲任失调，均可导致乳房疾病的发生。

二、西医学对女性乳房生理的认识

（一）乳房的解剖

乳房是人类与哺乳动物特有的结构，女性乳房与生殖器官功能密切相关，于青春期开始发育。乳房萌发是女性第二性征的最初特征，是女性青春期发动的标志，随卵巢呈周期性变化。妊娠与哺乳期有分泌活动。

1. 正常乳房的位置和形态 乳房（图1-13）位于胸前部，胸大肌和胸筋膜的表面，上起第2～3肋，下至第6～7肋，内侧至胸骨旁线，外侧可达腋中线，外观呈半球形，凸出于胸前两侧，与全身线条相连，构成人体的曲线美。乳房内侧2/3位于胸大肌表面，外侧1/3超过胸大肌腋缘而位于前锯肌表

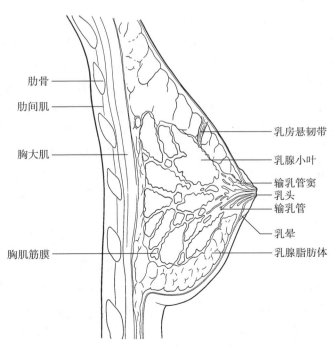

肋骨
肋间肌
胸大肌

乳房悬韧带
乳腺小叶
输乳管窦
乳头
输乳管
乳晕
乳腺脂肪体

胸肌筋膜

图1-13 女性乳房矢状切面图

面。在女性乳房的发育过程中，乳房的形态可因年龄、种族、遗传、哺乳等因素而有一定的差异。成年女性的乳房外上极狭长的部分形成乳房腋尾部伸向腋窝。乳头在乳房前方中央突起，周围的色素沉着区称为乳晕。青年女性乳头一般位于第4肋间或第5肋间水平、锁骨中线外1cm；中年女性乳头位于第6肋间水平、锁骨中线外1～2cm。

2.乳房的结构 乳房由皮肤、皮下脂肪、纤维组织和乳腺构成，其中有神经、血管、淋巴管分布。乳腺腺体是乳房的基本结构，纤维结缔组织是乳房的支架，脂肪好似乳腺的填充剂。随着妇女年龄及生育状况的变化，三种组织的比例也随之而变化，由此导致乳房外形的变化。

（1）脂肪组织 乳房内脂肪组织的多少是决定乳房大小的主要因素之一。整个乳房除乳晕外均为一层脂肪组织所包围，脂肪层的厚薄因年龄、生育等因素而导致个体差异很大。脂肪层较厚时，乳腺触诊呈均质感；较薄时由于直接触及腺体呈结节感。

（2）纤维组织 乳腺组织包裹于富含脂肪的浅筋膜之中，浅筋膜分为深浅两层，浅层筋膜位于皮下和腺体之间，并与腹壁和胸壁的皮下脂肪组织相连续；深层浅筋膜则是位于乳房腺体与胸大肌肌筋膜之间，并与胸大肌筋膜有明显的间隙，此间隙称为乳房后间隙，无大血管存在，为隆乳术假体植入的位置之一。在乳腺小叶间垂直行走并互相搭连成网状的纤维组织束，形成纤维结缔组织的间隙，称为乳腺悬韧带。悬韧带一端连于胸肌表面的筋膜，一端连于皮肤，对乳腺组织和脂肪组织起一定的支持作用，可使乳房既有一定的活动度，在直立时又不至于明显下垂，并使乳房保持一定的硬度、弹性和外形。

（3）腺体 乳房的腺体除乳晕外，均被脂肪组织包裹，并被结缔组织分隔成15～20个腺叶，以乳头为中心呈轮样放射状排列。每一腺叶可分成许多腺小叶，腺小叶由小乳管和相应的腺泡组成。一个乳房的腺叶数目是固定不变的，但小叶的数目和大小却可有很大的变化。

（4）导管 每一腺叶有其相应的导管系统，多个小乳管汇集成小叶间乳管，多个小叶间乳管又汇成一条输乳管。每一个腺叶有一条输乳管单独开口于乳头，输乳管有15～20根，以乳头为中心呈放射状排列，汇集于乳晕，开口于乳头，称为输乳孔。乳腺导管在乳头部较为狭窄，继之在乳头基底部扩大而形成较为膨大的壶腹即为乳窦，乳汁分泌贮积于此，挤压乳晕，乳汁从乳头排出。输乳管向远离乳头的方向延续，并依次发出许多大、中、小腺管，最后小导管进入乳腺小叶，形成末梢导管，与腺泡相连。乳腺小叶为乳腺的基本单位，腺泡是分泌乳汁的结构，乳汁通过各级腺管输送排出，一个乳腺小叶就像一串葡萄，腺泡为一个个的葡萄，腺管则像连接葡萄的把柄及梗。各导管系统之间无吻合支。

（5）乳头和乳晕 乳头隆起于乳房表面的中央，直径0.1～1.5cm，表面凹凸不平，其上有15～20个输乳管的开口，为哺乳时乳汁排泄的出口。双侧乳头基本对称，略指向外下。正常人乳头高出皮面，少数人可因先天发育不良致乳头凹陷，严重的乳头内陷不仅影响美观，而且易发生感染，影响正常哺乳。乳晕环绕在乳头周围，其范围和色泽深浅差异较大，青春期呈现玫瑰红色，妊娠及哺乳后范围增大，色泽加深呈深褐色。乳晕上有较多小粒状突出，为乳晕腺，妊娠及哺乳期尤为明显，具有保护皮肤、润滑乳头及婴儿口唇的作用。乳头、乳晕部含有较多的平滑肌纤维，当有机械刺激，如婴儿吸吮时可使乳晕部平滑肌收缩，乳头勃起、变小、变硬，并挤压导管排出内容物。乳头和乳晕的皮肤比较娇嫩，容易损伤。

（二）乳房的生理

乳腺的生理活动受腺垂体激素、肾上腺皮质激素和性激素的影响和制约。腺垂体产生的乳腺促激素直接影响乳房，同时又通过卵巢和肾上腺皮质间接地影响乳房。在卵巢促卵泡激素和促肾上腺皮质激素的作用下，卵巢和肾上腺皮质均分泌雌激素，促使乳房的发育和生长。乳腺的发育和正常功能受多种激素作用的影响，在妊娠和哺乳期激素活动达到高潮，此时乳腺变化最为明显。

在妊娠和哺乳期，由于胎盘分泌大量的雌激素和脑垂体分泌生乳素的影响，乳腺明显增生，腺管延长，腺泡分泌乳汁。哺乳期后，乳腺复原退化而处于相对静止状态。平时，在月经周期的不同阶段，乳腺的生理状态也在各种激素的影响下，呈现周期性变化。一些女性在经前期有乳房肿胀和疼痛感，可能是乳腺管扩张、充血及乳房间质水肿所致。由于雌、孕激素撤退，月经来潮后症状减退。

乳房的主要功能是分泌乳汁，供婴儿生长发育之需。当婴儿吸吮乳头时，由乳头传来的感觉信号，经传入神经抵达下丘脑，下丘脑促进垂体释放生乳素和缩宫素。垂体生乳素可使乳腺泡分泌乳汁，缩宫素可使乳腺管收缩推挤乳汁到乳窦。

扫一扫，
查阅本章数字资源

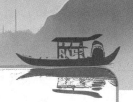

第 二 章

正常妊娠期管理

学习目标

▷ **知识目标：**

1. 掌握妊娠、受精、着床、胎产式、胎先露、胎方位的概念；妊娠期母体身心变化；妊娠分期及诊断。

2. 掌握产前检查、常用监护措施、妊娠期营养、用药指导等妊娠期管理要点。

3. 熟悉中医对妊娠生理的认识要点；受精卵形成、发育、输送与着床的过程。

4. 了解胚胎和胎儿发育及生理特点。

▷ **能力目标：**

1. 准确推算预产期，运用四步触诊法判断胎产式、胎先露与胎方位。

2. 能运用所学知识指导孕期妇女开展妊娠期健康管理，做好分娩准备，对其家庭开展健康教育。

3. 能解释产前筛查的意义、主要内容与方法。

▷ **素质目标：**

具有良好的职业素养，具有优生优育、母胎同等重要的观念。

第一节　妊娠生理的中西医认识

一、中医学对妊娠生理的认识

中医学称妊娠为"重身""怀子"或"怀孕"，指从受孕至分娩的过程。

（一）妊娠机制

中医学认为，妇女受孕的机理为肾气充盛，天癸成熟，冲任二脉功能协调，胞宫藏泻有期，男女两精相合，构成胎孕。《灵枢·本神》说"两精相搏谓之神"，两精即男女双方生殖之精。《灵枢·决气》云"两神相搏，合而成形，常先生身，是谓精"，提出了先天之精的概念。《女科正宗·广嗣总论》又说："男精壮而女经调，有子之道也。"这些都说明古人对构成胎孕生理过程的必备条件已有认识，男子必须精气溢泄，女子必须月经调畅。另外，受孕还需有适合的时机。《证治准绳·胎前门》引袁了凡语："凡妇人一月经行一度，必有一日氤氲之候，于一时辰间……此的气候也……顺而施之，则成胎矣。"这里所讲的"氤氲之候""的气候"，相当于西医学之排卵期，是受孕的良机。

（二）妊娠生理现象

1. 生理特点　妊娠期间胞宫行使藏而不泻功能，月经停闭。脏腑、经络之血下注冲任胞宫以养胎元，因此妊娠期间孕妇机体可出现"血感不足，气易偏盛"的生理特点。

2. 临床表现　妊娠初期，即妊娠3个月以内，由于血聚于下，冲脉气盛，易夹胃气及肝气上逆，出现饮食偏嗜、恶心呕吐、晨起头晕、倦怠乏力等现象，一般不影响生活和工作，妊娠3个月后多自然消失。随妊娠月份的增加，孕妇乳房增大隆起，乳头、乳晕着色，妊娠中期白带可稍增多。妊娠4～5个月，孕妇可自觉胎动，小腹逐渐膨隆，面部出现褐色斑、腹壁妊娠纹等现象。妊娠6个月后，胎儿增大，易阻滞气机，水道不利，出现轻度肿胀。妊娠末期，由于胎儿先露部压迫膀胱与直肠，可见小便频数、大便秘结等现象。

3. 脉象　妊娠期六脉平和滑利，按之不绝，尺脉尤甚。《素问·阴阳别论》指出："阴搏阳别，谓之有子。"王冰注释为："阴，谓尺中也；搏，谓搏触于手也。尺脉搏击，与寸脉殊别，阳气挺然，则有妊之兆也。"《脉经·平妊娠分别男女将产诸证》说："尺中肾脉也，尺中之脉，按之不绝，法妊娠也。"因尺脉属肾，胞络系于肾，妊娠后肾气旺盛，故诊尺脉按之不绝。《金匮要略·妇人妊娠病脉证并治》说，孕六十日"妇人得平脉，阴脉小弱"。《备急千金要方》说："妊娠初时寸微小，呼吸五至。三月而尺数也。"西医学认为，妊娠10周后心排出量增加，与出现滑脉的时间一致。早孕女性不一定都表现出明显的滑脉，故不能单凭脉象诊断妊娠，必须结合妊娠试验或超声等相关检查协助诊断。

4. 胎儿发育特征　中医最早在《黄帝内经》中即有关于胎儿发育情况的记载。《灵枢·经脉》云："人始生，先成精，精成而脑髓生，骨为干，脉为营，筋为刚，肉为墙，皮肤坚而毛发长。"此后医家有许多关于胎儿发育情况的论述，如唐代孙思邈在《备急千金要方·妇人方上》中载有北齐徐之才"逐月养胎法"，其中描述较切合实际："妊娠一月始胚，二月始膏，三月始胞，四月形体成，五月胎动，六月筋骨立，七月毛发生，八月脏腑具，九月谷气入胃，十月诸神备、日满即产矣。"说明前人对胎儿的发育、成熟已有详细的观察。

二、受精与受精卵着床

妊娠是胚胎和胎儿在母体内发育成长的过程。西医学认为，成熟卵子受精是妊娠的开始，胎儿及其附属物自母体排出是妊娠的终止。妊娠从末次月经第1天算起，妊娠期约40周（280天）。临床上将妊娠分为三个时期：妊娠13周末（13^{+6}周）及以前称为早期妊娠，第14～27^{+6}周称为中期妊娠，第28周及其后称为晚期妊娠。妊娠是一个变化非常复杂而又极其协调的生理过程。

（一）受精

精液射入阴道后，精子离开精液经宫颈管进入子宫腔及输卵管腔，其头部顶体膜受生殖道分泌物中的α淀粉酶与β淀粉酶作用，膜结构和膜电位发生变化，稳定性降低，此时精子具有穿透卵子外围的能力，此过程约7小时，称精子获能。

成熟卵子（次级卵母细胞）从卵巢排出后，经输卵管伞端的"拾卵"作用进入输卵管内，在输卵管与获能精子相遇，精子顶体外膜破裂，释放出顶体酶，溶解卵子的放射冠和透明带，称为顶体反应。精子穿过放射冠、透明带，与卵子的表面接触，卵子透明带结构改变，阻止其他精子进入透明带，称为透明带反应。穿过透明带的精子进入卵子内，卵子快速完成二次减数分裂形成卵原核，精原核与卵原核融合，核膜消失，染色体相互混合，形成二倍体的受精卵，完成受精过程。精子与卵子结合形成受精卵的过程称为受精。通常受精发生在排卵后 12 小时内，一般不超过 24 小时。

（二）受精卵的输送与发育

受精卵进行有丝分裂（即卵裂）的同时，借助输卵管蠕动和输卵管上皮纤毛摆动，向宫腔方向移动，约在受精后第 3 天，分裂成 16 个细胞的实心细胞团，称为桑椹胚，随后早期囊胚形成。约在受精后第 4 天，早期囊胚进入宫腔。受精后第 5 ～ 6 天，早期囊胚的透明带消失，在子宫腔内继续分裂发育而形成晚期囊胚。

（三）受精卵着床

晚期囊胚植入子宫内膜的过程称受精卵着床（图 2-1），在受精后第 6 ～ 7 天开始，10 ～ 12 天结束。着床需经过定位、黏附和侵入三个阶段。完成着床的条件：①透明带消失；②囊胚滋养层分化出合体滋养层细胞；③囊胚和子宫内膜同步发育并功能协调；④孕妇体内有足够量的雌激素和孕酮，子宫有一个极短的窗口期，允许受精卵着床，一般在月经周期第 20 ～ 24 天。

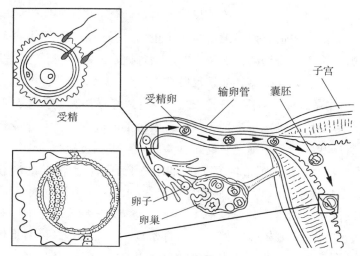

图 2-1 受精及受精卵发育、输送及着床

三、胎儿附属物的形成与功能

胎儿附属物是指胎儿以外的妊娠产物，包括胎盘、胎膜、脐带和羊水，对维持胎儿宫内的生命及生长发育起着重要作用。

（一）胎盘

妊娠足月时的胎盘为中间厚、边缘薄的圆形或椭圆形状，重 450 ～ 650g（实际重量受胎血和母血影响较大），直径 16 ～ 20cm，厚 1 ～ 3cm。

1.胎盘的结构 胎盘由羊膜、叶状绒毛膜及底蜕膜构成。胎盘分为胎儿面和母体面，胎儿面光滑，呈灰白色，表面为羊膜，中央或稍偏处有脐带附着；母体面粗糙，呈暗红色，由约 20 个母体叶组成。胎盘是母体与胎儿间进行物质交换的重要器官。

（1）羊膜 是胎盘的最内层，附着在胎盘胎儿面的半透明薄膜，光滑，无血管、神经或淋巴管，有一定弹性，厚度 0.02 ～ 0.05mm。

（2）叶状绒毛膜 是胎盘的主要部分。受精卵着床后，着床部位的滋养层细胞迅速增殖，内层为细胞滋养细胞，外层是由细胞滋养细胞分化而来的合体滋养细胞。在滋养层内面有一层细胞称为外中胚层，与滋养层共同组成绒毛膜。胚胎发育至 13 ～ 21 天时，是绒毛膜分化发育最旺盛的时期，与底蜕膜接触的绒毛营养丰富，发育良好，称为叶状绒毛膜，其形成经历 3 个阶段：①一级绒毛：绒毛膜表面长出不规则突起的合体滋养细胞小梁，呈放射状排列，绒毛膜深部增生活跃的细胞滋养细胞也伸入进去，形成合体滋养细胞小梁的细胞中心索，初具绒毛形态，也称初级绒毛；②二级绒毛：一级绒毛继续生长，胚外中胚层也长入细胞中心索，形成间质中心索，也称为次级绒毛；③三级绒毛：胚胎血管长入间质中心索，约在受精后 3 周，当绒毛内血管形成时，建立起胎儿胎盘循环。一个初级绒毛干及其分支形成一个胎儿叶，一个次级绒毛干及其分支形成一个胎儿小叶，数个胎儿小叶构成一个胎儿叶，每个胎盘有 60～80 个胎儿叶。

绒毛间的空隙称为绒毛间隙，子宫螺旋血管在滋养细胞侵入子宫壁过程中破裂，直接开口于绒毛间隙，间隙内充满母血，大部分绒毛游离其中，称游离绒毛；少数绒毛紧紧附着于蜕膜深部起固定作用，称固定绒毛。绒毛中有毛细血管，胎儿血自脐动脉入绒毛毛细血管网，与绒毛间隙中的母血进行物质交换后，再经脐静脉入胎体内。由此可见，胎盘有母体和胎儿两套血液循环，两者的血液在各自封闭的管道内，互不相混，但可以通过绒毛间隙，隔着绒毛毛细血管壁、绒毛间质及绒毛滋养细胞层，靠渗透、扩散及细胞选择等形式进行物质交换。

（3）底蜕膜　是胎盘附着部分的子宫内膜。固定绒毛的滋养层细胞与底蜕膜共同形成绒毛间隙的底，称为蜕膜板。由蜕膜板向绒毛膜伸出蜕膜间隔，将胎盘母体面分成肉眼可见的 20 个左右母体叶，但蜕膜隔仅达绒毛间隙的 2/3 高度，故绒毛间隙的胎儿侧是相通的。

2. 胎盘的功能　胎盘主要功能包括气体交换、营养物质供应、排出胎儿代谢产物、防御、合成及免疫。

（1）气体交换　O_2 是维持胎儿生命最重要的物质。母体和胎儿之间的 O_2 及 CO_2 以简单扩散的方式进行交换，替代胎儿的呼吸系统功能。母体子宫动脉血中的氧分压（PO_2）与绒毛间隙中血的 PO_2 及胎儿脐动脉 PO_2 依次梯度递减，且胎儿血红蛋白对 O_2 的亲和力强，能从母血中获得充分的 O_2。母血中的 PO_2 受多种因素影响，若孕妇患有心功能不全、贫血、肺功能不良等，则不利于胎儿的 O_2 供应。母血内二氧化碳分压（PCO_2）与绒毛间隙内血 PCO_2 及胎儿脐动脉血 PCO_2 依次梯度递增，且胎儿血对 CO_2 的亲和力低于母血，CO_2 的扩散速度比 O_2 快 20 倍左右，故 CO_2 容易自胎儿血通过绒毛间隙直接向母血迅速扩散。

（2）营养物质供应　替代胎儿的消化系统功能。葡萄糖是胎儿代谢的主要能源，胎儿体内的葡萄糖均来自母体，以易化扩散方式通过胎盘。母血内氨基酸、钙、磷、碘、铁是以主动转运方式通过胎盘；游离脂肪酸、水、钠、镁、钾及维生素是以简单扩散方式通过胎盘，供给胎儿。IgG 虽为大分子物质，但可通过胎盘，可能与受体转运有关。

（3）排出胎儿代谢产物　替代胎儿的泌尿系统功能。胎儿的代谢产物（如尿酸、尿素、肌酐、肌酸等）经胎盘进入母血，由母体排出体外。

（4）防御　胎盘的屏障功能很有限。风疹病毒、流感病毒、巨细胞病毒等易通过胎盘侵袭胎儿；细菌、弓形虫、衣原体、支原体、螺旋体等虽不能通过胎盘，但可在胎盘形成病灶，通过破坏绒毛结构后进入，感染胚胎或胎儿；分子量小、对胎儿有害的药物亦可通过胎盘，导致胎儿畸形甚至死亡，故妊娠期用药应慎重。母血中的免疫物质，如 IgG 可以通过胎盘，使胎儿得到抗体，发挥一定的防御作用。

（5）合成　胎盘能合成数种激素、酶、神经递质和细胞因子，以维持正常妊娠。

①人绒毛膜促性腺激素（HCG）：受精卵着床后，合体滋养细胞即开始分泌绒毛膜促性腺激素，是诊断早孕的敏感方法之一，至妊娠第 8～10 周时分泌达高峰，以后迅速下降，至妊娠中晚期血清浓度仅为峰值的 10%，分娩后 2 周内消失。绒毛膜促性腺激素的主要生理作用：A. 使月经黄体继续增大成为妊娠黄体，增加甾体激素的分泌以维持妊娠；B. 促进雄激素芳香化转化为雌激素，同时，刺激黄体

酮的形成；C. 抑制淋巴细胞的免疫性，保护胚胎滋养层免受母体的免疫攻击；D. 刺激胎儿睾丸间质细胞活性，促进男性胎儿的性分化；E. 与母体甲状腺细胞促甲状腺激素（TSH）受体结合，刺激甲状腺活性；F. 可用于卵泡成熟后模拟内源性 LH 峰诱发排卵。

②人胎盘生乳素：妊娠 5～6 周时，通过放射免疫法检测母血可测出人胎盘生乳素。随妊娠进展，其分泌量持续增加；产后人胎盘生乳素迅速下降，约产后 7 小时即不能测出。人胎盘生乳素是通过母体促进胎儿发育的重要"代谢调节因子"。人胎盘生乳素的主要功能：A. 促进乳腺腺泡发育，刺激乳腺上皮细胞合成乳白蛋白、乳酪蛋白、乳珠蛋白，为产后泌乳做好准备；B. 促胰岛素生成，使母血中胰岛素浓度增高，促进蛋白质合成；C. 促进脂解，提高游离脂肪酸、甘油的浓度，抑制母体对葡萄糖的摄取和利用，使多余葡萄糖运转给胎儿，成为胎儿的主要能源，也是蛋白质合成的能源；D. 抑制母体对胎儿的排斥；E. 促进黄体形成。

③雌激素和孕激素：为甾体激素。妊娠早期由卵巢妊娠黄体产生，妊娠第 8～10 周后，由胎盘合成。雌、孕激素的主要生理作用为共同参与妊娠期母体各系统的生理变化。

④酶：胎盘能合成多种酶，包括缩宫素酶和耐热性碱性磷酸酶，随着妊娠进展而增多。缩宫素酶能使缩宫素分子灭活，起到维持妊娠的作用；若胎盘功能不良，血中此酶含量降低，见于死胎、子痫前期和胎儿宫内发育迟缓等。耐热性碱性磷酸酶于妊娠 16～20 周时从母血中可以测出，胎盘娩出后下降，产后 3～6 天内消失；动态检测此酶的数值，可用于评价胎盘功能。

（6）免疫 正常妊娠母体能容受、不排斥胎儿，可能与早期胚胎组织无抗原性、母胎界面的免疫耐受及妊娠期母体免疫力下降有关。

（二）胎膜

胎膜是由绒毛膜和羊膜组成。绒毛膜在外层，发育过程中因缺乏营养供应而逐渐退化成平滑绒毛膜，妊娠晚期与羊膜紧贴，但可与羊膜完全分开。胎膜内层为羊膜，半透明的薄膜，与覆盖胎盘、脐带的羊膜层相连接。

（三）脐带

脐带是由胚胎发育过程中的体蒂发展而来，胚胎及胎儿借助脐带悬浮于羊水中。脐带一端连接胎儿腹壁脐轮，另一端附着于胎盘的胎儿面。足月胎儿的脐带长 30～100cm，平均约 55cm，直径 0.8～2.0cm。脐带表面由羊膜覆盖，内有一条管腔大的脐静脉和两条管腔小的脐动脉，血管周围是保护脐血管的胶样组织，称华通胶。因脐带较长，常呈弯曲状。胎儿通过脐带血液循环与母体进行物质交换。若脐带受压，可致胎儿窘迫，甚至危及生命。

（四）羊水

羊水为充满羊膜腔内的液体。妊娠早期的羊水是母体血清经胎膜进入羊膜腔的透析液；妊娠中期以后，胎儿尿液成为羊水的重要来源；妊娠晚期，每日大约有 350mL 液体从胎儿肺泡分泌至羊膜腔。此外，还有极少量羊水来自羊膜、脐带华通胶及胎儿皮肤的渗出液。羊水吸收的主要方式是胎儿吞咽，妊娠 18 周时，胎儿出现吞咽动作，近足月胎儿每日可吞咽羊水 500～700mL。羊水在羊膜腔内不断进行液体交换，以保持羊水量的动态平衡。母儿间的液体交换主要通过胎盘，每小时约 3600mL。随着胚胎的发育，羊水量逐渐增加，妊娠 8 周，羊水量 5～10mL，妊娠 38 周达高峰，可达 1000mL，此后羊水量逐渐减少，正常足月妊娠羊水量约 800mL。妊娠早期羊水为无色澄清液体，足月妊娠时羊水略浑浊、不透明，内含有大量上皮细胞及胎儿的一些代谢产物，比重为 1.007～1.025，呈中性或弱碱性，pH 值为 7.20。穿刺抽取羊水进行染色体检查，可早期诊断某些先天性畸形。

羊膜腔和羊水在胚胎发育中起重要的保护作用，使胚胎和胎儿在羊水中自由活动；防止胎体粘连及胎儿受外力直接挤压；也可避免子宫壁或胎儿直接压迫脐带造成胎儿窘迫；保持羊膜腔内恒温；有利于胎儿体液平衡，若胎儿体内水分过多，可采取胎尿方式排至羊水中；胎儿吞咽或吸入羊水可促进胎儿消化道及肺的发育；羊水还可减少胎动给母体带来的不适感；临产时，羊水直接受宫缩压力作用，能使压力均匀分布，避免胎儿局部受压；临产后，前羊水囊扩张子宫颈口及阴道，破膜后羊水冲洗和润滑阴道，可减少感染的发生机会。

四、胚胎、胎儿发育及胎儿生理特点

（一）胚胎与胎儿发育

受精后8周（妊娠第10周）内的胚体称为胚胎，为主要器官结构分化与形成时期；从受精第9周（妊娠第11周）起称为胎儿，为器官进一步发育成熟的时期。

4周末：可辨认出体蒂与胚盘。

8周末：胚胎初具人形，头的大小约占整个胎体的一半，可以分辨出眼、耳、口、鼻、四肢，超声显像可见早期心脏已形成且有搏动。

12周末：胎儿身长约9cm，顶臀长约6.1cm，体重约20g。胎儿外生殖器已发育，部分可分辨男、女性别，胎儿四肢可活动。

16周末：胎儿身长约16cm，顶臀长约12.8cm，体重约110g。从外生殖器可确定性别。皮肤薄，深红色，头皮已长出毛发，体毛开始出现。胎儿开始有呼吸运动。部分孕妇自觉胎动。

20周末：胎儿身长约25cm，顶臀长约16cm，体重约320g。皮肤暗红，有毳毛与胎脂。出生后可有心跳、呼吸、排尿及吞咽运动。自20周至满28周前娩出的胎儿，称为有生机儿。

24周末：胎儿身长约30cm，顶臀长约21cm，体重约630g。各脏器均已发育，皮下脂肪开始沉积，但皮肤仍呈皱缩状，出现睫毛与眉毛。出生后可有呼吸，但生存力极差。

28周末：胎儿身长约35cm，顶臀长约25cm，体重约1000g。胎儿有呼吸运动，四肢活动好。出生后可存活，但由于肺泡Ⅱ型细胞中表面活性物质含量低，此期出生者易患呼吸窘迫综合征。

32周末：胎儿身长约40cm，顶臀长约28cm，体重约1700g。面部毳毛已脱落，皮肤深红，生活力尚可。此期出生者如注意护理，可以存活。

36周末：胎儿身长约45cm，顶臀长约32cm，体重约2500g。皮下脂肪发育良好，毳毛明显减少，指（趾）甲已超过指（趾）尖，出生后能啼哭及吸吮，生活力良好，此期出生者基本可以存活。

40周末：胎儿已成熟，身长约50cm，顶臀长约36cm，体重约3400g。体形外观丰满，皮肤粉红色，足底皮肤有纹理，男性睾丸已下降，女性大小阴唇发育良好。出生后哭声响亮，吸吮力强，能很好地存活。

临床常用胎儿身长作为判断妊娠月份的依据。妊娠前5个月，胎儿身长（cm）=（妊娠月数）^{2}，妊娠后5个月，胎儿身长（cm）=妊娠月数×5。如妊娠4个月，胎儿身长（cm）=（4）^{2}=16cm；如妊娠7个月，胎儿身长（cm）=7×5=35cm。

（二）胎儿的生理特点

1.循环系统

（1）解剖学特点　①脐静脉1条：带有来自胎盘的氧含量较高、营养较丰富的血液进入胎体，脐静脉的末支为静脉导管。②脐动脉2条：带有来自胎儿的氧含量较低的动静脉混合血，注入胎盘与母血进行物质交换。③动脉导管：位于肺动脉与主动脉弓之间，出生后2～3个月闭锁成动脉韧带。④卵圆孔：位于左右心房之间，多在出生后6个月完全闭锁。

（2）血液循环特点　来自胎盘的血液经胎儿腹前壁分三支进入体内：一支直接入肝，一支与门静脉汇入入肝，此两支血液最后由肝静脉入下腔静脉；还有一支经静脉导管直接注入下腔静脉。进入右心房的下腔静脉血是混合血，有来自脐静脉含氧较高的血，也有来自下肢及盆腔脏器的静脉血，以前者为主。

卵圆孔开口处正对下腔静脉入口，故下腔静脉入右心房的血液绝大部分直接通过卵圆孔进入左心房。从上腔静脉入右心房的血液，很少或不通过卵圆孔而是直接流向右心室，再进入肺动脉。由于肺循环阻力较高，肺动脉血大部分经动脉导管流入主动脉，只有约 1/3 的血液通过肺静脉入左心房。左心房含氧量较高的血液进入左心室，继而入主动脉，供应至全身，后经腹下动脉，再经脐动脉进入胎盘，与母血进行交换。可见胎儿体内无纯动脉血，而是动静脉混合血，各部分血液的含氧量不同，进入肝、心、头部及上肢的血液含氧和营养较高，以适应需要，注入肺及身体下部的血液含氧和营养较少。

胎儿出生后开始自主呼吸，肺循环建立，胎盘循环停止。

2. 血液系统

（1）红细胞　妊娠早期，红细胞来自卵黄囊，以后来自肝、脾、骨髓。至妊娠 32 周，红细胞生成素大量产生，此后出生的新生儿红细胞总数均较高，约为 $6.0×10^{12}$/L。胎儿期红细胞生命周期短，约 90 天，需不断生成红细胞。妊娠足月时，至少 90% 的红细胞是由骨髓产生。

（2）血红蛋白　妊娠前半期全部是胎儿血红蛋白，至妊娠 34～36 周，成人血红蛋白增多，临产时胎儿血红蛋白仅占 25%。

（3）白细胞　妊娠 8 周后，胎儿血循环中即出现粒细胞，12 周时出现淋巴细胞，妊娠足月时白细胞可达（15～20）$×10^9$/L。

3. 呼吸系统　母儿血液在胎盘进行气体交换，完成了胎儿的呼吸系统功能。但胎儿在出生前必须完成呼吸道（包括气管及肺泡）、肺循环及呼吸肌的发育，并且功能成熟。妊娠 11 周时，可观察到胎儿的胸壁运动。妊娠 16 周时，可见胎儿的呼吸运动。胎儿肺功能成熟是指肺泡能合成肺表面活性物质（卵磷脂、磷脂酰甘油），以降低肺泡表面张力，有助于新生儿出生后肺泡扩张。

4. 消化系统　胎儿肝脏功能不健全，特别是酶缺乏，以致不能结合因红细胞破坏后产生的大量游离胆红素。胆红素主要是经过胎盘由母体肝脏代谢后排出体外，小部分通过胎儿胆道入小肠氧化成胆绿素，胆绿素的降解产物使胎粪呈黑绿色。

5. 泌尿系统　妊娠 14 周的胎儿膀胱内已有尿液。妊娠后半期，胎儿尿液成为羊水的重要来源之一。

6. 内分泌系统　妊娠 10～12 周，胎儿甲状腺即能合成甲状腺素，妊娠 12 周，胎儿甲状腺对碘的积蓄高于母体甲状腺，因此，孕期补碘要慎重。妊娠 12 周开始，胰腺能分泌胰岛素。妊娠 20 周时，胎儿肾上腺皮质增宽，主要由胎儿带组成，产生大量甾体激素，与胎儿肝脏、胎盘、母体共同完成雌三醇的合成。因此，临床可通过测量孕妇尿中雌三醇值，了解胎儿及胎盘功能。

7. 神经系统　脊髓在胚胎期已长满椎管，但生长缓慢，大脑也随着妊娠逐渐发育。妊娠 6 个月时，胎儿脑脊髓和脑干神经根的髓鞘开始形成，但主要发育在出生后 1 年内。妊娠 24～26 周时，胎儿可听见声音；妊娠 28 周末，胎儿眼睛出现对光反应，但形象及色彩的视觉是在出生后逐渐形成。

8. 生殖系统　妊娠 12 周，分化出卵巢结构；妊娠 14 周，基本完成性别分化，女性生殖道和外生殖器基本形成；妊娠 16 周，阴蒂形成。

第二节　妊娠期母体变化

一、生理变化

妊娠期母体在胎盘产生的激素作用下，各系统发生了一系列适应性的解剖和生理变化，并调整其功能，以满足胎儿生长发育和分娩的需要，为产后哺乳做好准备。

（一）生殖系统

1. 子宫　是妊娠期及分娩后变化最大的器官。

（1）子宫体　随着胚胎、胎儿及其附属物的形成与发育，子宫明显增大变软。妊娠早期的子宫呈球形且不对称，受精卵着床部位的子宫壁凸出。妊娠 12 周时，子宫均匀增大，在耻骨联合上方可触及；妊娠晚期的子宫多呈轻度右旋，与盆腔左侧有乙状结肠占据有关。宫腔容积由非妊娠时约 5mL 增加至妊娠足月时约 5000mL，子宫大小由非妊娠时的 7cm×5cm×3cm 增大至妊娠足月时的 35cm×25cm×22cm，重量增加近 20 倍，约 1100g。子宫壁厚度非妊娠时约 1cm，逐渐增厚至妊娠中期的 2.0～2.5cm，妊娠末期又渐薄为 1.0～1.5cm。妊娠早期子宫增大主要受雌激素影响，妊娠 12 周后系因宫腔内压力增加所致。子宫增大主要是肌细胞肥大和延长，胞质内充满具有收缩活性的肌动蛋白和肌球蛋白，为临产后子宫收缩提供物质基础。子宫各部位的增长速度不一。宫底部于妊娠后期增长速度最快，宫体部含肌纤维最多，其次为子宫下段，宫颈最少。此特点适应临产后子宫收缩由宫底向下依次递减，促使胎儿娩出。自妊娠 12～14 周起，子宫可出现稀发、不规律、不对称的无痛性收缩，腹部可以触及。因宫缩时宫腔内压力低（5～25mmHg），持续时间短（不足 30 秒），不伴有宫颈扩张，故无疼痛感觉，称为无痛性收缩。

随着妊娠期进展，子宫的循环血量逐渐增加。妊娠早期，子宫血流量为 50mL/min，主要供应子宫肌层和蜕膜；妊娠足月时，子宫血流量为 450～650mL/min，其中 5% 供应肌层，10%～15% 供应子宫蜕膜层，80%～85% 供应胎盘。宫缩时，肌壁间血管受压，子宫血流量明显减少。

（2）子宫峡部　非妊娠期长约 1cm，随着妊娠的进展，峡部逐渐被拉长变薄，扩展成为子宫腔的一部分；临产时长 7～10cm，称为子宫下段，是产科手术学的重要解剖结构。

（3）子宫颈　妊娠早期因充血、组织水肿，宫颈外观肥大，呈紫蓝色，质地软。宫颈管内腺体肥大，宫颈黏液分泌增多，形成黏稠的黏液栓，富含免疫球蛋白及细胞因子，保护宫腔不受外来感染侵袭。

（4）子宫内膜/蜕膜　受精卵着床后，子宫内膜在孕激素和雌激素的作用下，腺体增大，腺上皮细胞内糖原增加，结缔组织细胞肥大，血管充血，此时的子宫内膜称为蜕膜。按照蜕膜与囊胚的位置关系，将蜕膜分为三部分（图 2-2）：①底蜕膜：与囊胚及叶状绒毛膜接触的蜕膜，将来发育成胎盘的母体部分。②包蜕膜：覆盖在囊胚表面的蜕膜。随着囊胚的发育逐渐凸向宫腔，在妊娠 14～16 周与真蜕膜贴近并逐渐融合，子宫腔消失。③真蜕膜：除底蜕膜、包蜕膜以外，覆盖子宫腔表面的蜕膜。

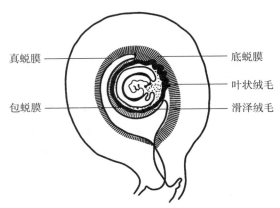

图 2-2　早期妊娠子宫蜕膜与绒毛的关系

2. 卵巢　略增大，排卵及新卵泡的发育停止。一侧卵巢可见妊娠黄体，分泌雌、孕激素以维持妊娠。妊娠 10 周后，黄体功能由胎盘取代，黄体开始萎缩。

3. 输卵管　妊娠期输卵管伸长，但肌层无明显肥厚，黏膜上皮细胞变扁平，在基质中可见蜕膜细胞。有时黏膜也可见到蜕膜样改变。

4. 阴道　妊娠期阴道黏膜水肿、充血呈紫蓝色，黏膜增厚、皱襞增多，结缔组织变松软，伸展性增加，有利于分娩时胎儿的通过。阴道脱落细胞及分泌物增多呈白色糊状。阴道上皮细胞内糖原增加，乳酸含量增加，使阴道的 pH 值降低，不利于致病菌生长。

5. 外阴 妊娠期局部充血,皮肤增厚,大小阴唇有色素沉着;大阴唇内血管增多,结缔组织松软,伸展性增加,有利于分娩时胎儿的通过。由于增大子宫的压迫,盆腔及下肢静脉血液回流受阻,部分孕妇可有外阴或下肢静脉曲张,产后大多自行消失。

(二)乳房

妊娠早期,乳房增大、充血明显,孕妇自觉乳房发胀。乳头增大、变黑,易勃起,乳晕着色,外围皮脂腺肥大,形成散在的小隆起,称为蒙氏结节。胎盘分泌的雌激素刺激乳腺腺管发育,孕激素刺激乳腺腺泡发育,垂体生乳素、胎盘生乳素等多种激素参与乳腺发育,为泌乳做准备,但妊娠期间并无乳汁分泌,可能与大量雌、孕激素抑制乳汁生成有关。在妊娠晚期,尤其近分娩期,挤压孕妇乳房时可有少量稀薄黄色液体溢出,称为初乳。产后,随着胎盘娩出,雌、孕激素水平迅速下降,新生儿吸吮乳头时,乳汁开始分泌。

(三)血液系统

1. 血容量 妊娠6～8周开始增加,至妊娠32～34周时达高峰,增加40%～45%,平均增加1450mL,维持此水平至分娩。血浆的增加多于红细胞的增加,血浆约增加1000mL,红细胞约增加450mL,使血液稀释,出现生理性贫血。

2. 血液成分

(1)红细胞 妊娠期骨髓不断产生红细胞,网织红细胞轻度增加。由于血液稀释,红细胞计数约为$3.6×10^{12}$/L,血红蛋白值约为110g/L,血细胞比容降为0.31～0.34。为适应红细胞生成的需要,妊娠中晚期应适当补充铁剂,以防缺铁性贫血。

(2)白细胞 妊娠期白细胞稍增加,为(5～12)×10^9/L,有时可达15×10^9/L,主要为中性粒细胞增加,单核细胞和嗜酸性粒细胞均无明显变化。产后1～2周,白细胞恢复至正常水平。

(3)血小板与凝血因子 妊娠期血小板计数可减少。凝血因子Ⅱ、Ⅴ、Ⅶ、Ⅷ、Ⅸ、Ⅹ均增加,仅凝血因子Ⅺ及ⅩⅢ降低,且妊娠期静脉血瘀滞、血管壁损伤,使血液处于高凝状态。因此,妊娠期女性发生血管栓塞性疾病的风险较非孕期女性增加5～6倍。产后胎盘剥离面血管内迅速形成血栓,有利于预防产后出血。产后2周凝血因子水平降至正常。

(4)血浆蛋白 妊娠早期,因血液稀释,血浆蛋白开始降低;妊娠中期,血浆蛋白值为60～65g/L,白蛋白减少为主,以后维持此水平至分娩。

(四)循环系统

1. 心脏 妊娠晚期,由于增大的子宫使膈肌升高,心脏向左、向上、向前移位,更贴近胸壁,心尖部左移1～2cm,心浊音界稍扩大。心脏容量比妊娠早期约增加10%,心率每分钟增加10～15次。由于血流量增加、血流加速及心脏移位使大血管扭曲,多数孕妇的心尖区及肺动脉区可闻及柔和的吹风样收缩期杂音,产后逐渐消失。

2. 心排血量和血容量 心排血量约自妊娠10周即开始逐渐增加,至妊娠32～34周达高峰,维持此水平直至分娩。临产后,尤其是第二产程期间,心排血量显著增加。若孕妇合并心脏病,特别注意在妊娠32～34周、分娩期及产褥期最初3天,密切观察病情,防止心衰。

3. 血压 妊娠早期及中期,血压偏低。妊娠晚期,血压轻度升高。脉压略增大,主要是因外周血管扩张、血液稀释及胎盘形成动静脉短路而使舒张压轻度降低所致。孕妇血压受体位影响,坐位时血压略高于仰卧位。若孕妇长时间仰卧位,子宫压迫下腔静脉,可引起回心血量减少,心排血量降低,血压下降,称仰卧位低血压综合征,侧卧位可以解除。因此,鼓励妊娠中、晚期孕妇侧卧位休息。

4. 静脉压 妊娠期盆腔血液回流至下腔静脉的血量增加,右旋增大的子宫又压迫下腔静脉使血液回流受阻,孕妇下肢、外阴及直肠的静脉压增高,孕妇易发生痔、外阴及下肢静脉曲张,同时,发生深静脉血栓的风险增加。

（五）泌尿系统

由于孕妇及胎儿代谢产物增多，肾脏负担加重，妊娠期肾脏略增大。肾血浆流量及肾小球滤过率于妊娠早期均增加，并在整个妊娠期维持高水平。肾小球滤过率比非妊娠时增加50%，肾血浆流量则增加35%。由于肾小球滤过率增加，而肾小管对葡萄糖再吸收能力未相应增加，因此，约15%的孕妇餐后可出现妊娠期生理性糖尿病，应注意与糖尿病相鉴别。肾血浆流量与肾小球滤过率均受体位影响，孕妇仰卧位时尿量增加，故夜尿量多于日尿量。

妊娠早期，由于增大的子宫压迫膀胱，引起尿频。妊娠12周后子宫体超出盆腔，压迫膀胱的症状消失。妊娠晚期，由于胎先露进入盆腔，孕妇再次出现尿频，甚至腹压稍增加即出现尿液外溢现象，产后可逐渐消失。

受孕激素影响，泌尿系统平滑肌张力下降，自妊娠中期肾盂及输尿管轻度扩张，蠕动减弱，尿流缓慢，且右侧输尿管受右侧子宫压迫，孕妇易发生肾盂肾炎，以右侧多见，可用左侧卧位预防。

（六）呼吸系统

妊娠期，孕妇的胸腔总体积不变，肺活量不受影响。妊娠中期，肺通气量增加大于耗氧量，孕妇有过度通气现象，有利于提供孕妇和胎儿所需的氧气。妊娠晚期，因子宫增大，腹肌活动幅度减少，使孕妇以胸式呼吸为主。妊娠期孕妇的呼吸次数变化不大，每分钟不超过20次，但呼吸较深。呼吸道黏膜充血、水肿，易发生上呼吸道感染。

（七）消化系统

妊娠早期（停经6周左右），约有半数妇女出现不同程度的恶心，或伴呕吐，尤其于晨起时更为明显；食欲与饮食习惯也有改变，如食欲缺乏，喜食酸咸食物，厌油腻，甚至偏食等，称早孕反应，一般于妊娠12周左右自行消失。由于雌激素影响，牙龈充血、水肿、增生，晨间刷牙时易有牙龈出血。孕妇常有唾液增多，甚至有流涎。

受孕激素影响，胃肠平滑肌张力下降，使蠕动减少、减弱，胃排空时间延长，易有上腹部饱胀感。妊娠中、晚期，由于胃部受压及幽门括约肌松弛，胃内酸性内容物可回流至食管下部，产生"灼热"感。肠蠕动减弱，易便秘，加之直肠静脉压增高，孕妇易发生痔疮或使原有痔疮加重。妊娠期增大的子宫可使胃、肠管向上及两侧移位，若发生阑尾炎，可表现为右侧腹部中或上部疼痛。

（八）内分泌系统

1. 垂体　妊娠期间腺垂体可增大1～2倍，嗜酸性细胞增多且肥大，形成"妊娠细胞"。若发生产后出血，增生肥大的腺垂体可因缺血而坏死，引起希恩综合征。受大量雌孕激素负反馈的影响，垂体促性腺激素分泌减少，卵巢内的卵泡不再发育成熟。垂体催乳激素随妊娠进展而增加，分娩前达高峰，对孕妇乳腺发育有利。促甲状腺激素与促肾上腺皮质激素分泌增多；促黑素细胞刺激素增加，孕妇易出现色素沉着。

2. 甲状腺及甲状旁腺　妊娠期，甲状腺可有中度增大，血清甲状腺素和游离三碘甲状腺原氨酸增加，但由于大部分与甲状腺素结合球蛋白结合，并不影响具有重要生理功能的游离甲状腺素，不易出现甲状腺功能亢进表现。甲状旁腺增生肥大，甲状旁腺激素于妊娠中晚期逐渐升高，对胎儿钙供应有利。

3. 肾上腺　妊娠期肾上腺皮质醇分泌增多，因仅其中10%具有活性，故孕妇无肾上腺皮质功能亢进表现。醛固酮分泌增加，但大部分与蛋白质结合，所以不会引起严重水、钠潴留；此外，醛固酮还通过调节血容量和血压，血钾、钠等血浆电解质平衡，参与妊娠期血液流变学控制。妊娠期睾酮轻微增加，肾上腺髓质功能变化不明显。

4. 其他　妊娠期间胰腺功能亢进，自妊娠中期开始，β细胞分泌胰岛素增加，至分娩前达到高峰。

（九）皮肤

妊娠期垂体分泌促黑素细胞刺激激素增加，加之大量雌、孕激素对黑色素细胞的刺激效应，黑色素明显增多，使孕妇面颊、乳头、乳晕、腹白线、外阴等处出现色素沉着。面颊呈蝶形分布的褐色斑，习称妊娠黄褐斑，于产后逐渐消退。随着妊娠子宫增大，孕妇腹壁皮肤弹力纤维过度伸展而断裂，出现紫色或淡红色不规则、平行且略凹陷的裂纹，称为妊娠纹，多见于初产妇。产后变为银白色，持久不退。

（十）新陈代谢

1. 基础代谢率 妊娠早期略下降，妊娠中期略增高，妊娠晚期可增高 15% ～ 20%，妊娠期每日约增加 300kcal。

2. 体重 妊娠 12 周前无明显变化，此后体重平均每周增加 350g，至妊娠足月时，体重平均增加 12.5kg，增加的体重来自胎儿及其附属物、子宫、乳房、增加的血容量、组织间液及母体脂肪和蛋白沉积等。

3. 糖类 妊娠期胰岛素分泌增加，胎盘产生的胰岛素酶和激素等拮抗胰岛素致其分泌相对不足。孕妇空腹血糖略低于非孕妇女，餐后高血糖和高胰岛素血症，有利于对胎儿葡萄糖的供给。妊娠期糖代谢的特点和变化可致妊娠期糖尿病的发生。

4. 脂肪 妊娠期肠道吸收脂肪能力增强，脂肪存积较多；由于能量消耗多，使糖原储备减少。当能量消耗过多时，孕妇体内动用大量脂肪，血中酮体增加，容易发生酮血症，尿中出现酮体，可见于妊娠剧吐。

5. 蛋白质 妊娠期间蛋白质需求增加，呈正氮平衡。孕妇体内储备的蛋白质除满足胎儿生长发育、子宫增大及乳房发育的需要外，还要为分娩期消耗做好准备。若蛋白质储量不足，孕妇可出现水肿。

6. 水 妊娠期机体平均增加约 7.5L 水，因水钠潴留与排泄形成适当的比例而不致出现水肿；但妊娠晚期因组织间液增加 1 ～ 2L，可导致水肿发生。

7. 矿物质 妊娠期母儿需要大量的钙和铁。足月妊娠的胎儿骨骼内储存钙约 30g，80% 的钙在妊娠晚期 3 个月内积累，因此，妊娠中晚期应加强摄入饮食中的钙，适当补充钙剂。胎儿造血及酶的合成需要较多的铁，妊娠期孕妇需要铁约 1000mg，其中 500mg 用于红细胞生成，300mg 转运至胎盘、胎儿，排泄 200mg。孕期铁的需求主要在妊娠晚期，6 ～ 7mg/d，多数孕妇铁的储存量不能满足需要，可在妊娠中晚期依据指征补充铁剂。

（十一）骨骼、关节及韧带

妊娠期间孕妇骨质通常无变化。部分孕妇自觉腰骶部及肢体疼痛或不适，可能与胎盘分泌的松弛素使骨盆韧带及椎骨间关节、韧带松弛有关。妊娠晚期，孕妇身体重心前移，为保持身体平衡，孕妇腰部向前挺出，头和肩部向后仰，形成孕妇特有的姿势。

二、心理变化

妊娠虽是一种生理现象，但是孕妇要应对妊娠所产生的身体不适、自身角色的转变、工作及家庭生活形态的变化等，加之受机体内分泌激素变化、是否为计划妊娠、对胎儿健康的担心、家庭支持状况等因素影响，妊娠期孕妇会有不同的心理反应，甚至出现焦虑、抑郁、恐惧等心理问题或精神障碍。

（一）常见的心理反应

1. 惊讶和震惊 明确早期妊娠诊断时，无论是否是计划妊娠，几乎所有孕妇都会对妊娠表示惊讶和震惊。

2. 矛盾心理 孕妇可能会出现爱恨交加的矛盾心理，尤其是未计划妊娠的孕妇。一方面，孕妇可能会因为有了"爱情结晶"、获得做母亲的权利和希望、对新生命改变未来生活的美好憧憬等而表现出欢愉；另一方面，也会出现懊悔或愤懑，可能与下列因素有关：妊娠可能会影响工作和学习、尚未做好初为人母的准备、缺乏可以利用的社会及家庭支持、经济负担过重、家庭条件不好、丈夫要孩子的意愿不强、对早期妊娠出现的呕吐等症状无所适从等。常常多种因素混杂。

3. 接受 妊娠早期，孕妇对妊娠的感受仅是停经后的不适反应。随着妊娠进展，尤其是出现胎动，孕妇真正感受到"孩子"的存在，出现了"筑巢反应"，计划为孩子购买衣服、睡床等，关心出生后孩子的喂养和生活护理等知识，猜测胎儿性别，甚至给未出生的孩子起名字，规划孩子未来的职业等。妊娠晚期，孕妇行动不便，甚至出现睡眠障碍、腰背痛等症状，大多数孕妇都期盼尽快分娩。随着预产期的临近，孕妇常因胎儿将要出生而感到愉快，又因可能产生的分娩痛苦而焦虑，担心能否顺利分娩、分娩过程中母儿安危、胎儿有无畸形，也有孕妇担心胎儿的性别能否为家人接受等。

4. 情绪波动 妊娠期孕妇的情绪波动较大，易激动，常为一些小事情而生气、哭泣，使配偶觉得茫然不知所措，严重者会影响夫妻感情。

5. 内省 妊娠期孕妇常表现出以自我为中心，专注于自己及身体，注重穿着、休息、体重和饮食，喜欢独处。这种内省行为可使孕妇能调节适应妊娠状态，以迎接新生儿的来临；也可能会使配偶及其他家庭成员感受冷落而影响相互之间的关系。

（二）常见的心理问题 / 障碍

部分妊娠期女性还可能出现心理问题 / 障碍，与其所遇到的外界压力源、意外事件或刺激因素等有关。症状的轻重受相关刺激事件的严重程度、作用时间、家庭支持程度、孕妇的认知和应对能力等影响。

1. 妊娠期压力 妊娠期妇女在各种压力源作用下所产生的内心冲突及相伴随的情绪体验。多数孕妇表现为紧张和不适。压力源主要来自孕妇、家庭及社会，如家人对胎儿性别的偏好、孕妇自觉形象改变等。

2. 妊娠期焦虑 焦虑是一种因内心感受压力、冲突与矛盾而产生紧张的心理状态。妊娠妇女处于一种特殊生理时期，容易产生焦虑。孕妇常表现出过度担心、忧虑、烦躁、坐立不安、神经过敏、紧张等症状。常见的影响因素包括不满意的居住环境、夫妻或婆媳关系不融洽、非计划内妊娠等。

3. 妊娠期抑郁 是指在妊娠期间，妇女出现以郁闷、空虚感、烦恼、愤怒、自卑、沮丧、悲哀和绝望等一系列症状为特征的心理障碍。严重者可有自杀倾向。

4. 分娩前恐惧 孕妇对即将到来的分娩存在从担心到极端焦虑、惊慌害怕，甚至想要逃避分娩的情绪体验。临床表现主要为：躯体不适、睡眠障碍或出现噩梦、工作及生活中难以集中精力；孕妇可有血压升高，由于血管紧张性收缩，子宫供血不足而引起胎儿窘迫；分娩前恐惧也会对分娩过程造成不利影响，增加难产和剖宫产的风险。辅助检查：孕妇血液中儿茶酚胺、肾上腺素等水平升高。

5. 创伤后应激障碍 常见于既往有过分娩创伤经历的孕产妇，或遭受过性虐待、家庭暴力、丧子或丧偶的孕妇。

第三节　妊娠诊断

根据妊娠不同时期的特点，临床上将妊娠分为三个时期，即早期妊娠、中期妊娠和晚期妊娠。依据胎儿生长发育特点和母体变化，可进行早、中、晚期妊娠的诊断。

一、早期妊娠诊断

（一）临床表现

1. 停经　月经周期正常的育龄期妇女，有性生活史，一旦月经过期 10 天以上，应首先考虑妊娠。停经是妊娠最早和最主要的症状，但不是妊娠的特有症状，服用避孕药物、精神或环境因素也可引起月经过期，甚至很长时间无月经来潮，应予鉴别。哺乳期妇女的月经虽未恢复，但也可能妊娠。

2. 早孕反应　妇女在停经 6 周左右出现晨起恶心、呕吐、食欲减退、嗜睡、乏力、流涎、喜食酸物或偏食等症状，称为早孕反应。可能与体内绒毛膜促性腺激素增多、胃酸分泌减少及胃排空时间延长有关。一般于妊娠 12 周左右自然消失。

3. 尿频　妊娠早期因增大的子宫压迫膀胱所致，至 12 周左右，增大的子宫进入腹腔，尿频症状自然消失。

4. 其他症状　孕妇自觉乳房轻度胀痛、乳头刺痛，部分孕妇可能出现腹胀、便秘等。

（二）体征与检查

1. 皮肤　面部、腹白线及乳晕等部位可见色素沉着。

2. 乳房　妊娠 8 周起，乳房逐渐增大，可见深褐蒙氏结节。哺乳妇女妊娠后乳汁明显减少。

3. 妇科检查　妊娠 6～8 周时，阴道黏膜及子宫颈充血，呈紫蓝色，宫颈黏液量少、黏稠，拉丝度差，涂片干燥后光镜下仅见排列成行的椭圆体；子宫随停经月份而逐渐增大变软，子宫峡部极软，子宫体与子宫颈似不相连，称黑加征。妊娠至 8 周，子宫约为非妊娠子宫的 2 倍；妊娠 12 周时，子宫约为非妊娠子宫的 3 倍，在耻骨联合上方可以触及。

（三）辅助检查

1. 妊娠试验　利用囊胚着床后滋养细胞分泌绒毛膜促性腺激素，并经孕妇尿中排出的原理，用免疫学方法测定受检者血或尿中绒毛膜促性腺激素含量。临床多用早早孕试纸检测受检者尿液，结合健康史和临床体征，协助诊断早期妊娠。

2. 超声检查　是检查宫内妊娠的金标准。最早在停经 35 天时，宫腔内可见圆形或椭圆形妊娠囊。妊娠 6 周时，可见胚芽和原始心管搏动，提示活胎。妊娠 9～13^{+6} 周检查可以排除无脑儿等严重的胎儿畸形。妊娠 11～13^{+6} 周，测量胎儿头臀长度是最准确地估计孕龄的方法，超声测量胎儿颈项透明层和胎儿鼻骨等指标，可作为孕早期染色体疾病筛查的指标。妊娠≥14 周则采用双顶径、头围、腹围和股骨长度综合判断孕龄，矫正预产期。

综上，临床上高度疑似早期妊娠时，血或尿绒毛膜促性腺激素阳性，超声检查见宫腔内胚芽和原始心脏搏动才能确诊正常的早期妊娠。若就诊时停经时间尚短，根据病史、体征和辅助检查难以确定早孕时，可嘱 1 周后复诊。避免将妊娠试验阳性作为唯一的诊断依据而导致误诊。

二、中晚期妊娠诊断

（一）临床表现

有早期妊娠的经过，孕妇腹部逐渐增大。初产妇多于妊娠 20 周感到胎动，经产妇感觉胎动的时间略早。

1. 子宫增大　随着妊娠进展，子宫逐渐增大。手测子宫底高度或尺测耻上子宫高度，可以判断子宫大小与妊娠周数是否相符。子宫底高度因孕妇的脐耻间距离、胎儿发育情况、羊水量、胎儿数量等而有不同。正常情况下，妊娠 36 周时子宫高度最高，至妊娠足月时，因胎先露入盆而有所下降。子宫高度增长过速或过缓均可能为异常（表 2-1）。

表 2-1　不同妊娠周数的子宫底高度及子宫长度

妊娠满周数	手测子宫底高度	尺测耻上子宫长度 /cm
满 12 周	耻骨联合上 2～3 指	
满 16 周	脐耻之间	
满 20 周	脐下 1 横指	18（15.3～21.4）
满 24 周	脐上 1 横指	24（22.0～25.1）
满 28 周	脐上 3 横指	26（22.4～29.0）
满 32 周	脐与剑突之间	29（25.3～32.0）
满 36 周	剑突下 2 横指	32（29.8～34.5）
满 40 周	脐与剑突之间或略高	33（30.0～35.3）

2. 胎动　胎儿的躯体活动，称为胎动。孕妇于妊娠 18～20 周时开始自觉有胎动，经产妇自觉胎动的时间要早于初产妇。胎动随妊娠进展逐渐增强，至妊娠 32～34 周达高峰，妊娠 38 周后逐渐减少。夜间和下午胎动较活跃，在胎儿睡眠周期（持续 20～40 分钟）胎动消失。妊娠 28 周后，胎动次数≥10 次 /2 小时。腹壁薄且松弛的孕妇，经腹壁可见胎动。

3. 胎心音　妊娠 12 周，用多普勒胎心听诊仪经孕妇腹壁能探测到胎心音；妊娠 18～20 周，用普通听诊仪经孕妇腹壁也能听到胎心音。胎心音呈双音，第一音与第二音相接近，如钟表的"滴答"声，速度较快，正常时每分钟 110～160 次。注意与子宫杂音、腹主动脉音及脐带杂音相鉴别。

4. 胎体　妊娠 20 周，经腹壁即可触及子宫内的胎体；妊娠 24 周，运用四步触诊法可以区分胎头、胎臀、胎背及胎儿四肢，初步判断胎产式、胎先露和胎方位。胎头圆而硬，胎臀宽而软，胎背宽而平坦，胎儿四肢小且有不规则活动。若为头先露，用手经阴道轻触胎头并轻推，得到胎儿浮动又回弹的感觉，称之为浮球感。

（二）辅助检查

1. 超声检查　能显示胎儿数目、胎方位、胎心搏动、胎盘位置、羊水量，还能测定胎头双顶径、头围、腹围、股骨长等多条径线，评估胎儿体重，了解胎儿生长发育情况。妊娠 20～24 周，采用超声进行胎儿系统检查，可筛查胎儿有无结构畸形。

2. 彩色多普勒超声　可检测子宫动脉、脐动脉和胎儿动脉的血流速度和波形。

三、胎产式、胎先露、胎方位

妊娠 28 周以前，羊水较多，胎体较小，胎儿在子宫内的活动范围较大，位置和姿势易于改变。妊娠 32 周及以后，胎儿生长发育迅速，羊水相对减少，胎儿与子宫壁贴近，因此，绝大多数胎儿在宫内的位置和姿势相对恒定。胎儿在子宫内的姿势，称为胎姿势。正常胎姿势：胎头俯屈，颏部贴近胸壁，脊柱略前弯，四肢屈曲交叉弯曲于胸腹部前方。整个胎体呈头端小、臀端大的椭圆形，适应妊娠晚期椭圆形子宫腔的形状。分娩前最终胎儿位置和姿势需根据四步触诊、阴道或肛门检查及超声检查综合判断。由于胎儿在子宫内位置和姿势的不同，因此，有不同的胎产式、胎先露和胎方位。

（一）胎产式

胎儿身体纵轴与母体身体纵轴之间的关系称为胎产式。两轴平行者称为纵产式，占妊娠足月分娩总数的 99.75%；两轴垂直者称为横产式，仅占妊娠足月分娩总数的 0.25%；两轴交叉者称为斜产式，属暂时性，在分娩过程中多转为纵产式，偶有转为横产式（图 2-3）。

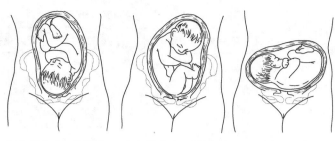

（1）纵产式－头先露　　（2）纵产式－臀先露　　（3）横产式－肩先露

图 2-3　胎产式及胎先露

（二）胎先露

最先进入骨盆入口的胎儿部分称为胎先露。纵产式有头先露、臀先露，横产式为肩先露。

头先露可因胎头屈伸程度不同分为枕先露、前囟先露、额先露、面先露（图 2-4）。臀先露可因骨盆先露部分不同分为单臀先露、完全臀先露和不完全臀先露（可分为单足先露、双足先露）（图 2-5）。偶见头先露或臀先露与胎手或胎足同时入盆，称之为复合先露。

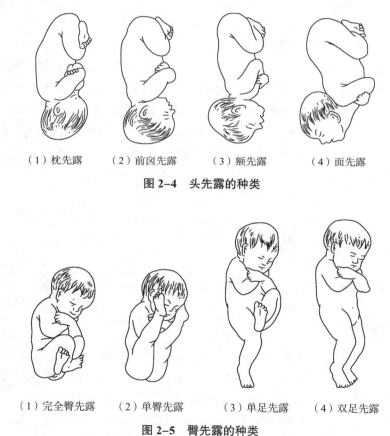

（1）枕先露　　　（2）前囟先露　　　（3）额先露　　　（4）面先露

图 2-4　头先露的种类

（1）完全臀先露　　（2）单臀先露　　（3）单足先露　　（4）双足先露

图 2-5　臀先露的种类

（三）胎方位

胎儿先露部指示点与母体骨盆的关系称为胎方位，简称胎位。枕先露以枕骨、面先露以颏骨、臀先露以骶骨、肩先露以肩胛骨为指示点。根据指示点与母体骨盆左、右、前、后、横的关系而有不同的胎位（表 2-2）。

表 2-2　胎产式、胎先露和胎方位的关系及种类

胎产式	胎先露		胎方位
纵产式 （99.75%）	头先露 （95.75%～97.75%）	枕先露 （95.55%～97.55%）	枕左前（LOA）、枕左横（LOT）、枕左后（LOP） 枕右前（ROA）、枕右横（ROT）、枕右后（ROP）
		面先露 （0.2%）	颏左前（LMA）、颏左横（LMT）、颏左后（LMP） 颏右前（RMA）、颏右横（RMT）、颏右后（RMP）
	臀先露 （2%～4%）		骶左前（LSA）、骶左横（LST）、骶左后（LSP） 骶右前（RSA）、骶右横（RST）、骶右后（RSP）
横产式 （0.25%）	肩先露 （0.25%）		肩左前（LScA）、肩左后（LScP） 肩右前（RScA）、肩右后（RScP）

第四节　妊娠期妇女的护理

通常情况下，产前检查从确诊妊娠开始。妊娠期管理的目的是降低围产期孕产妇和围产儿并发症的发生率及死亡率，保障母儿生命安全，减少出生缺陷。围产期是指产前、产时和产后的一段时间。我国围产期是指从妊娠达到及超过 28 周至产后 1 周。围产期的胎儿与新生儿称为围产儿。

一、产前检查

产前检查有利于明确孕妇和胎儿的健康状况、及时发现异常情况、及早防治妊娠期合并症或并发症，以确定合适的分娩时机和分娩方式，从而保障母儿安全。

（一）产前检查的时间及次数

规范合理的产前检查时间及次数既能保证妊娠期保健质量，又能节省医疗卫生资源。2016 年，世界卫生组织建议发展中国家无妊娠合并症的孕妇至少进行 8 次产前检查。我国《孕前和孕期保健指南（2018 年）》推荐的产前检查孕周和次数为：妊娠 6～13^{+6} 周、14～19^{+6} 周、20～24 周、25～28 周、29～32 周、33～36 周各 1 次，37～41 周每周检查 1 次。高危妊娠者应酌情增加产前检查次数。

（二）产前检查的内容

产前检查主要包括询问健康史、身体评估、心理和社会评估、辅助检查和健康指导。每次产前检查的主要内容侧重点不同，见表 2-3。

表 2-3　产前检查的时间及主要内容

检查时间	常规保健内容	必查项目	健康教育/指导
第 1 次检查 （妊娠 6～ 13^{+6} 周）	1. 建立孕期保健手册 2. 确定孕周，推算预产期 3. 评估妊娠期高危因素 4. 测量血压、体重和 BMI 5. 妇科检查 6. 胎心率（妊娠 12 周）	1. 血常规 2. 尿常规 3. 血型（ABO 和 Rh） 4. 空腹血糖 5. 肝肾功能 6. 乙型肝炎表面抗原 7. 梅毒血清抗体、HIV 筛查 8. 重点地区（广东、广西、海南、湖南、湖北、四川、重庆等地）地中海贫血筛查 9. 超声检查	1. 流产的认识和预防 2. 孕期营养和用药指导 3. 生活方式指导，改变不良生活方式，避免接触有毒、有害物质和宠物，避免高强度工作、高噪声环境 4. 心理健康与家庭支持 5. 继续补充叶酸 0.4～0.8mg/d 至 3 个月 6. 妊娠期常见症状的护理指导

检查时间	常规保健内容	必查项目	健康教育/指导
第2次检查（妊娠14～19^{+6}周）	1. 首次产前检查结果分析 2. 测量血压、体重 3. 测量宫底高度、胎心率	无	1. 胎儿非整倍体筛查意义 2. 补充铁剂 3. 补充钙剂 0.6～1.5g/d 4. 妊娠期常见症状的护理指导
第3次检查（妊娠20～24周）	1. 测量血压、体重 2. 测量宫底高度、胎心率	1. 血常规 2. 尿常规 3. 胎儿系统超声筛查	1. 早产的认识与预防 2. 营养与生活方式指导 3. 胎儿系统超声筛查的意义 4. 心理健康与家庭支持
第4次检查（妊娠25～28周）	1. 测量血压、体重 2. 测量宫底高度、胎心率	1. 血常规 2. 尿常规 3. 75gOGTT	1. 早产的认识与预防 2. 营养与生活方式指导 3. 糖尿病筛查的意义 4. 孕妇体重监测指导 5. 心理健康与家庭支持
第5次检查（妊娠29～32周）	1. 测量血压、体重 2. 测量宫底高度、胎心率 3. 明确胎位	1. 血常规 2. 尿常规 3. 产科超声检查	1. 分娩方式指导 2. 母乳喂养指导 3. 新生儿护理指导 4. 孕妇体重与胎动监测 5. 心理健康与家庭支持
第6次检查（妊娠33～36周）	1. 测量血压、体重 2. 测量宫底高度、胎心率 3. 明确胎位	尿常规	1. 分娩相关知识及准备 2. 新生儿护理指导 3. 孕妇体重与胎动监测 4. 分娩前恐惧与产后抑郁的预防
第7～11次检查（妊娠37～41周）	1. 测量血压、体重 2. 测量宫底高度、胎心率 3. 明确胎位	1. 产科超声检查 2. NST检查（每周1次）	1. 分娩相关知识及准备 2. 产褥期护理指导 3. 母乳喂养知识 4. NST检查的意义

1. 健康史 重点评估孕妇是否存在高危因素：年龄＜18岁或≥35岁，残障，遗传性疾病史，既往流产、异位妊娠、早产、死产、死胎、难产、畸胎史，妊娠合并症或并发症等。

（1）个人资料 年龄＜18岁或≥35岁妊娠为高危因素，特别是高龄初产妇，容易并发妊娠期高血压疾病，分娩时产力异常，应予以重视。从事存在胎儿致畸风险职业者，如接触放射线或铅、汞、苯及有机磷农药等有毒物质，应在计划妊娠前或妊娠后调换工作岗位。此外，记录孕妇的受教育程度、宗教信仰、婚姻状况、经济状况、住址、电话等资料，有助于了解孕妇对健康教育的接受程度及家庭支持情况。

（2）目前健康状况 询问孕妇的饮食、休息与睡眠、排泄、日常活动与自理情况和有无特殊嗜好，是否有头晕、头痛等症状。

（3）既往史 询问有无高血压、心脏病、糖尿病、肝肾疾病、血液病、甲状腺功能亢进、传染病（如结核病）等，有无手术史及手术名称，有无过敏史。

（4）月经史 询问月经初潮的年龄、月经周期和月经持续时间。

（5）家族史 询问家族中有无高血压、糖尿病、双胎、结核病等病史。

（6）配偶健康状况 重点了解有无烟酒嗜好及遗传性疾病等。

（7）孕产史 了解既往孕育、围产期及分娩情况、孩子存活数量等。重点询问本次妊娠经过，了解本次妊娠早孕反应出现的时间及严重程度、有无病毒感染史及用药情况、胎动开始时间，以及此次妊娠过程中有无阴道流血、头痛、心悸、气短、下肢水肿等症状。

（8）预产期的推算　中医学对预产期的计算方法有明确的记载。明代李梴《医学入门·胎前》说"气血充实，可保十月分娩……凡二十七日即成一月之数"，指出10个月共270天。《妇婴新说》指出"分娩之期，或早或迟……大约自受胎之日计算，应以二百八十日为准，每与第十次经期暗合也"，此说与西医学计算为280天已基本一致。现在预产期的计算方法，询问末次月经的日期，推算预产期。计算方法为：末次月经第一日起，月份减3或加9，日期加7。若孕妇记不清末次月经日期或哺乳期妊娠者，则可根据妊娠早期超声检查头臀长度来估计孕周并推算预产期。

2. 全身检查　观察发育、营养、精神状态、身高及步态。身材矮小者（145cm以下）常伴有骨盆狭窄。测量血压和体重，计算体重指数（BMI），BMI＝体重（kg）/［身高（m）］^{2}，评估营养状况。检查眼睑有无苍白、心肺有无异常、乳房发育、乳头大小、有无乳头凹陷、脊柱及下肢有无畸形。

3. 产科检查　包括腹部检查、骨盆测量、阴道检查和辅助检查。检查前先告知孕妇检查的目的、步骤，检查时动作尽可能轻柔，以取得合作。若检查者为男护士，则应有女护士陪同，注意保护被检查者的隐私。

（1）腹部检查　排尿后，孕妇仰卧于检查床上，头部稍抬高，露出腹部，双腿略屈曲分开，放松腹肌，检查者站在孕妇右侧。

①视诊：观察腹形及大小、腹部有无妊娠纹、手术瘢痕和水肿。腹部过大者，应考虑双胎、羊水过多、巨大儿的可能；腹部过小者，应考虑胎儿生长受限或孕周－推算有误等；若腹部向下悬垂（悬垂腹），应考虑有骨盆狭窄的可能。

②触诊：注意腹壁肌肉的紧张度及子宫肌的敏感度。妊娠中晚期，采用四步触诊法（图2-6）检查子宫大小、胎产式、胎先露、胎方位及先露是否衔接。做前3步检查时，检查者面向孕妇头部，做第4

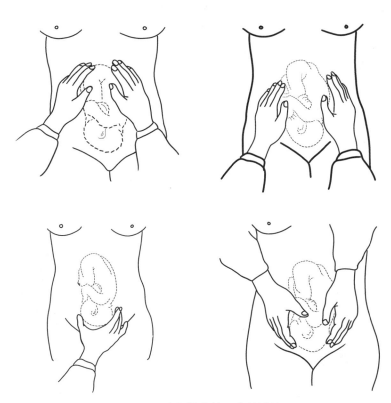

图2-6　胎位检查的四步触诊法

步检查时，检查者面向孕妇足端。

第一步：检查者双手置于子宫底部，了解子宫外形并摸清子宫底高度，估计胎儿大小与妊娠周数是否相符。然后以双手指腹相对轻推，判断子宫底部的胎儿部分，若为胎头，则硬而圆且有浮球感；若为胎臀，则软而宽且形状略不规则。

第二步：检查者两手分别置于腹部左右两侧，一手固定，另一手轻轻深按检查，两手交替，分辨胎背及胎儿四肢的位置。平坦饱满者为胎背，确定胎背是向前、侧方或向后；可变形的高低不平部分是胎儿的肢体，有时可以感觉到胎儿肢体活动。

第三步：检查者右手置于耻骨联合上方，拇指与其余4指分开，握住胎先露部，进一步查清是胎头或胎臀，并左右推动以确定是否衔接。若先露部仍高浮，表示尚未入盆；若已衔接，则胎先露部不能被推动。

第四步：检查者两手分别置于胎先露部的两侧，向骨盆入口方向向下深压，再次判断先露部的诊断是否正确，并确定先露部入盆的程度。

③听诊：胎心音听诊最清楚的位置是在孕妇腹壁上靠近胎背一侧上方处。枕先露时，胎心音在脐下方右或左侧；臀先露时，胎心音在脐上方右或左侧；肩先露时，胎心音在脐部下方最清楚（图 2-7）。当腹壁紧、子宫较敏感、确定胎背方向有困难时，可借助胎心音及胎先露综合分析判断胎位。

④宫高及腹围测量：宫底高度可采用手测或软尺测量，腹围采用软尺测量。

（2）骨盆测量 了解骨产道情况，以判断胎儿能否经阴道分娩。分为骨盆外测量和骨盆内测量。

①骨盆外测量：包括髂棘间径、髂嵴间径、骶耻外径、坐骨结节间径和耻骨弓角度。

A. 髂棘间径：孕妇取伸腿仰卧位，测量两侧髂前上棘外缘的距离（图 2-8），正常值为 23 ～ 26cm。

B. 髂嵴间径：孕妇取伸腿仰卧位，测量两侧髂嵴外缘最宽的距离（图 2-9），正常值为 25 ～ 28cm。

C. 骶耻外径：孕妇取左侧卧位，右腿伸直，左腿屈曲，测量第 5 腰椎棘突下凹陷处（相当于腰骶部米氏菱形窝的上角）至耻骨联合上缘中点的距离（图 2-10），正常值为 18 ～ 20cm。

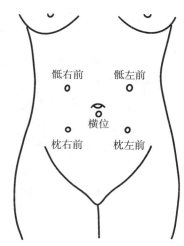

骶右前　骶左前

横位

枕右前　枕左前

图 2-7　不同胎位胎心音听诊位置

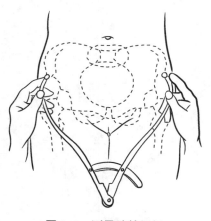

图 2-8　测量髂棘间径

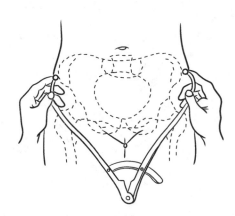

图 2-9　测量髂嵴间径

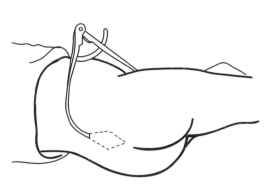
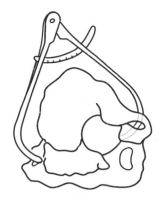

图 2-10　测量骶耻外径

D. 坐骨结节间径：又称出口横径。孕妇取仰卧位，两腿屈曲，双手抱膝。测量两侧坐骨结节内侧缘之间的距离（图 2-11），正常值为 8.5～9.5cm。

E. 耻骨弓角度：用两拇指尖斜着对拢，放于耻骨联合下缘，左右两拇指平放在耻骨降支的上面，测量两拇指之间的角度即为耻骨弓角度，正常为 90°，小于 80° 为异常。耻骨弓角度可反映骨盆出口横径的宽度。

②骨盆内测量：适用于阴道分娩需要确定骨产道情况。主要包括对角径、坐骨棘间径、坐骨切迹和出口后矢状径。测量时，孕妇取膀胱截石位，外阴消毒，检查者戴消毒手套并涂以润滑油。

A. 对角径：自耻骨联合下缘至骶岬上缘中点的距离。检查者一手示、中指伸入阴道，用中指尖触骶岬上缘中点，示指上缘紧贴耻骨联合下缘，并标记示指与耻骨联合下缘的接触点。中指尖至此接触点的距离，即为对角径（图 2-12）。正常值为 12.5～13.0cm，此值减去 1.5～2.0cm，即为真结合径值，代表骨盆入口前后径长度。

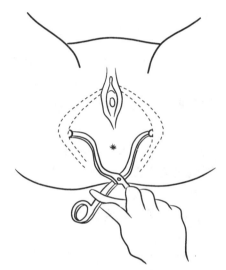

图 2-11　测量坐骨结节间径

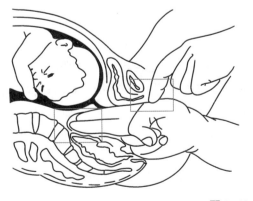
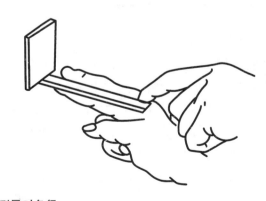

图 2-12　测量对角径

B. 坐骨棘间径：测量两侧坐骨棘间的距离。检查者一手的食指、中指伸入阴道内，分别触及两侧坐骨棘，估计其间的距离（图 2-13），正常值约 10cm。

C. 坐骨切迹宽度：为坐骨棘与骶骨下部间的距离，即骶棘韧带的宽度。检查者将伸入阴道内的食指、中指并排置于韧带上，若能容纳 3 横指（5.5 ～ 6.0cm）为正常（图 2-14），否则属中骨盆狭窄。

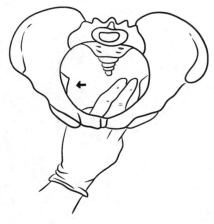

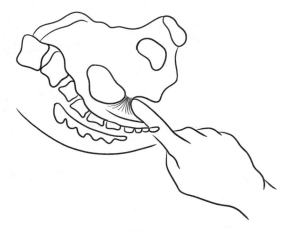

图 2-13　测量坐骨棘间径　　　　　　　　　图 2-14　测量坐骨切迹宽度

D. 出口后矢状径：指坐骨结节间径中点至骶骨尖的距离，检查者一手示指伸入孕妇肛门后向骶骨方向，拇指在孕妇体外骶尾部配合确定骶骨尖端位置，骨盆出口测量器一端放于此，另一端放在坐骨结节间径中点。正常值为 8 ～ 9cm。出口横径与出口后矢状径之和＞15cm 者，表明骨盆出口狭窄不明显。

（3）阴道检查　确诊早孕时应行阴道检查已如前述，特别是有阴道流血或阴道分泌物异常者。妊娠期应避免不必要的阴道检查。若确实需要，则需外阴消毒及戴消毒手套，以防感染，检查时可协助确定骨盆大小，若临产后，可检查宫颈口开大程度及进行 Bishop 评分。

4. 心理 - 社会评估　妊娠早期，主要评估孕妇对妊娠的态度是积极还是消极及其影响因素、对妊娠的接受程度及心理反应、有无心理压力、家庭及社会支持程度等。妊娠中晚期，主要评估孕妇对妊娠有无不良情绪反应、准妈妈角色的心理及社会适应情况、对即将为人母和分娩有无焦虑或恐惧心理、产后家庭支持程度等。

5. 辅助检查　包括血尿常规检查、超声检查、疾病筛查、NST 检查等，每次产前检查的项目因妊娠周数不同而有所不同，见表 2-3。

二、妊娠期常见症状的护理

（一）恶心、呕吐

半数左右妇女出现早孕反应，多于 12 周左右消失。在此期间应避免长时间空腹，清晨起床时宜缓慢；每天可少量多餐，两餐之间进食液体；宜摄入清淡、蛋白质丰富及纤维素含量高的食物，如蔬菜、水果、蛋类、鱼类等；多给予孕妇精神鼓励和支持，以减少心理的困扰和焦虑。可以每日 3 次口服维生素 B_6，10 ～ 20mg/ 次。若妊娠 12 周以后仍继续呕吐或加重，应及时就医。

（二）尿频、尿急

尿频、尿急常发生在妊娠最初和最末的 3 个月。多因妊娠增大的子宫压迫膀胱所致，无任何感染征象，可给予解释，不必处理。若伴有发热、下腹痛或腰痛等其他症状，应及时就医。

（三）白带增多

白带增多是妊娠期正常的生理变化。嘱孕妇平日穿透气性好的棉质内裤，经常更换；每日清水清洗外阴，以减少分泌物的刺激，保持外阴部清洁，严禁行阴道冲洗。分泌物过多的孕妇，可用卫生巾并经常更换。若孕妇自觉外阴瘙痒、灼热感，应及时就医以排除假丝酵母菌、滴虫、淋病奈瑟菌、衣原体等生殖道感染。

（四）下肢水肿

妊娠晚期孕妇易发生下肢水肿，多在脚踝部及小腿下半部位，休息后可消退，属正常。嘱孕妇左侧卧位，缓解右旋增大的子宫对下腔静脉的压迫，稍垫高下肢，以增加静脉回流；避免长时间站立或坐姿，可适当减少孕妇对盐的摄入。若下肢明显凹陷性水肿或经休息后不消退者，应及时就医，警惕妊娠期高血压疾病或肾脏疾病的发生。

（五）下肢、外阴静脉曲张

孕妇应避免长时间站立或行走，常抬高下肢，指导孕妇穿有压力梯度、透气的弹力袜，以促进血液回流；外阴部有静脉曲张者，夜间可于臀下垫枕，抬高髋部休息。

（六）便秘与痔疮

妊娠前即有便秘者更易发生便秘与痔疮。嘱孕妇养成每日定时排便的习惯，多吃水果、蔬菜等含纤维素多的食物，同时增加每日饮水量，注意适当活动。未经医师允许，不可随意用药。

（七）腰背痛

指导孕妇穿低跟的软底鞋，在俯拾或抬举物品时，保持上身直立，弯曲膝部，用两下肢的力量抬起。妊娠期间应根据相关法律规定及时、适当调整工作强度。疼痛严重者，必须卧床休息（硬床垫），局部热敷或就医诊治。

（八）下肢肌肉痉挛

指导孕妇增加饮食中钙的摄入。告诫孕妇避免腿部疲劳、受凉，伸腿时避免脚趾尖伸向前，走路时脚跟先着地。发生下肢肌肉痉挛时，嘱孕妇背屈足背或站直前倾以伸展痉挛的肌肉，局部按摩或热敷，直至痉挛消失。必要时遵医嘱口服钙剂，600 ～ 1500mg/d。

（九）仰卧位低血压综合征

嘱孕妇左侧卧位，起床时宜缓慢，不必紧张。

（十）睡眠障碍

嘱孕妇每日坚持一定的户内外活动，避免观看画面刺激或情节紧张的视频等。睡前避免剧烈活动或大量饮水，梳头、温水洗脚或喝杯热牛奶等均有助于入眠。

（十一）贫血

妊娠中晚期，孕妇对铁的需求量增加，除增加含铁食物的摄入，如动物肝脏、瘦肉、蛋黄、豆类等外，可适量补充铁剂。非贫血孕妇，若血清铁蛋白为 30μg/L，应补充元素铁 60mg/d；若缺铁性贫血孕妇，应补充元素铁 100 ～ 200mg/d。服用铁剂时，宜在餐后 20 分钟，可用温水或水果汁送服，以促进铁的吸收，减轻对胃肠道的刺激。服用铁剂后粪便可能会变黑，或可能导致便秘或轻度腹泻，告知孕妇不必担心。

（十二）心理压力与角色不适应

美国妇产科护理学专家鲁宾提出妊娠期女性为接受新生命的诞生，维持个人及家庭的功能完整，必须完成 4 项孕期母性心理发展任务：一是确保自己及胎儿能安全顺利地度过妊娠期：注意胎儿和自己的健康，寻求产科护理方面知识，采取良好的遵医行为。如及时补充维生素和铁剂，摄取均衡饮食，保证足够的休息和睡眠等。二是促使家庭重要成员接受新生儿，特别是配偶的支持和接受更重要。三是学习为孩子贡献自己：孕妇必须发展自制能力，学习延迟自己的需要以满足胎儿的成长，从而产后能顺利担负起照顾孩子的重任。四是情绪上与胎儿连成一体：胎动出现后，孕妇可常抚摸、对着腹部说话等，表达对胎儿的情感，为产后与新生儿建立良好情感奠定基础。

三、妊娠期药物使用

许多药物可通过胎盘进入胚胎内影响胚胎发育。尤其是妊娠最初 2 个月，是胚胎器官发育形成时期，此时用药更应审慎。相同的致畸剂量，用药时间短暂造成的致畸率低，长期用药使致畸风险显著增加。随着暴露剂量增大，药物对胚胎和胎儿的危害越大；当暴露剂量尚未对母体有明显影响时，可能对胚胎已产生了伤害。

（一）用药原则

中医学认为，妊娠后，由于生理上的特殊变化，胚胎初结，根基浅薄；血感不足，气易偏盛，机体自身易出现阴阳平衡失调；同时抵抗力下降又易感受外邪。凡此种种，调理失宜，便可导致妊娠疾病的发生。《逐月养胎法》对妊娠期提出"用药宜慎"，《黄帝内经》提出"有故无殒，亦无殒也"。但是，必须强调指出，除非必用时，一般应尽量避免使用，以防发生事故。

妊娠期没有特殊原因，孕妇切勿随意用药。若必须用药，也要遵医嘱，坚持合理用药的原则：严格掌握用药指征；遵医嘱选用疗效肯定且对胎儿相对安全的药物；选用一种药，避免联合用药；严格掌握用药剂量和用药持续时间，注意及时停药。若病情允许，尽可能推迟到妊娠中晚期用药。

（二）药物分类

主要根据药物对于胎元损害程度的不同，将妊娠期用药的禁忌药分为禁用药与慎用药两大类。妊娠禁用药是指毒性强的药、作用峻猛的药以及堕胎作用较强的药，如巴豆、牵生子、大戟、商陆、麝香、三棱、莪术、水蛭、斑蝥、马钱子、川乌、雄黄、砒石等。妊娠慎用药主要包括活血化瘀药、行气药、攻下导滞药、药性辛热的温里药及性质滑利之品，如桃仁、红花、牛膝、枳实、大黄、附子、肉桂、干姜、木通、冬葵子、瞿麦等。对于妊娠妇女，凡属于禁用的药物绝对不能使用；而慎用的药物，可根据病情的需要斟酌使用，但要注意辨证准确，掌握好剂量与疗程，并通过恰当的炮制和配伍，尽量减轻药物对妊娠的危害，做到用药有效而安全。

美国食品和药品管理局（FDA）根据药物对动物和人类不同程度的致畸风险，将其分为五类。A类：临床对照研究中，未发现药物对妊娠期的胎儿有损害，危险性极小。B类：临床对照研究中，药物对妊娠期胎儿的危害证据不足或不能证实。C类：动物实验发现药物造成胎儿畸形或死亡，但无人类对照研究，使用时必须审慎权衡药物对胎儿的影响。D类：药物对人类胎儿有危害，但临床既非常需要，又无替代药物，应充分权衡利弊后应用。X类：对动物和人类均有明显的致畸作用，妊娠期禁用。

由于 FDA 并未将所有药物进行分类，有关不同用药剂量和用药时间（孕周）的证据不充分，因此，该分类方法具有一定局限性。2008 年，FDA 提出应有详细的知情告知，包括三个部分，分别为胎儿风险总结、临床考虑和数据。

（三）孕龄与药物损害的关系

在妊娠不同时期用药，其损害程度有所不同。受精后 2 周内，囊胚着床前后用药，对胚胎的影响表现为"全"或"无"，即胚胎死亡导致流产或胚胎继续发育，不出现异常。受精后 3 ~ 8 周，胚胎器官分化发育，此时药物可产生胚胎形态上的异常，此期为致畸高度敏感期。受精后 9 周至足月，是胎儿生长、器官发育、功能完善阶段，仅有神经系统、生殖器和牙齿仍在继续分化，此期间用药可能导致胎儿生长受限、低出生体重和功能行为异常。

四、分娩准备

分娩准备包括识别先兆临产、分娩物品的准备、分娩不适的应对技巧等。

（一）识别先兆临产

分娩发动前，出现预示孕妇不久即将临产的症状，如不规律宫缩、胎儿下降感及少量阴道流血，称为先兆临产。

1. 不规律宫缩　孕妇在分娩发动前，常会出现不规律宫缩，也称假临产。其特点为：宫缩持续时间短（<30秒）且不恒定，间歇时间长而不规则；宫缩频率不一致；宫缩强度不逐渐加强；不伴随出现宫颈管消失和宫颈口扩张；常在夜间出现，白天消失；给予镇静剂，宫缩可以被抑制。

2. 胎儿下降感　妊娠晚期，随着胎先露下降入骨盆，宫底随之下降，多数孕妇会感觉上腹部较前舒适，呼吸轻快。由于胎先露入盆压迫膀胱，孕妇常出现尿频症状。

3. 见红　在分娩发动前24～48小时，孕妇宫颈内口附近的胎膜与该处的子宫壁分离，毛细血管破裂后经阴道排出少量血液，由于混合宫颈管内的黏液而呈淡血性黏液，称为见红，是分娩即将开始的征象。若阴道出血量达到或超过月经量，则应考虑可能为前置胎盘或胎盘早剥。

中医学认为，孕妇分娩，称临产。分娩前多有征兆，如胎位下移、小腹坠胀、出现便意或见红等，这与西医学认识一致。《胎产心法》说："临产自有先兆，须知凡孕妇临产，或半月数日前，胎胚必下垂，小便多频数。"古人还观察到有些孕妇在妊娠末期出现一些无规律的腹痛等假临产现象，如试胎（试月）、弄胎。《医宗金鉴·妇科心法要诀》说："妊娠八九个月时，或腹中痛，痛定仍然如常者此名试胎……若月数已足，腹痛或作或止，腰不痛者，此名弄胎。"二者均不是真正临产，应予区别。此外，临产时可扪及产妇中指本节有脉搏跳动，称为离经脉。

（二）分娩物品的准备

1. 孕妇的用物准备　消毒卫生巾、内裤和内衣、毛巾、纸巾、大小合适的胸罩、吸奶器（以备吸空乳汁用）、梳子等，以及分娩时所需补充能量的食品。

2. 新生儿的衣物　柔软、舒适、宽大、便于穿脱的衣物，质地柔软、吸水、透气性好的纯棉织品尿布或一次性洁净纸尿裤，新生儿包被、毛巾、小帽子、围嘴、爽身粉等。若由于疾病不能母乳喂养者，还要准备奶瓶、奶粉、奶嘴等。

（三）分娩不适的应对方法

帮助孕妇减轻对分娩疼痛和过程的恐惧，在分娩前掌握应对分娩不适的方法，有助于降低剖宫产率，减少孕妇身体损伤和产后抑郁的发生。

1. 使孕妇获得有关分娩方面的知识，讲解分娩过程，解答其疑惑。

2. 妊娠32～36周，教孕妇进行腹式呼吸运动练习，使其会应用腹式呼吸运动来缓解分娩疼痛。

3. 告知孕妇保持腹部放松，则阵痛的不适感会减轻。

4. 使孕妇学会分散注意力，以缓解紧张、焦虑或不适。

减轻分娩不适的常用方法有以下几种。

（1）拉梅兹法　又称"精神预防法"，是由法国医师拉梅兹所创立的一种广泛应用于分娩准备的方法。该方法首先教导孕妇在听到指令"开始宫缩"或自觉宫缩开始时，学会放松腹部肌肉；其次，孕妇要学习集中注意力于自己的呼吸，排斥其他现象，即先占据脑内识别疼痛的神经细胞，使疼痛信号无法被大脑识别，从而达到减轻疼痛的目的。方法如下：

①廓清式呼吸：所有的呼吸运动在开始和结束前均深吸一口气后再完全吐出。②放松技巧：首先，有意识地刻意放松某些肌肉；然后，逐渐放松全身肌肉，孕妇无皱眉、握拳或手臂僵直等肌肉紧张现象。可通过触摸紧张部位、想象某些美好事物或听轻松愉快的音乐来达到放松目的。③意志控制呼吸：孕妇平躺于床上，头下、膝下各置一小枕。用很轻的方式吸满气后，再用稍强于吸气的方式吐出。在宫缩早期，用缓慢而有节奏性的胸式呼吸，频率为正常呼吸的1/2；随着宫缩的频率和强度增加，用浅式呼

吸，频率为正常呼吸的 2 倍；当宫口开大到 7 ～ 8cm 时，产妇的不适感最严重，此时，选择喘息 - 吹气式呼吸，先快速地呼吸 4 次后用力吹气 1 次，并维持此节奏。产妇可视情况调整比率，注意不要造成过度换气。④划线按摩法：孕妇双手指尖在腹部做环形运动。做时压力不宜太大或太小，以免太大引起疼痛，太小产生酥痒感。也可以单手在腹部用指尖做横 8 字形按摩。若腹部有监护仪，则可按摩两侧大腿（图 2-15）。

（2）瑞德法　由英国医师迪克·瑞德提出。其原理为打破恐惧 - 紧张 - 疼痛的链环，以此来缓解分娩时子宫收缩带来的痛苦。瑞德法包括采用放松技巧和腹式呼吸。

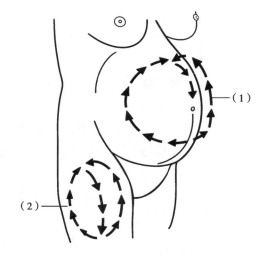

图 2-15　划线按摩示意图

①放松技巧：孕妇侧卧，头下垫一小枕，以便让腹部重量自然落在床面上，同时确保身体各部分不相互重叠。练习方法类似于拉梅兹法中的放松技巧。②腹式呼吸：孕妇平卧，集中注意力使腹肌提升，并进行缓慢的呼吸，每分钟呼吸 1 次（吸气与呼气各 30 秒）。在分娩末期，当腹式呼吸已不足以应付时，可改用快速的胸式呼吸。此法目的在于转移注意力，减轻全身肌肉的紧张性；通过迫使腹部肌肉上升，让子宫在收缩时能够轻松地进行而不受限制，并确保子宫得到充足的血液供应。

（3）布莱德雷法　由罗伯特·布莱德雷医师提出，也称为"丈夫教练法"。其放松和控制呼吸技巧同前，主要强调丈夫在妊娠、分娩和新生儿出生后最初几日中的重要性。在分娩过程中，丈夫的角色是鼓励产妇适当活动以促进分娩进程，并帮助产妇分散注意力，从而缓解疼痛。

五、生活起居

（一）清洁和舒适

孕期养成良好的刷牙习惯，进食后均应刷牙，用软毛牙刷以保护牙龈。妊娠后排汗量增多，要勤淋浴并更换内衣。孕妇着装应选择宽松、柔软、冷暖适宜的衣物，避免穿紧身的衣物或袜带，以免影响血液循环和胎儿发育、活动。胸罩宜以舒适、合身、足以支托增大的乳房为标准，以减轻不适感。孕期宜穿轻便舒适的鞋子，鞋跟宜低，但不应完全平跟，以能够支撑体重而且感到舒适为宜；避免穿高跟鞋，以防腰背痛及身体失衡。

（二）活动与休息

一般孕妇可坚持工作到妊娠 28 周，之后建议孕妇适当减少工作强度，避免长时间站立或从事重体力劳动。坐时可抬高下肢，减轻下肢水肿。接触放射线或有毒物质的工作人员，妊娠期应调整工作内容。

妊娠期孕妇因身心负荷加重，易感疲惫，需要充足的休息和睡眠。每日应保证 8 小时的睡眠，午休 1 ～ 2 小时。卧床休息时，采取左侧卧位有助于增加胎盘的血液供应。同时，注意保持室内安静、空气流通。

运动可促进孕妇的血液循环，改善食欲和睡眠质量，同时也有助于增强肌肉力量，为分娩做准备。因此，孕期要保证适量的运动。孕期适宜的活动包括：一切家务操作均可正常，但应避免攀爬攀高举重。散步是孕妇最适宜的运动，但要注意不要到人群拥挤、空气不佳的公共场所。

六、妊娠期营养

胎儿所需的营养主要来自母体，妊娠期母体的营养状况影响自身和胎儿的健康。妊娠期间孕妇必须合理增加营养的摄入以满足自身代谢及胎儿生长发育的需要。

（一）妊娠期的主要营养需求

1. 能量　妊娠早期不需额外增加能量。妊娠 4 个月后至分娩，应在原有基础上增加能量，200kcal/d。我国居民的主要能量来源于主食，建议每日摄入 200 ～ 450g。

2. 蛋白质　妊娠早期不需要额外增加蛋白质，妊娠中期开始每日增加蛋白 15g，蛋白质主要来源于鱼、禽、蛋、瘦肉和奶制品等。

3. 糖类　是能量的主要来源，占总能量的 50% ～ 60%，妊娠中晚期，每日增加约 35g 粗粮类即可。

4. 脂肪　占总能量的 25% ～ 30%，脂肪摄入过多易引起妊娠并发症。但长链不饱和脂肪酸有助于胎儿大脑和视网膜发育，因此，妊娠期宜适当多吃鱼类等水产品及核桃。

5. 维生素　维生素是孕妇维持生理功能及胎儿生长发育所必需的物质，妊娠期需增加维生素的摄入，尤其是妊娠早期。值得注意的是，维生素供应不足或过量都可能增加胎儿畸形的风险。

6. 无机盐和微量元素　妊娠期需增加无机盐和微量元素的摄入。胎儿生长发育需要无机盐中的钙、镁及微量元素（铁、锌、碘等），妊娠早期缺乏供应易引起胎儿畸形或发育不良。

7. 膳食纤维　膳食纤维有降低糖和脂肪的吸收、减缓血糖升高、预防和改善便秘的作用，因此，妊娠期应该增加膳食纤维丰富的食物，如蔬菜、低糖水果和粗粮类。

（二）妊娠期的膳食计划

孕妇应在孕前和孕期制订合理的膳食计划，以满足自身和胎儿的需要，为分娩和哺乳做准备。

1. 中国营养学会《中国孕期妇女膳食指南（2016）》建议孕期妇女膳食应在一般人群的膳食基础上补充以下 5 项内容：①补充叶酸，常吃含铁丰富的食物，选用碘盐；②孕吐严重者，可少量多餐，保证摄入含必要量碳水化合物的食物，进食少或孕吐严重者需寻求医师帮助；③孕中晚期适量增加奶、鱼、禽、蛋、瘦肉的摄入；④适量身体活动，维持孕期适宜增重；⑤禁烟酒，适当进行户外活动和运动，积极准备母乳喂养。

2. 妊娠早期宜食清淡、可口、易消化食物，少食多餐，以减少妊娠反应。若孕吐较明显或食欲不佳，孕妇不必过分强调平衡膳食，但每天需摄取至少 130g 碳水化合物，首选易消化的谷类食物，如 180g 米或面食，550g 薯类或鲜玉米。常吃动物肝脏、深绿色蔬菜及豆类等富含叶酸的食物，补充叶酸 400μg/d。此外，避免烟、酒、浓咖啡、浓茶及辛辣食品。

3. 孕中期开始，增加鱼、禽、蛋、奶等蛋白质及钙、铁、碘等摄入。增加鱼、禽、蛋、瘦肉共计 50g/d，孕晚期再增加 75g 左右；深海鱼类含有较多不饱和脂肪酸，其中所含的二十二碳六烯酸对胎儿脑和视网膜功能发育有益，每周最好食用 2 ～ 3 次深海鱼类。每天增加 200g 奶制品，使总摄入量达到 500g/d；每日补充 600mg 的钙。增加红肉 20 ～ 50g/d，补充铁剂。孕期推荐碘的摄入量为 230μg/d，孕妇除选用碘盐外，每周还应摄入 1 ～ 2 次含碘丰富的海产品，如紫菜、海带等。继续禁烟酒，避免刺激性食物。

七、健康教育

（一）识别异常症状

孕妇出现下列症状应立即就诊：阴道流血或流液，妊娠 3 个月后仍持续呕吐，寒战发热，腹部疼痛，头痛、眼花、胸闷、心悸、气短，胎动计数突然减少 50% 等。临近预产期的孕妇若阴道突然流出大量液体，应取平卧位，立即由家属送医院就诊，以防脐带脱垂而危及胎儿生命。

（二）孕妇体重监测

孕妇体重增长过多或增长不足均影响母儿的身体健康，甚至增加妊娠期合并症及难产的风险。指导孕妇监测体重增长情况十分必要。妊娠早期，孕妇体重变化不大，可每月测量 1 次，妊娠中晚期应每周测量 1 次体重。妊娠期间，孕前低体重者（BMI＜18.5kg/m²）宜增加的体重范围是 12.5 ～ 18kg；孕前体重正常者（BMI 18.5 ～ 24.9kg/m²）宜增加的体重范围是 11.5 ～ 16kg；孕前体重超重者（BMI 25 ～ 29.9kg/m²）宜增加的体重范围是 7 ～ 11.5kg；孕前肥胖者（BMI≥30kg/m²）宜增加的体重范围是 5 ～ 9kg。

（三）胎动监测

胎动计数是孕妇自我监护胎儿宫内健康的一种重要手段。指导孕妇和家庭成员计数胎动并做记录，还可以密切孕妇和家庭成员的亲情以及亲子关系。初产妇多于妊娠 20 周左右开始自觉胎动，每小时 3 ～ 5 次，胎动在夜间和下午较活跃，在胎儿睡眠周期（持续 20 ～ 40 分钟）停止。常用的胎动监测方法是：每天在同一时间计数胎动，每次"计数 10 次胎动"并记录所用时间，若用时超过 2 小时，建议就医检查；临近足月时，孕妇可能感觉胎动略有减少，若计数 2 小时胎动不足 10 次，可变换体位，如左侧卧位后，再做 2 小时计数，若仍少于 10 次，应及时就医检查。胎动计数＜10 次 /2 小时或减少 50% 者，应考虑子宫胎盘功能不足、胎儿有宫内缺氧的可能。

（四）建立亲子关系

妊娠期间，孕妇应积极主动与胎儿建立良好的情感交流。妊娠早期，孕妇可表达对妊娠与期盼孩子到来的喜悦之情；妊娠中晚期，孕妇可经常抚摸腹部，跟胎儿说话或为其轻声朗读精彩的文章或为胎儿播放舒缓、轻松、美妙的音乐。

（五）性生活指导

妊娠后的前 3 个月及妊娠后的末 3 个月，均应避免性生活，以防流产、早产及感染。

（六）舒缓压力

妊娠期女性应知晓压力过大、情绪过激或压抑会对胎儿产生不利影响，同时，也容易发生产后抑郁。通过向家人或好友倾诉、做开心感兴趣的事情、想象美好的事物等方式来释放压力或宣泄情感。必要时，由心理医生给予心理疏导。

第五节 产前筛查

产前筛查是通过血清学、超声和无创性产前检测技术组成的简便、经济和较少创伤的检测方法，对低风险妊娠妇女进行系列检查，以发现子代具有患某些先天性缺陷和遗传性疾病高风险的可疑人群。

一、产前筛查条件

产前筛查需满足以下条件：①为疾病而筛查，禁止为选择胎儿性别进行性别筛查；②该疾病具有较高的发病率且危害严重；③能为筛查阳性者提供进一步的产前诊断及有效干预措施；④筛查方法无创、价廉，被筛查者接受。产前筛查须遵循知情选择、孕妇自愿的原则。

二、产前筛查的常见疾病

（一）胎儿非整倍体染色体异常

约 8% 的受精卵是非整倍体染色体异常的胎儿，存活且伴有缺陷的染色体异常占新生儿的 0.64%。以唐氏综合征即 21- 三体综合征为代表的非整倍体染色体异常是产前筛查的重点。根据筛查时间可分为妊娠早期筛查和妊娠中期筛查。

1. 妊娠早期筛查 筛查的方法包括孕妇血清学检查、超声检查或者两者结合。常用的血清学检查的

指标有游离 β- 绒毛膜促性腺激素和妊娠相关血浆蛋白 -A。妊娠 11 ～ 13^{+6} 周进行超声检查测量胎儿颈项透明层厚度，非整倍体胎儿因颈部皮下积水，颈项透明层厚度增宽。联合应用血清学和超声检查的方法，对唐氏综合征的检出率在 85% ～ 90%，其中假阳性率为 5%。

2. 妊娠中期筛查　在妊娠 15 ～ 20 周进行血清学筛查，常用的三联筛查指标是：甲胎蛋白、绒毛膜促性腺激素或 β- 绒毛膜促性腺激素、游离雌三醇。唐氏综合征患者甲胎蛋白降低、绒毛膜促性腺激素升高、游离雌三醇降低；应用抑制素作为第 4 项指标，形成四联筛查。唐氏综合征检出率为 60% ～ 75%。

3. 妊娠早期和中期整合筛查　提高检出率，降低假阳性率。三种整合方式为：

（1）整合产前筛查　妊娠 10 ～ 13^{+} 周，检测血清妊娠相关血浆蛋白 -A 和 β- 绒毛膜促性腺激素；妊娠 11 ～ 13^{+} 周，进行超声检查测量胎儿颈项透明层；妊娠 15 ～ 20 周，进行血清学四联筛查，获得唐氏综合征的风险值。

（2）血清序贯筛查　整合产前筛查中去除颈项透明层检查，也可达到妊娠早期联合筛查效果。

（3）酌情筛查　妊娠早期筛查结果为胎儿风险极高（唐氏综合征风险率 ≥ 1/50）者，建议绒毛穿刺取样检查。

4. 超声遗传学标志物筛查　包括妊娠早期的胎儿颈项透明层增厚和鼻骨缺失、妊娠中期的肾盂扩张和长骨短缩等，此外，超声发现结构性畸形的胎儿也可提示染色体异常的风险增高。

5. 无创产前检测技术　无创产前检测是根据孕妇血浆中胎儿来源的游离 DNA 信息，筛查常见的非整倍体染色体异常的方法。绝大多数采用二代测序和信息生物学技术，对 21- 三体、18- 三体、13- 三体的检出率分别为 99%、97%、91%。由于经济因素，目前多用于高危人群的次级筛查。

（二）胎儿结构畸形

胎儿结构畸形占出生缺陷的 60% ～ 70%。超声筛查最常用，检出率为 50% ～ 70%。超声检查可发现：正常结构的位置或轮廓异常、严重胸腹壁缺损合并脏器外翻、单腔心、无脑儿、脑膨出及开放性脊柱裂等。90% 胎儿神经管缺陷的孕妇血清和羊水中甲胎蛋白水平升高，血清学筛查应在妊娠 15 ～ 20 周进行；99% 的神经管畸形可通过超声检查获得诊断，检测时间通常在妊娠 20 ～ 24 周，此时胎动活跃，羊水相对多，胎儿骨骼尚未钙化，便于多角度观察胎儿结构。建议所有孕妇均应在此时期进行一次系统胎儿超声检查。超声检查受孕周、羊水、胎位、母体腹壁薄厚等多种因素影响，以及部分胎儿畸形超声检出率极低，如房室间隔缺损、外生殖器畸形等，因此，胎儿结构畸形的产前超声检出率为 50% ～ 70%。

三、产前筛查结果判定及追踪随访

（一）结果判定

产前筛查的结果不是确诊试验，只是风险评估。筛查结果阴性提示低风险，应向孕妇说明此结果并不能完全排除异常；筛查结果阳性意味着患病的风险增加，但不是诊断疾病，也不是确诊试验，应建议孕妇进行产前诊断。不能根据筛查结果决定终止妊娠。

（二）追踪随访

对所有筛查对象要进行随访，随访率应 ≥ 90%，随访时限为产后。对筛查结果为高风险的孕妇，应随访产前诊断结果和妊娠结局。产前筛查机构应进行随访信息登记，定期上报省级产前检查质量控制中心。

扫一扫，
查阅本章数字资源

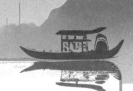

第 三 章

正常产褥期管理

学习目标

➤ **知识目标：**
　　1. 掌握产褥期定义、产褥期生理变化、产褥期护理、母乳喂养和产妇心理调适的知识。
　　2. 掌握新生儿日常护理及常见的特殊生理状态，以及新生儿喂养。
　　3. 熟悉中医学对产褥生理、新生儿的认识要点。

➤ **能力目标：**
　　1. 能运用所学知识指导产妇实施母乳喂养，对产妇及家属开展产褥期营养指导和产褥期健康教育。
　　2. 能对正常新生儿进行日常护理。

➤ **素质目标：**
　　1. 尊重关心孕妇和新生儿，护理操作动作轻柔，照护时具有同理心，体现人文关怀。
　　2. 增强保护隐私的意识，具有较强的责任心和医护团队的协作意识。

第一节　产褥生理的中西医认识

　　产妇全身各个器官除乳腺外，从胎盘娩出至恢复或接近正常未孕状态所需的时间称为产褥期，一般为 6 周。

一、中医学对产褥生理的认识

（一）产褥期生理变化

　　在产褥期内，产妇的全身脏腑、气血及胞宫逐渐恢复到孕前状态。由于分娩时用力、汗出和产创出血，损伤阴血，耗损阳气，使产妇阴血骤虚，腠理疏松，阳气虚浮，因此在产后 7 天内，产妇多有微热、自汗、恶风等症状。此时期，如无其他致病因素，产妇一般可在短时间内阴阳和调而诸症消失。产后数日，胞宫复常可致阵缩，故小腹常有轻微阵痛。产后 10 天内因胞宫尚未回缩到盆腔，故小腹按之有包块。产后余血浊液从子宫通过阴道排出，一般 4 ～ 6 周断绝，夹血一般不超过 10 天。产后脾胃生化之精微除供应母体营养需要外，还随冲脉与胃经之气上行，化生为乳汁，以供哺育婴儿的需要。薛立斋指出："血者，水谷之精气也，和调于五脏，洒陈于六腑，妇人则上为乳汁，下为月水。"《景岳全书·妇人规》云："妇人乳汁乃冲任气血所化。"故在哺乳期，气血上化为乳汁，一般无月经来潮。

（二）产褥期生理特点

由于分娩时用力、汗出和产创出血，损伤气血阴阳，产生虚象，又有余血浊液贮存胞宫易生瘀候，故产褥期的生理特点为多虚多瘀，这也成为产后诸病发生的生理基础。如产时失血过多或用力耗气过度、产后劳逸失节、调护不当，均可使产后虚、瘀之象加重而出现亡血伤津、元气亏损、虚火内生、瘀血内停，进而引起产后诸病证的发生。

二、西医学对产褥生理的认识

（一）生殖系统的变化

1. 子宫　子宫是变化最大的器官。子宫复旧是胎盘娩出后子宫逐渐恢复到未孕状态的全过程，一般为6周，表现为子宫体肌纤维缩复、子宫内膜再生、子宫血管变化及子宫颈和子宫下段的复原。

（1）子宫体肌纤维缩复　子宫复旧的机制是子宫体肌纤维缩复，即子宫平滑肌肌浆中蛋白质分解经肾脏排出体外，使平滑肌细胞质减少，肌细胞缩小，而不是平滑肌细胞数目的减少。随着肌纤维缩复，子宫的体积和重量逐渐变小。产后第1天子宫底平脐，以后每日下降1～2cm；产后1周，子宫缩小至约妊娠12周大小，在耻骨联合上方可扪及；产后10天，子宫降至骨盆腔内，在腹部摸不到子宫底；产后6周子宫恢复至妊娠前正常大小。分娩结束时，子宫重量约1000g，产后1周约500g，产后2周约为300g，产后6周子宫恢复到50～70g。剖宫产产妇子宫复旧所需时间稍长。

（2）子宫内膜再生　胎盘胎膜娩出后，遗留在宫腔内的表层蜕膜逐渐变性、坏死、脱落，形成恶露的一部分自阴道排出；接近肌层的子宫内膜基底层再生出新的功能层，将子宫内膜修复。胎盘附着部位的子宫内膜修复约需6周，其余部位的子宫内膜需要到产后3周左右修复。

（3）子宫血管变化　胎盘娩出后，子宫的胎盘附着面缩小为原来的一半。随着子宫收缩，螺旋动脉和静脉窦压缩变窄并栓塞，出血量逐渐减少直到停止，最终被机化吸收。在新生的内膜修复期，若胎盘附着面因复旧不良出现血栓脱落，可引起晚期产后出血。

（4）子宫下段变化及子宫颈复原　由于产后肌纤维缩复，子宫下段逐渐恢复至未孕时的子宫峡部。胎盘娩出后子宫颈外口呈环状如袖口；产后2～3天，宫口可容纳2指；产后1周，宫颈内口关闭，宫颈管复原；产后4周，子宫颈完全恢复至未孕时形态。由于分娩时子宫颈外口发生轻度裂伤（多在3点、9点处），初产妇子宫颈外口由产前的圆形（未产型）变为产后的"一"字形横裂（已产型）。

2. 阴道　分娩时，由于胎头下降，阴道腔扩大，阴道黏膜及周围组织水肿，黏膜皱襞减少甚至消失，导致阴道壁松弛、肌张力低下。产后，阴道壁肌张力逐渐恢复，阴道腔逐渐缩小，阴道黏膜皱襞逐渐呈现（在产后3周重新呈现）。

3. 外阴　分娩后，产妇外阴有轻度水肿，一般于产后2～3天消退。由于会阴部血液循环丰富，轻度会阴撕裂或会阴后-侧切开缝合伤口，一般在产后3～4天愈合。

4. 盆底组织　分娩过程中，由于胎先露长时间压迫，盆底组织过度伸展导致弹性降低，且常伴有盆底肌纤维部分撕裂，因此，为了促进盆底组织的恢复，产褥期应避免过早进行较强的体力劳动。若盆底肌及其筋膜发生严重的断裂、产褥期过早参加重体力劳动或剧烈运动、分娩次数过多且间隔时间短等造成盆底组织松弛，可导致阴道壁脱垂、子宫脱垂等，因此，产褥期应坚持做产后康复锻炼，有利于盆底肌的恢复。

（二）乳房

乳房的主要功能是泌乳。妊娠期乳房在垂体催乳素、胎盘生乳素及胰岛素、皮质醇等激素的作用下，受到胎盘分泌的雌激素和孕激素的影响，乳腺管和乳腺泡逐渐发育，为产后泌乳做准备。研究显示孕 20 周左右即开始产生乳汁，由于体内雌激素和孕激素的水平高，乳汁分泌量少。产后胎盘娩出，体内雌激素、孕激素水平急剧降低，抑制了下丘脑催乳激素抑制因子的释放，在催乳素的作用下，乳房开始大量泌乳。吸吮乳头能反射性引起神经垂体释放缩宫素，缩宫素使乳腺腺泡周围的肌上皮收缩，使乳汁从腺泡、小导管进入输乳导管和乳窦，而喷出乳汁，此过程为喷乳反射。婴儿吸吮乳头时，来自乳头的感觉信号经传入神经抵达下丘脑，使腺垂体催乳素呈脉冲式释放，促进乳汁大量分泌。

乳汁分泌与产妇的营养、睡眠、情绪及健康状况密切相关。应保证产妇足够的休息，充足的睡眠，合理的饮食，避免精神刺激。吸吮是保证泌乳的关键环节，排空是维持泌乳的重要条件。

（三）血液及循环系统

产褥早期血液处于高凝状态，有利于胎盘剥离创面形成血栓，减少产后出血量。纤维蛋白原、凝血酶、凝血酶原于产后 2～4 周内降到正常。血红蛋白水平于产后 1 周左右回升；白细胞总数于产褥早期较高，可达（15～30）×10^9/L，一般于产后 1～2 周恢复至正常水平；淋巴细胞稍减少、中性粒细胞增多、血小板数增多；红细胞沉降率于产后 3～4 周降至正常。由于分娩后子宫胎盘血液循环终止和子宫缩复，大量血液从子宫涌入血液循环，加之妊娠期潴留的组织液回吸收，产后 72 小时内产妇的血液循环量增加 15%～25%，因此，应注意预防心力衰竭的发生。循环血量于产后 2～3 周恢复至未孕状态。

（四）消化系统

妊娠期胃肠肌张力及蠕动力均减弱，胃液中盐酸分泌量减少，产后 1～2 周逐渐恢复。分娩时，因能量消耗及体液流失，产后 1～2 天常感口渴，喜进流质饮食或半流质饮食。产妇容易发生便秘和肠胀气，应注意观察。多数产妇在产后 1～2 天不排大便，可能与产后卧床时间长和进食较少有关。

（五）泌尿系统

因妊娠期体内潴留的大量液体在产褥早期主要由肾脏排出，故产后 1 周内尿量增多。妊娠期发生的肾盂及输尿管生理性扩张，产后 2～8 周恢复正常。分娩过程中由于膀胱受压，导致黏膜水肿、充血及肌张力降低，加之产后会阴伤口疼痛、不习惯卧床排尿、器械助产和区域阻滞麻醉等，均可导致产妇出现产后尿潴留，应注意评估膀胱充盈程度。

（六）内分泌系统

产后雌激素、孕激素水平急剧下降，产后 1 周降至未孕时水平。胎盘生乳素于产后 6 小时已测不出。催乳素水平受哺乳的影响：若产妇哺乳，催乳素水平于产后下降，但仍高于未孕时水平；若产妇不哺乳，催乳素于产后 2 周降至未孕时水平。月经复潮及排卵恢复时间受哺乳影响：不哺乳产妇一般在产后 6～10 周月经复潮，产后 10 周左右恢复排卵；哺乳期产妇月经复潮延迟，平均在产后 4～6 个月恢复排卵。产后月经复潮较晚者，复潮前多有排卵，故哺乳期妇女虽无月经来潮，仍有受孕的可能。

（七）腹壁的变化

腹部皮肤受妊娠子宫增大影响，部分弹力纤维断裂，腹直肌呈不同程度分离，使产后腹壁明显松弛，腹壁紧张度需产后 6～8 周恢复。妊娠期出现的下腹正中线色素沉着，在产褥期逐渐消退。初产妇腹部紫红色妊娠纹变为银白色。

三、产褥期的临床表现

（一）生命体征

1. 体温 产妇的体温多数在正常范围内，可在产后 24 小时内稍升高，一般不超过 38℃，可能与分娩应激有关。产后 3 ～ 4 天，因乳房血管、淋巴管极度充盈出现乳房肿大，伴有体温升高，称泌乳热，一般持续 4 ～ 16 小时后降至正常，不属于病态，但需要排除其他原因引起的发热，尤其是感染。

2. 脉搏　由于产后胎盘血液循环停止及产妇卧床休息等原因，产妇脉搏一般略慢，60 ～ 70 次 / 分，脉搏过快应考虑发热及产后出血引起休克的早期表现。

3. 呼吸　产妇多呼吸深慢，一般 14 ～ 16 次 / 分，与产后腹压降低、膈肌下降、胸式呼吸变为腹式呼吸有关。

4. 血压　产后产妇的血压变化不大，妊娠期高血压、妊娠痫证产后血压明显降低或恢复正常。

（二）子宫复旧

胎盘娩出后子宫圆而硬，宫底在脐下一指，产后第 1 天略上升至平脐，以后每日下降 1 ～ 2cm，至产后第 10 天降入骨盆腔内。产褥早期，因子宫收缩产妇出现阵发性的腹部剧烈疼痛，称产后宫缩痛。产后宫缩痛一般在产后 1 ～ 2 天出现，持续 2 ～ 3 天自行缓解，当婴儿吸吮乳房时，反射性引起神经垂体分泌催产素，使疼痛加重。

（三）恶露

产后随子宫蜕膜脱落，血液、坏死蜕膜组织等经阴道排出称为恶露。恶露有腥味，无臭味，持续 4 ～ 6 周，总量为 250 ～ 500mL。

1. 血性恶露　含大量血液，色鲜红，量多，有时有小血块。产后 3 ～ 4 天以排血性恶露为主，此后出血量逐渐减少，浆液增加，血性恶露转变为浆液恶露。

2. 浆液恶露　含浆液量多，色淡红，含有宫颈黏液、少量红细胞、白细胞及细菌。浆液恶露持续排 4 ～ 14 天。

3. 白色恶露　含大量白细胞，色较白，质黏稠。白色恶露持续 3 周排净。正常恶露有血腥味，但无臭味，若子宫复旧不全或宫腔内残留胎盘、大量胎膜或合并感染时，恶露可增多，血性恶露持续时间延长并有臭味。

（四）褥汗

产后 1 周内，皮肤排泄功能旺盛，可排出大量汗液，以夜间睡眠和初醒时明显，不属病态。

第二节　正常产褥期妇女的护理

为产褥期妇女提供及时、准确的护理，可以帮助产妇及家庭成员适应新生命降临以后的角色转换，使产妇、新生儿和整个家庭成员健康。

一、一般护理

为产妇提供空气清新、通风良好、舒适安静的病房环境；保持床的清洁、整齐、干净。保证孕妇足够的营养和睡眠，护理活动应不打扰孕妇休息。

（一）生命体征

每日测体温、脉搏、呼吸及血压，若体温超过 38℃，应加强观察，查找原因，并向医师汇报。

（二）排尿与排便

1. 排尿　鼓励产妇尽早自行排尿。若出现排尿困难，首先要解除产妇担心排尿引起疼痛的顾虑，鼓励产妇坐起排尿，必要时可协助其排尿。

（1）用热水熏洗外阴或用温开水冲洗尿道外口周围诱导排尿；热敷下腹部、按摩膀胱刺激膀胱肌肉收缩。

（2）针刺关元、气海、三阴交、阴陵泉等穴位促其排尿。

（3）肌内注射甲硫酸新斯的明 1mg 兴奋膀胱逼尿肌促其排尿。

若上述方法均无效，应给予导尿，留置尿管 1～2 天。

2. 排便　因产后卧床休息、食物缺乏纤维素、肠蠕动减弱、盆底肌肉张力降低等容易发生便秘，因此应该鼓励产妇多吃蔬菜，及早下床活动，预防便秘。一旦发生便秘可口服缓泻剂。

二、产褥期常见症状的护理

（一）产后 2 小时的护理

胎盘娩出后 2 小时内是产后出血的高危期。应在分娩室观察产妇一般情况、面色、结膜和甲床色泽，测血压、脉搏和阴道流血量。注意宫缩、宫高、膀胱充盈否、会阴及阴道有无血肿等，发现异常情况及时处理。在此期间应该协助产妇首次哺乳。产后 2 小时无异常，将产妇和新生儿送回病房。

（二）观察子宫复旧及恶露

产后每日同一时间手测子宫底高度，观察恶露的量、颜色和气味，以了解子宫复旧情况。如果子宫底高度上升，子宫体变软，应考虑子宫收缩不良，立即经腹壁按摩宫底，排出血块，预防产后出血。评估排尿及膀胱充盈情况，避免膀胱充盈影响子宫收缩。注意评估出血量，若出血量多，应及时查找原因。发现红色恶露增多且持续时间延长考虑子宫复旧不全，及时给予子宫收缩剂；若恶露有臭味且子宫压痛考虑感染，遵医嘱给予广谱抗生素控制感染。

产后宫缩痛一般不需要处理，如果疼痛难以忍受，可指导产妇进行呼吸和放松，必要时遵医嘱给予止痛药。

（三）会阴及会阴伤口护理

1. 会阴及会阴伤口的冲洗　用 0.05% 聚维酮碘液擦洗外阴，每日 2～3 次。擦洗的原则为由上到下、从内到外，会阴切口单独擦洗，擦过肛门的棉球和镊子应弃之。大便后用水清洗会阴，保持会阴部清洁。

2. 会阴伤口的观察　会阴部有缝线者，应每日观察伤口周围有无渗血、血肿、红肿、硬结及分泌物，并嘱咐产妇健侧卧位。

3. 会阴伤口异常的护理

（1）会阴或会阴伤口水肿者用 50% 硫酸镁湿热敷，产后 24 小时红外线照射外阴。

（2）会阴部小血肿者，24 小时后可湿热敷或远红外线灯照射，大的血肿应配合医师切开处理。

（3）会阴伤口有硬结者可用大黄、芒硝外敷或用 95% 乙醇湿热敷。

（4）会阴切口疼痛剧烈或产妇有肛门坠胀感应及时告知医生，以排除阴道壁及会阴部血肿。

（5）会阴部伤口缝线于产后 3～5 天拆线，伤口感染者应提前拆线引流，并定时换药。

（四）乳房护理

1. 一般护理　哺乳期建议产妇使用棉质乳罩，大小适中，避免过松或过紧。每次哺乳前，产妇应用清水将乳头洗净，并清洗双手。乳头处如有痂垢，应先用油脂浸软后再用温水洗净，切忌用乙醇等擦洗，以免引起局部皮肤干燥、皲裂。若吸吮不成功，则指导产妇挤出乳汁喂养。

2. 平坦及凹陷乳头护理　有些产妇的乳头凹陷，一旦受到刺激，乳头呈扁平或向内回缩，婴儿很难吸吮到乳头，可指导产妇做乳头伸展和乳头牵拉。

（1）乳头伸展练习　将两示指平行放在乳头两侧，慢慢地由乳头向两侧外方拉开，牵拉乳晕皮肤及皮下组织，使乳头向外突出。接着将两示指分别放在乳头上侧和下侧，将乳头向上、向下纵形拉开。此练习重复多次，做满 15 分钟，每日 2 次。

（2）乳头牵拉练习　用一只手托乳房，另一只手的拇指和中、示指抓住乳头向外牵拉重复10～20次，每日2次。另外，指导孕妇从妊娠7个月起佩戴乳头罩，对乳头周围组织起到稳定作用。柔和的压力可使内陷的乳头外翻，乳头经中央小孔保持持续突起。指导产妇改变多种喂奶的姿势和使用假乳套以利婴儿含住乳头，也可利用吸乳器进行吸引。在婴儿饥饿时可先吸吮平坦一侧，因此时婴儿吸吮力强，容易吸住乳头和大部分乳晕。

3. 乳房胀痛护理　可用以下方法缓解：①尽早哺乳：于产后半小时内开始哺乳，促进乳汁畅流。②外敷乳房、哺乳前热敷乳房，可促使乳腺管畅通。在两次哺乳间冷敷乳房，可减少局部充血、肿胀。③按摩乳房（图3-1）：哺乳前按摩乳房，方法为从乳房边缘向乳头中心按摩，可促进乳腺管畅通，减少疼痛。④配戴乳罩：乳房肿胀时，产妇穿戴合适的具有支托性的乳罩，可减轻乳房充盈时的沉重感。⑤服用药物：可口服维生素B_6，或散结通乳的中药，常用方剂为柴胡（炒）、当归、王不留行、木通、漏芦各15g，水煎服。

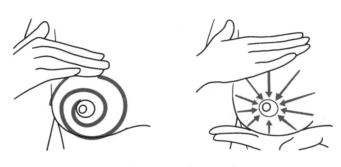

图3-1　乳房按摩方法

4. 乳腺炎护理　轻度乳腺炎在哺乳前湿热敷乳房3～5分钟，并按摩乳房，轻轻拍打和抖动乳房，哺乳时先喂患侧乳房，因饥饿时婴儿的吸吮力强，有利于吸通乳腺管。每次哺乳时应充分吸空乳汁，同时增加哺乳的次数，每次哺乳至少20分钟。哺乳后充分休息，饮食要清淡。若病情严重，需药物及手术治疗。

5. 乳头皲裂护理　轻者可继续哺乳。哺乳时产妇取舒适的姿势，哺乳前湿热敷乳房3～5分钟，挤出少许乳汁使乳晕变软，让乳头和大部分乳晕含吮在婴儿口中。哺乳后，挤出少许乳汁涂在乳头和乳晕上，短暂暴露使乳头干燥，因乳汁具有抑菌作用，且含丰富蛋白质，能起到修复表皮的作用。疼痛严重者，可用吸乳器吸出乳汁喂给新生儿或用乳头罩间接哺乳，在皲裂处涂抗生素软膏或10%复方苯甲酸酊，于下次喂奶时洗净。

6. 催乳护理　对于乳汁分泌不足的产妇，应指导其正确的哺乳方法，按需哺乳、夜间哺乳，调节饮食，同时鼓励产妇树立信心。此外，可选：①中药涌泉散或通乳丹加减，用猪蹄2只炖烂服用；②针刺合谷、外关、少泽、膻中等穴位。

7. 退乳护理　产妇因疾病或其他原因不能哺乳时，应尽早退奶。最简单的方法是停止哺乳，不排空乳房，少进汤汁，但有半数产妇会感到乳房胀痛，可口服镇痛药物，2～3天后疼痛减轻。目前不推荐雌激素或溴隐亭退奶。其他退奶方法：①可用生麦芽60～90g，水煎服，每日1剂，连服3～5日；②芒硝250g分装于两个布袋内，敷于两侧乳房并包扎固定，湿硬后及时更换，直至乳房不胀为止；③维生素B_6 200mg口服，每日3次，共5～7天。

三、母乳喂养指导

母乳是婴儿的最佳天然食品，母乳喂养有利于母婴的健康。世界卫生组织推荐：新生儿出生1小时内开始母乳喂养，纯母乳喂养到 6 个月，在补充其他食物的同时继续母乳喂养至 2 岁或更长时间。因此，对能够进行母乳喂养的产妇进行正确的喂养指导具有重要的意义。

（一）向产妇讲解母乳喂养的优点

1. 对于婴儿

（1）提供营养，有利于消化，促进生长发育　母乳中的各种营养成分和比例最有利于婴儿的消化吸收，正常情况下，纯母乳喂养能满足 6 月龄婴儿所需的全部能量、营养素和水；母乳喂养还可以降低儿童时期发生糖尿病和肥胖的风险。

（2）增强免疫力，预防疾病　母乳中含有多种免疫活性细胞和丰富的免疫球蛋白，且母乳有利于肠道健康微生态环境的建立及免疫功能的成熟，减少感染性疾病和过敏发生的风险。

（3）有利于心理健康　母乳喂养营造母子情感交流的环境，给婴儿最大的安全感，有利于婴儿心理行为和情感的发展。

2. 对于产妇

（1）预防产后出血　吸吮乳头增加缩宫素的分泌，促进子宫复旧，减少产后出血。

（2）有利于产后控制体重　母乳喂养过程中，需要消耗大量的体力和热量，有利于产后体重恢复，降低 2 型糖尿病的风险。

（3）避孕　哺乳推迟月经复潮及卵巢排卵，有利于避孕。

（4）有利于增进母子感情　通过哺乳与新生儿的接触，便于母婴之间的情感交流，促进母婴情感连接。

（5）减少患癌的风险　母乳喂养可降低患乳腺癌、卵巢癌的危险，以及更年期发生乳腺癌的危险。

（6）其他　母乳喂养经济、安全、方便。

（二）尽早建立母乳喂养行为，做到早接触、早吸吮、早开奶

胎儿娩出后尽早母婴肌肤接触，当新生儿出现觅食反射时鼓励其吸吮乳房，第一次开奶应在产后半小时内；分娩后在产房观察期间尽可能保证持续的母婴肌肤接触。

（三）实施母婴同室，鼓励按需哺乳

产后母亲和婴儿 24 小时在一起，每天分离时间尽量不要超过 1 小时。指导母亲识别新生儿饥饿征象，按需哺乳的原则，即婴儿饿了想吃奶或产妇感到乳房充盈时进行哺乳。由于人乳在新生儿胃内排空的时间为 1.5 ～ 2 小时，母乳喂养一般 2 ～ 3 小时 1 次。产后 1 周内，是母体泌乳的过程，哺乳次数应频繁，每 1 ～ 3 小时哺乳 1 次。应注意夜间的哺乳。指导母亲掌握正确的母乳喂养相关技能，观察母乳喂养过程中母婴双方的感受、情绪和哺乳结束后乳房及乳头状态等。对于母婴分离的母亲，应在产后 6 小时内指导和帮助其用手挤出乳汁，每天保证 8 ～ 12 次挤母乳，挤母乳时间持续 20 ～ 30 分钟，注意整个过程要双侧乳房交替进行。

（四）掌握正确的母乳喂养技术（见第八章第一节）

（五）母乳的储存指导

无法直接母乳喂养的产妇，指导其正确挤奶，将乳汁挤出或吸出储存于储奶袋中。储存时间：20 ～ 30℃保存不超过 4 小时，4℃不超过 48 小时，–15 ～ –5℃可保存 6 个月。

四、生活起居

1. 为产妇提供空气清新、通风良好、舒适安静的病室环境；保持床的清洁。注意休息，合理安排家务及婴儿护理，注意个人卫生和会阴部清洁，保持良好的心境，适应新的家庭生活方式。

2. 产后产妇应尽早开始适宜活动。经阴道自然分娩者产后 6 ～ 12 小时可下床轻微活动，产后第 2

天可在室内随意走动，按时做产后健身操（见第八章第二节）。会阴后－侧切开或剖宫产的产妇适当推迟活动时间，鼓励产妇床上适当活动，预防下肢静脉血栓形成。待拆线后伤口不感疼痛时做产后健身操。由于产妇产后盆底肌肉松弛，应避免负重劳动或蹲位活动，以防止子宫脱垂。

五、产褥期营养

产后 1 小时鼓励产妇进流质饮食或清淡半流质饮食，以后可进普通饮食。食物应富含营养、足够热量和水分。哺乳产妇应多进蛋白质和汤汁食物，同时适当补充维生素和铁剂，推荐补充铁剂 3 个月。

泌乳所需要的大量能量及新生儿生长发育需要的营养物质是通过产妇的饮食摄入来保证的，因此产妇在产褥期及哺乳期所需要的能量和营养成分较未孕时高。产妇营养供给原则：①热量：每日应多摄取 2100kJ（500kcal），但总量不要超过 8370～9620kJ/d（2000～2300kcal/d）；②蛋白质：每日增加蛋白质 20g；③脂肪：控制食物中总的脂肪摄入量，保持脂肪提供的热量不超过总热量的 25%，每日胆固醇的摄入量应低于 300mg；④无机盐类：补充足够的钙、铁、硒、碘等必需的无机盐；⑤饮食中应有足够的蔬菜、水果及谷类；⑥锻炼：产妇营养过剩可造成产后肥胖，配合适当的锻炼以维持合理的体重。

六、健康教育

（一）心理调适

心理调适是产妇从妊娠和分娩的不适、疼痛、焦虑中恢复，接纳家庭新成员及新家庭的过程。由于产褥期产妇心理处于脆弱和不稳定状态，面临着潜意识的内在冲突及初为人母的情绪调整、家庭关系改变，经济和家庭、社会支持系统的需求等，因此，产褥期心理调适指导和支持十分重要。

产褥期妇女的心理调适表现在两方面，即确立家长与孩子的关系和承担母亲角色的责任。美国心理学家 Rubin 在 1977 年的研究结果认为，产褥期妇女的心理调适过程一般经历以下 3 个时期。

1. 依赖期　产后前 3 天。由于新生命诞生、神经系统兴奋、身体虚弱等，产妇面临着对新角色的适应（即从孕妇到母亲的心理转变）问题。此期产妇比较被动，很多需要通过别人来满足，如对孩子的关心、喂奶、沐浴等，同时，产妇喜欢表达对孩子的关心，谈论自己妊娠和分娩的感受。良好的妊娠和分娩经历、满意的产后休息、丰富的营养、早期且较多的母婴皮肤接触与交流，有助于产妇顺利进入第二期。因此，护士应帮助产妇建立母婴接触、适应新角色，促进其产后康复。

2. 依赖－独立期　产后 3～14 天。产妇逐渐将注意力转移到孩子身上，开始接受、关注孩子，认识到母亲的责任和义务，主动照顾新生儿，期待胜任母亲的角色。产妇分娩后因内分泌激素水平变化导致感情脆弱，又增加了照护婴儿的责任；另外，部分产妇感到家人的爱被孩子分割而减少了，加上痛苦的妊娠和分娩过程等因素，容易产生抑郁情绪，严重者表现为哭泣，对周围漠不关心，拒绝哺乳和护理新生儿等。

此期是健康教育的关键期，护士应及时提供新生儿喂养和护理知识，耐心指导新生儿护理技术；鼓励产妇家庭成员参与新生儿护理并加倍关心产妇；鼓励产妇表达自己的心情并与其他产妇交流，提高产妇的自信心和自尊感，促进接纳孩子、接纳自己，缓解抑郁状态，平稳地度过这一时期。

3. 独立期　产后 2 周至 1 个月。产妇接纳新家庭形成，重新设定自己的角色，产妇、家人和婴儿已成为一个完整的系统，形成新的生活形态。夫妇两人共同分享欢乐和责任，开始逐渐适应新的家庭生活；但是，产妇及丈夫会承受更多的压力，出现兴趣与需要、事业与家庭间的矛盾，哺育孩子、承担家务及维持夫妻关系等各种角色的矛盾，因此，家庭成员之间应该相互关心、相互支持。

产妇是焦虑、抑郁的高发群体，尤其是高龄二胎产妇。随着我国进一步优化生育政策，实施一对夫妻可以生育三个子女政策及配套支持措施，高龄产妇将逐步增多，应该关注高龄产妇的心理健康。

（二）教会产妇认识异常症状和体征

向产妇和至少一个家属讲解需要及时就诊的症状和体征，主要有：发热；乳房的红、肿、痛；持续的腹胀；盆腔充盈感；持续的外阴疼痛；尿频、尿急、尿痛；恶露增加、色鲜红或有血块、恶臭等；会阴切口的红、肿、热、痛或下肢的肿、热或者腹部切口的问题等。

（三）出院后喂养指导

1. 强调母乳喂养的重要性，评估产妇母乳喂养知识和技能，对知识缺乏的产妇及时进行宣教。

2. 保证合理的睡眠和休息，保持精神愉快并注意乳房的卫生，特别是哺乳母亲上班期间应注意摄取足够的水分和营养。

3. 上班的母亲可于上班前挤出乳汁存放于冰箱内，婴儿需要时由他人哺喂，下班后及节假日坚持自己喂养。

4. 告知产妇及家属如遇到喂养问题时可选用的咨询方法（医院热线电话，保健人员、社区支持组织的具体联系方式等）。

（四）产后健康检查

1. 产后访视 由社区保健人员在产妇出院后 3 天内、产后 14 天、产后 28 天分别做 3 次产后访视，了解产妇及新生儿健康状况，内容包括：①了解产妇饮食、睡眠及心理状况；②观察子宫复旧及恶露；③检查乳房，了解哺乳情况；④观察会阴伤口或剖宫产腹部伤口情况，发现异常给予及时指导。

2. 产后健康检查 告知产妇于产后 42 天带孩子一起来医院进行一次全面检查，以了解产妇全身情况，特别是生殖器官的恢复情况及新生儿发育情况。产后健康检查包括全身检查和妇科检查。全身检查主要是测血压、脉搏、查血、尿常规等；妇科检查主要了解盆腔内生殖器是否已恢复至非孕状态。

（五）性生活和避孕

产后 42 天之内禁止性交。根据产后检查情况，恢复正常性生活，并指导产妇选择适当的避孕措施，一般哺乳者宜选用工具避孕，不哺乳者可选用药物避孕。

第三节　正常新生儿的特征

正常新生儿是指正常足月新生儿，即胎龄≥37 周、<42 周，出生体重≥2500g、<4000g，无畸形或疾病的活产新生儿。新生儿期是从胎儿出生后断脐到满 28 天的一段时间。

一、中医学对新生儿生理的认识

（一）脏腑娇嫩，形气未充

脏腑，即五脏六腑；娇嫩，即娇柔、嫩弱之意；形，指形体结构，即四肢百骸，筋肉骨骼，精血津液等；气，指生理功能活动，如肺气、脾气、肾气等；充，即充实、完善之意。所谓脏腑娇嫩，形气未充，即小儿时期机体各系统和器官的形态发育及生理功能均未发育完善，处在不断成熟和完善的过程中，且年龄越小，这种特点表现越突出。

历代医家对此特点的论述颇多，如《灵枢·逆顺肥瘦》曰："婴儿者，其肉脆、血少、气弱。"《小儿药证直诀·变蒸》说："五脏六腑，成而未全……全而未壮。"该书原序中也说："骨气未成，形声未正，悲啼喜笑，变态无常。"《小儿病源方论·养子十法》说："小儿一周之内，皮毛、肌肉、筋骨、脑髓、五脏六腑、营卫、气血，皆未坚固。"《育婴家秘·发微赋》说："小儿血气未充……肠胃脆弱……神气怯弱。"这些论述精辟地阐明了小儿，尤其是初生儿和婴儿，具有脏腑娇嫩、形气未充的生理特点。

从脏腑娇嫩的具体内容来看，五脏六腑的形和气皆属不足，其中尤以肺、脾、肾三脏更为突出，故曰小儿"肺常不足""脾常不足"及"肾常虚"。

"肺常不足"是指小儿在生理情况下，肺脏发育未臻完善，腠理不密，卫外不固，易为邪气所犯。肺常不足主要表现为：①小儿呼吸功能发育未完善。小儿肺泡数量少且面积小，弹力纤维发育较差，胸廓小而肺脏相对较大，呼吸肌发育差，导致小儿呼吸功能未完善，呼吸储备量较小，表现为呼吸频率快，节律不齐，而且年龄越小，表现越明显。②小儿呼吸道免疫功能低下。小儿呼吸道短且比较狭窄，黏膜薄嫩，支气管黏膜纤毛运动较差；肺内含血量多，含气量少；血中 IgG、IgA 及呼吸道的分泌型 IgA 均较低；同时，婴儿期从母体获得的先天免疫抗体逐渐消失，后天免疫抗体尚未产生，因此，小儿呼吸道的非特异性和特异性免疫功能均较差，易患呼吸道感染。

"脾常不足"是指小儿在生理情况下脾胃功能发育未完善，运化能力比较薄弱。脾常不足主要表现为：①小儿脾胃运化功能发育未完善。小儿消化道的腺体（如唾液腺、胃腺、胰腺等）发育不足，消化酶分泌量少，导致对食物的消化力弱；而消化道的弹力组织和肌肉纤维发育差，食物的传导功能也弱。另外，肠黏膜薄，屏障功能较弱，肠毒素、消化不全物、过敏原等易于经肠黏膜进入人体而引起疾病。②小儿脾胃运化功能相对不足。由于小儿生长发育迅速，对水谷精微营养的需求相对较多，胃肠负担过重，脾胃功能相对不足。

"肾常虚"是指小儿之肾阴肾阳均未充盈、成熟。《素问·上古天真论》云："女子二七而天癸至，任脉通，太冲脉盛，月事以时下，故有子……丈夫二八肾气盛，天癸至，精气溢泻，阴阳和，故能有子。"万全云："肾主虚，亦不足也。"故曰："肾常虚。"小儿肾常虚主要表现为：①小儿肾主生长发育的功能尚不足。小儿时期肾的气血未充，骨骼未坚，齿未长或长而未坚。②小儿肾主生殖繁衍的功能不足。青春期前的女孩无"月事以时下"，男孩无"精气溢泻"。小儿生殖系统到青春期才开始迅速发育并逐渐成熟，具备生殖能力。③小儿肾主二便的功能不足。婴幼儿二便不能自控或自控能力弱等。肾中精气不充盛，肾脏对膀胱的开阖约束力弱，临床表现年龄越小，对二便的控制力越弱。肾为先天之本，主藏精，主水，主纳气。"肾气"的生发是推动小儿生长发育、脏腑功能成熟的根本动力。随着小儿年龄的不断增长，至女子"二七"、男子"二八"左右才能逐渐成熟完善起来。

此外，小儿心、肝两脏同样未臻充盛，功能尚未健全。心主血脉，主神明，小儿心气未充，心神怯弱，表现为脉数、易受惊吓、思维及行为的约束力差。肝主疏泄，主风，小儿肝气尚未充实，经筋刚柔未济，表现为好动，易发惊惕、抽风等症状。

古代儿科医家将小儿脏腑娇嫩、形气未充的特点，概括为"稚阴稚阳"。所谓"阴"，是指体内的精、血、津液等物质；"稚阴"指的是精、血、津液，也包括脏腑、筋骨、脑髓、血脉、肌肤等有形之质，皆未充实、完善。所谓"阳"，是指体内脏腑各种生理功能活动；"稚阳"指的是各脏腑功能活动均属幼稚不足和处于不稳定状态。"稚阴稚阳"是说明小儿在物质基础与生理功能上都是幼稚和不完善的，需要不断地生长发育，充实完善。

（二）生机蓬勃，发育迅速

生机，指生命力，活力。生机蓬勃，发育迅速，是指小儿在生长发育过程中，无论在机体的形态结构方面，还是各种生理功能方面，都在迅速地、不断地向着成熟完善的方面发展，年龄越小，这种发育的速度愈快，显示出小儿与成人不同的蓬勃生机，这种生机既是促进肌体形态增长、功能完善的动力，亦是促进疾病康复的主力。

古代医家把小儿生机蓬勃、发育迅速的特点概括为"纯阳之体"或"体禀纯阳"。如《颅囟经·脉法》说："凡孩子三岁以下，呼为纯阳，元气未散。"所谓"纯"，指小儿未经情欲克伐，胎元之气尚未耗散；所谓"阳"，即以阳为用，说明小儿生机旺盛，发育迅速，好比旭日之初升，草木之方萌，蒸蒸日上、欣欣向荣的蓬勃景象。因此"纯阳"并不等于"盛阳"，更不是有阳无阴或阳亢阴亏。

"稚阴稚阳"和"纯阳之体"的理论，概括了小儿生理特点的两个方面：前者是指小儿机体柔弱，阴阳二气幼稚不足；后者是指小儿在生长发育过程中，生机蓬勃，发育迅速的生理特点。

二、西医学对新生儿生理的认识

（一）外观特点

皮肤红润，皮下脂肪丰满，头大，头发条纹清晰，耳壳软骨发育好，男婴睾丸已降到阴囊，女婴大阴唇遮盖小阴唇，指（趾）甲达到或超过指（趾）端，足纹遍及足底。

（二）生理特点

1. 体温 新生儿体温调节中枢发育不完善，皮下脂肪薄，体表面积相对较大，皮肤表皮角化层差，易散热，体温易随外环境温度的变化而波动。新生儿无寒战反应，寒冷时靠棕色脂肪化学产热。新生儿出生后的环境温度低于宫内温度，散热增加，需及时保暖，否则容易出现低体温、低氧血症、低血糖和代谢性酸中毒或寒冷损伤。中性温度是维持机体体温正常所需要的代谢率和耗氧量最低的环境温度，高低与出生体重、日龄有关，出生体重越低、日龄越小，需要的中性温度越高。新生儿正常体表温度为 $36 \sim 36.5℃$，直肠（核心）温度 $36.5 \sim 37.5℃$，体温过高见于室温高、保暖过度或脱水；体温低见于室温较低、早产儿或感染等。

2. 呼吸系统 新生儿出生后约 10 秒出现呼吸运动，因其肋间肌薄弱，呼吸主要靠膈肌的升降，呈现腹式呼吸；新生儿呼吸频率较快，安静时 40 次 / 分左右，超过 60 次 / 分称呼吸急促，常由呼吸系统或其他系统疾病引起。新生儿呼吸道狭窄，黏膜薄嫩，纤毛运动差，容易导致气道阻塞、感染、呼吸困难，甚至拒绝吸吮母乳。

3. 循环系统 新生儿出生后血流动力学发生重大变化：①脐带结扎后胎盘 – 脐带血流终止；②呼吸建立，肺泡膨胀，肺循环阻力下降；回流到左心房血量增多，体循环压力上升；③卵圆孔关闭；④动脉氧分压升高，动脉导管功能性关闭，完成了胎儿循环向成人循环的转变。新生儿心率波动范围较大，通常 $90 \sim 160$ 次 / 分。足月新生儿平均血压为 75/50mmHg。

4. 消化系统 新生儿胃容量较小，肠道容量相对较大，胃肠蠕动较快以适应流质食物的消化；新生儿吞咽功能完善，胃呈水平位，胃贲门括约肌不发达，吸吮母乳后易发生溢乳；新生儿消化道可分泌消化酶（除胰淀粉酶外），因此，新生儿消化蛋白质的能力较强，消化淀粉的能力相对较差。胎便由胎儿肠道分泌物、胆汁及咽下的羊水组成，呈糊状，墨绿色。足月儿 24 小时内排胎便，$2 \sim 3$ 天排完，如果出生后 24 小时不排胎便，应排除肛门闭锁或其他消化道畸形。

5. 泌尿系统 新生儿肾单位数量与成人相似，肾小球滤过、浓缩功能较成人低，容易发生水电解质紊乱；输尿管较长，弯曲度大，容易受压或扭转，发生尿潴留或泌尿道感染。新生儿一般在出生后 24 小时内排尿，一周内排尿可达 20 次 / 天。

6. 神经系统 新生儿大脑皮质及锥体束尚未发育成熟，故新生儿动作慢而不协调，肌张力稍高，哭闹时可有肌强直；大脑皮质兴奋性低，睡眠时间长；眼肌活动不协调，对明暗有感觉，具有凝视和追视能力，有角膜反射及视听反射；味觉、触觉、温觉较灵敏，痛觉、嗅觉、听觉较迟钝；新生儿出生时具备多种暂时性的原始反射，如吸吮反射、觅食反射、握持反射、拥抱反射等，出生后数月自然消失。若上述反射减弱或消失，或数月后仍然不消失，提示神经系统或者其他异常。足月新生儿可以出现 Kerning 征、Babinskin 征和 Chvostek 征等病理反射，腹壁反射、提睾反射不稳定。

7. 免疫系统 新生儿特异性免疫和非特异性免疫功能均不完善。免疫球蛋白 IgG 可以通过胎盘到胎儿体内（含量与胎龄有关，胎龄越小，含量越低），IgM 和 IgA 不能通过胎盘，故新生儿容易患细菌感染，尤其是革兰阴性杆菌感染。抗体免疫应答低下或迟缓，尤其对多糖类疫苗和荚膜类细菌。T 细胞免疫功能低下是新生儿免疫应答无能的主要原因。随着出生后不断接触抗原，T 细胞功能逐渐成熟。

（三）新生儿常见的特殊生理状态

1. 生理性体重下降　新生儿出生后，由于摄入少、经皮肤及肺部排出的水分相对较多，出生后 2 ～ 4 天体重下降，范围一般不超过出生体重的 10%，4 天后开始回升，7 ～ 10 天恢复到出生时水平，称生理性体重下降。

2. 生理性黄疸　足月新生儿出生后 2 ～ 3 天出现皮肤、巩膜发黄称生理性黄疸，持续 4 ～ 10 天消退，最迟不超过 2 周。原因是新生儿出生后体内红细胞破坏增加，产生大量间接胆红素，而肝脏内葡萄糖醛酸转移酶活性不足，不能使间接胆红素全部结合成直接胆红素，从而导致高胆红素血症。

3. 乳腺肿大及假月经　由于胎儿在母体内受胎盘分泌的雌激素、孕激素和催乳素的影响，出生后雌激素、孕激素很快消失，催乳素维持时间长，男女新生儿出生后 4 ～ 7 天可有乳腺增大，蚕豆或者核桃大小，部分可以挤出少量乳汁，2 ～ 3 周后自行消失。部分女婴出生后 5 ～ 7 天，阴道可有少量血性分泌物，持续 1 周自然消失。

4. "马牙"和"螳螂嘴"　新生儿口腔上腭中线和齿龈部，有黄白色、米粒大小的颗粒，俗称"马牙"，数周可自行消退，是由于上皮细胞堆积或黏液腺分泌物积聚形成；两侧颊部各有一隆起的脂肪垫，称"螳螂嘴"，有利于吸吮乳汁。

5. 新生儿红斑和粟粒疹　新生儿出生后 1 ～ 2 天，头部、躯干、四肢常出现大小不等的多形性丘疹，称新生儿红斑，1 ～ 2 天消失；由于皮脂腺堆积，鼻尖、鼻翼、颜面部形成小米粒大小黄白色皮疹，称粟粒疹，脱皮后自然消失。

第四节　正常新生儿的护理

一、新生儿日常护理

（一）环境与安全

1. 环境　新生儿居室的温度与湿度应随气候温度变化调节，房间宜向阳，光线充足，空气流通。由于刚出生的新生儿抵抗力较低，对环境的要求高，因此室温保持在 24 ～ 26℃、相对湿度在 50% ～ 60% 为宜，随着新生儿的生长发育及时进行调整。母婴同室，一张母亲床加一张婴儿床所占面积不少于 6m^2。

2. 安全　新生儿出生后，将其右脚印及母亲右拇指印印在病历上。新生儿手腕系写有母亲姓名、新生儿性别、住院号的手圈。新生儿床应配有床围，床上不放危险物品，如锐角玩具、过烫的热水袋等。

3. 抱与体位　抱起新生儿时动作应轻、稳，使新生儿感到安全。抱起时其头、颈部和臀部需要支撑。新生儿吃奶以后一般以右侧卧位为宜，避免溢乳导致新生儿窒息。

4. 预防感染

（1）建立完善的消毒隔离制度；每月对母婴同室的空气、物体表面和医务人员的手进行监测；每季度对医务人员咽拭子培养 1 次，对带菌者及患感染性疾病者应暂时调离新生儿护理岗位。

（2）在护理新生儿之前必须洗手；在哺乳前、换尿布后、接触其他新生儿前、接触不干净的物品后（如医务人员的面部和头发、开门）都应洗手。住院期间，护士应教会新生儿父母正确的洗手方法。

（3）如果产妇有感染，应指导产妇进行隔离的方法；如新生儿有感染应与其他新生儿隔离，预防感染的传播。

5. 其他 母婴同室的医务人员应对不明身份的人员进行查问，避免不明身份的人员接触新生儿；各种通道应设有监控；晚上母婴同室病区门要上锁，并向产妇及家属讲解保证新生儿安全的知识，避免新生儿安全受到影响。

（二）一般护理

1. 保暖 新生儿出生以后，应及时擦干皮肤上的水分，趴在产妇的胸腹部进行皮肤接触或者将新生儿放在辐射台上保温。给新生儿戴帽，接触新生儿的手、仪器、物品等均应保持温暖。对新生儿进行检查、护理、更换衣被及尿布时，避免不必要的暴露。如房间无空调应加强局部保暖。同时，定时监测新生儿的体温，一般入母婴同室时测量 1 次，以后每 4 ～ 6 小时测量 1 次。

2. 沐浴 出生 24 小时后，体温稳定后可沐浴一次。沐浴频次可视新生儿具体情况而定。（见第八章第三节）

3. 测量体重 新生儿一般在沐浴后测量体重，每日 1 次。测量体重应定时、定磅秤，每次测量前均要调节磅秤零点，确保测得体重的精确度，以此观察新生儿的营养状况和生长发育。

4. 新生儿抚触 抚触一般在沐浴后进行，抚触时应注意室内温度，动作轻柔，有背景音乐，在抚触过程中应与新生儿沟通交流。（见第八章第三节）

5. 脐部护理 新生儿断脐采用无菌技术，即等待脐带搏动消失后（或胎盘娩出后）无菌断脐，不包裹脐部。每次沐浴后用 75% 酒精消毒脐带残端及脐轮周围，保持脐部干燥，避免尿液污染。操作前要做好手卫生。

6. 皮肤护理 新生儿身上的胎脂对皮肤有保护作用，可以抑制病原微生物的生长，并使皮肤具有免疫力。因此，新生儿出生后第一次只需要将皮肤上的血迹、胎粪擦干净，胎脂不必急于去除，之后每日正常护理、洗澡，胎脂会自行消失。尿布或纸尿裤要松紧适宜，及时更换。大便后应用温开水清洗臀部，擦干后在臀部涂抹护臀软膏，避免尿液及大便对臀部皮肤的刺激，引起尿布疹。

（三）免疫接种

1. 卡介苗 出生后 3 天接种，采取皮内注射。早产儿、有皮肤病或发热等疾病的新生儿暂缓接种；怀疑有先天性免疫缺陷的新生儿禁忌接种。

2. 乙肝疫苗 正常新生儿出生后 24 小时内、1 个月、6 个月注射重组酵母乙肝病毒疫苗 1 次，每次 5μg。乙肝病毒携带者分娩的新生儿应在出生 6 小时内肌内注射高价乙肝免疫球蛋白 100 ～ 200IU，同时换部位注射重组酵母乙肝病毒疫苗 10μg。

二、新生儿喂养

新生儿喂养方法有母乳喂养、人工喂养和混合喂养。

（一）母乳喂养（见本章第二节）

（二）人工喂养

以配方奶或动物乳（牛乳、羊乳、马乳等）完全替代母乳喂养的方法，称为人工喂养。4 ～ 6 个月的婴儿由于各种原因不能进行母乳喂养时采用此方法。

1. 奶品种类

（1）牛乳 其主要成分有蛋白质、脂肪、糖，含量接近人奶，但酪蛋白含量是人奶的 3 倍，不易消化，其矿物质和维生素的比例与人奶不同，不利于吸收。牛奶中缺乏抗体和酶。

（2）羊乳 营养价值与牛奶相似，但叶酸和铁的含量较少，如用羊奶喂养新生儿应补充叶酸和铁剂。

（3）配方奶粉 是以牛乳为基础的改造奶制品，这种奶粉营养接近母乳，但缺乏母乳中的免疫活性物质和酶，故仍不能代替母乳，但较鲜乳或全脂奶粉更易消化吸收，营养更平衡、全面，即冲即食，应用方便，故在不能母乳喂养时首选配方奶粉。

2. 注意事项

（1）配奶前应检查奶的质量，按年龄阶段推荐适合不同年龄的奶粉。

（2）喂奶量按婴儿的体重及日龄计算，一般新生儿每 3～4 小时哺乳 1 次，夜间可适当延长哺乳时间，根据新生儿的反应按需喂养，对吸吮弱、胃纳欠佳的新生儿应少量多次喂养。出生后第 1 天一般 30～60mL/（kg·d），以后逐渐增加，具体增加的量应根据配方奶的说明进行。

（3）选用适宜的奶嘴：奶嘴的软硬度与奶嘴孔的大小应适宜，孔的大小以奶瓶倒置时液体呈滴状连续滴出为宜。

（4）避免空气吸入：喂哺时持奶瓶呈斜位，使奶嘴及奶瓶的前半部充满乳汁，防止婴儿在吸奶的同时吸入空气。喂哺完毕轻拍婴儿后背，促进其将吞咽的空气排出。

（5）加强奶具卫生：在无冷藏条件下，乳液应分次配制，每次配乳所用奶具应洗净，消毒好的奶具应妥善保管，避免污染。

（6）及时调整奶量：婴儿食量存在个体差异，在初次配乳后，要观察婴儿食欲、体重、粪便的性状，随时调整奶量。婴儿获得合理喂养的标志是发育良好，二便正常，食奶后安静。

（三）混合喂养

混合喂养又称部分母乳喂养，当母乳不足不能纠正时，可以用母乳与配方奶或牛乳、羊乳等同时喂养新生儿，有补授法和代授法。

1. 补授法 是补充母乳量不足的方法，指母乳喂哺次数一般不变，每次先喂母乳，两侧乳房吸空后，再根据婴儿需要补充配方奶或动物乳。此方法可使婴儿获得充分母乳，有利于产妇乳汁的分泌。

2. 代授法 指在母乳喂养的基础上，每日采用配方奶或动物乳一次或多次代替母乳的方法。此方法有利于产妇工作，不利于乳汁的分泌。

三、新生儿营养需求

胎儿在宫内由母体通过胎盘提供各种营养物质，新生儿出生后必须通过自身的消化道获取各种营养物质。由于新生儿期生长发育迅速，需要营养物质的量和质比生后其他时间段都高，而此时，胃肠道消化功能尚未发育完全，因此，合理的营养才能满足新生儿健康生长和发育，预防疾病的发生，并有利于其远期的健康。

新生儿主要的营养需求。

（一）能量

新生儿对能量的需要包括能量消耗、能量储存和能量丢失。能量消耗主要用于基础代谢、活动、体温调节、组合合成所需和食物特殊动力等；能量储存主要用于生长；能量丢失主要是新生儿肠道吸收不完全所致，早产儿丢失比足月儿或成人更多。足月儿能量需要在生后第 1 周为 251.0～334.7kJ/（kg·d）[60～80kcal/（kg·d）]；第 2 周为 33.4～418.4kJ/（kg·d）[80～100kcal/（kg·d）]；第 3 周及以后为 418.4～502.1kJ/（kg·d）[100～120kcal/（kg·d）]。其中基础代谢所需热量为 209.2kJ/（kg·d）[50kcal/（kg·d）]。

（二）蛋白质

新生儿所摄入的蛋白质主要用于生长发育，为组织生长所必需，其供能仅占总能量的 8%～15%。新生儿生长发育快，因此，按每千克体重计算蛋白质的需要量高于儿童和成人，是成人的 3 倍。蛋白质的需要量也与其来源有关，母乳中蛋白质的含量虽然很低（1.1%），但其氨基酸谱完全适合新生儿的需要，利用率明显高于牛乳或羊乳的蛋白质，因此母乳喂养足月新生儿蛋白需要量为 1.2～1.8g/（kg·d），牛乳或羊乳喂养者则需要 2～3g/（kg·d）。早产儿生后因存在生长追赶现象，其蛋白质需要量比足月儿高，为 3～4g/（kg·d）。

（三）脂类

脂肪是食物能量的第二大主要来源，所供能量为总热量的 35%～50%，占人乳和配方奶能量的 40%～60%。脂肪的需要量随能量的需要、蛋白和糖类的摄入、脂肪来源和摄入方法的不同而不同。肠内喂养的足月新生儿脂肪需要量为 5～6g/（kg·d），而行肠外营养时脂肪需要量一般<4g/（kg·d）。

（四）糖类

糖为人体能量的主要来源，目前已采用可提供能量的百分比来表示糖类的适宜摄取量。新生儿糖类所产生的能量应占总能量的 50%～60%，若>80% 或<40% 均不利。此外，糖类还与蛋白质或脂肪酸结合成糖蛋白、蛋白多糖和糖脂而成为机体重要物质的组成成分，参与细胞的多种生理活动。糖主要是以糖原形式储存在肝和肌肉组织中，其储存量远小于机体的消耗量。因此，必须保证经常供给，供应不足时可引起低血糖。

（五）矿物质

新生儿矿物质的需要量与肾脏的成熟状态、出生时胎龄和是否使用影响矿物代谢的药物有关。此外，早产儿矿物质的需要量大于足月儿。

（六）维生素

维生素是维持机体正常代谢和生理功能所必需的一大类有机化合物质，不能为机体提供能量，虽然在人体内含量甚微，但在机体代谢、生长发育等过程中起重要作用；体内不能合成或合成量不足，必须由食物供给。维生素分为脂溶性和水溶性两大类。脂溶性有维生素 A、维生素 D、维生素 E、维生素 K 四种，排泄缓慢，不需要每天补充，缺乏时症状出现较迟，过量易引起中毒。水溶性有 B 族维生素和维生素 C，易溶于水，多余部分可迅速通过尿或胆道排出体外，故不易中毒；由于不易储存，需要每天供给，缺乏后症状出现较早。

（七）水

水参与体内所有新陈代谢及体温调节活动，是机体重要的组成部分。机体内新陈代谢和能量的需要量决定了水的需要量。因此，小儿水的需要量大，出生头几天的需水量为 50～100mL/（kg·d），逐渐增加到 150mL/（kg·d）。牛奶含蛋白质和电解质较人乳多，因此，人工喂养者需水量较母乳喂养者多。

四、健康教育

（一）保暖

保暖是新生儿期重要的护理措施。新生儿居室应阳光充足，通风良好，温湿度适宜。冬季新生儿易患与低体温相关的疾病，应因地制宜采取不同的保暖措施，夏季避免室内温度过高、衣被过厚或包裹过严，以防止脱水热。

（二）合理喂养

母乳是新生儿最佳的食品，提倡母乳喂养，宣传母乳喂养的优点，指导正确的哺乳方法和技巧。如母乳不足或无法进行母乳喂养者，应指导家长采取科学的人工喂养方法。

（三）日常护理

1. 指导家长学会观察新生儿　包括体温、呼吸、面色、吸吮是否有力、哭声、大小便和精神状态等。

2. 保证充足的睡眠　每天最好达 20 小时，睡眠时要更换体位，以侧卧为好，不主张用枕头。

3. 清洁卫生　新生儿新陈代谢旺盛，有条件者应每日进行沐浴，正确进行眼睛、口腔、鼻腔和外耳道的清洁护理；脐带未脱落前做好脐带护理；保持臀部皮肤清洁干燥，便后用温水清洗臀部并吸干；选用柔软、吸水性强的浅色棉布类尿布，避免使用不透气的塑料布或橡皮布，防止尿布性皮炎发生；女婴注意会阴部的清洁和干燥，防止上行性尿路感染。

4. 衣着　根据室温选择合适柔软棉布制作的衣被，新生儿不宜包裹过紧，衣服的样式要简单、宽松，便于穿、脱，应保证四肢活动自如。

（四）预防意外伤害

防止因包被蒙头过严，哺乳姿势不当，乳房堵塞新生儿口、鼻部或溢乳时未能及时发现，奶液呛入气管引起窒息，避免物品遮盖口、鼻或压迫胸腹部引起呼吸困难。

（五）预防疾病

保持室内空气清新，定时开窗通风，新生儿用具应专用，食具用后要煮沸消毒，保持衣被和尿布的清洁干燥；接触新生儿之前应洗手，凡患有感染性或传染性疾病者不能接触新生儿，家人患感冒时须戴口罩，缩短与新生儿的接触时间，尽量减少探视和亲吻新生儿，避免交叉感染；按时接种卡介苗和乙肝疫苗。出生两周后开始遵医嘱口服维生素 D，以预防佝偻病的发生。尽早进行先天性遗传性代谢性疾病和听力筛查。

（六）心理保健

指导父母进行新生儿抚触，经常与新生儿说话、唱歌并用彩色玩具逗引，以促进视、听、触觉的发展和智力的发育，培养新生儿对周围环境的定向力和反应能力，建立和培养父母与新生儿之间的感情，促进新生儿身心健康的发展。

扫一扫，
查阅本章数字资源

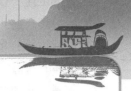

第 四 章

妊娠期常见病证的护理

> **知识目标：**
>
> 　1. 掌握妊娠恶阻、胎漏、胎动不安、异位妊娠、妊娠痫证的定义、病因病机、辨证施护和护理要点。
>
> 　2. 熟悉妊娠腹痛、妊娠肿胀、妊娠小便不通的主要病因病机、辨证施护和护理措施。
>
> **能力目标：**
>
> 　1. 能够配合医生对异位妊娠、妊娠痫证实施急症处理，制订护理计划。
>
> 　2. 能够区别胎漏、胎动不安、妊娠腹痛、异位妊娠的特点，并开展护理及健康教育。
>
> **素质目标：**
>
> 　尊重关心孕妇，护理操作动作轻柔，照护时具有同理心，体现人文关怀。

第一节　妊娠恶阻

　　妊娠早期出现恶心呕吐，头晕倦怠，甚至食入即吐者，称为"妊娠恶阻"，亦称为"子病""病儿""阻病"，是妊娠早期常见的病症之一。若妊娠早期仅见恶心、择食，或偶有晨起呕吐，为早孕反应，不作病论，一般3个月后可逐渐消失。

　　此病在西医妇产科学称为妊娠剧吐。妊娠剧吐指孕妇妊娠5～10周频繁呕吐，不能进食，排除其他疾病引发的呕吐，体重较妊娠前减轻≥5%、体液失衡及新陈代谢障碍，需要住院治疗。有恶心呕吐的孕妇中通常只有0.3%～1.0%发展为妊娠剧吐，是否需要住院治疗常作为临床上判断妊娠剧吐的重要依据之一。

　　【中医病因病机】

　　本病的主要发病机制是冲气上逆，胃失和降。

　　1. 胃虚　胃气素虚，孕后经血停闭，血聚冲任养胎，冲脉气盛，夹胃气上逆，胃失和降，而致恶心呕吐。

　　2. 肝热　平素性躁多怒，郁怒伤肝，肝郁化热，孕后血聚冲任养胎，肝血更虚，肝火愈旺，加之冲脉气盛，冲气、肝火上逆犯胃，胃失和降，遂致恶心呕吐。《女科经纶·恶阻》认为"妊娠呕吐属肝夹冲脉之火冲上"。

3. 痰滞　脾阳素虚，水湿不化，痰饮内停，孕后血聚冲任养胎，冲脉气盛，冲气夹痰饮上逆，以致恶心呕吐。

【西医病因病机】

西医学认为，本病的病因主要包括两个方面。

1. 内分泌因素

（1）绒毛膜促性腺激素（HCG）水平升高　鉴于早孕反应出现与消失的时间与孕妇血 HCG 水平上升与下降的时间一致，加之葡萄胎、多胎妊娠孕妇血 HCG 水平明显升高，剧烈呕吐发生率也高，提示妊娠剧吐可能与 HCG 水平升高有关。

（2）甲状腺功能改变　60% 的妊娠剧吐患者可伴发短暂的甲状腺功能亢进，呕吐的严重程度与游离甲状腺激素显著相关。

2. 其他因素　精神过度紧张、焦虑、忧虑及生活环境和经济状况较差的孕妇易发生妊娠剧吐。

【诊断与鉴别诊断】

1. 诊断

（1）有停经史、早期妊娠反应，多发生在孕 3 个月内。

（2）频繁呕吐，厌食，甚至全身乏力，精神萎靡，全身皮肤和黏膜干燥，眼球凹陷，体重下降；严重者可出现血压下降，体温升高，黄疸，嗜睡和昏迷。

2. 鉴别诊断　妊娠恶阻应与葡萄胎、妊娠合并急性肠胃炎、妊娠合并急性阑尾炎相鉴别。

【辨证施护】

本病的治疗原则以调气和中、降逆止呕为主。并应注意饮食和情志的调节，用药注意浓煎，少量频服，忌用升散之品。病情较重时，则需中西医结合诊治，给予输液、纠正酸中毒及电解质紊乱。若经治疗无好转，或体温超过 38℃ 以上，心率超过 120 次 / 分，或出现黄疸时，应考虑终止妊娠。

1. 胃虚证

主要证候：妊娠早期，恶心呕吐，甚则食入即吐；脘腹胀闷，不思饮食，头晕体倦，怠惰思睡；舌淡，苔白，脉缓滑无力。

证候分析：孕后血聚于下以养胎元，冲气偏盛，胃气素虚，失于和降，冲气夹胃气上逆，则呕吐，或食入即吐；脾胃虚弱，运化失职，则脘腹胀闷，不思饮食；中阳不振，清阳不升，则头晕体倦，怠惰嗜睡。舌淡，苔白，脉缓无力，为脾胃虚弱之征。

施护法则：健胃和中，降逆止呕。

2. 肝热证

主要证候：妊娠早期，呕吐酸水或苦水；胸胁满闷，嗳气叹息，头晕目眩，口苦咽干，渴喜冷饮，便秘溲赤；舌红，苔黄燥，脉弦滑数。

证候分析：肝胆相表里，孕后冲气夹肝火上逆犯胃，胆热随之溢泄，故呕吐酸水或苦水，肝郁气滞，气机不利，故胸胁满闷，嗳气叹息；肝火上逆，故头晕目眩，口苦咽干；热盛伤津，故渴喜冷饮，便秘溲赤。舌红，苔黄燥，脉弦数，为肝热内盛之征。

施护法则：清肝和胃，降逆止呕。

3. 痰滞证

主要证候：妊娠早期，呕吐痰涎；胸膈满闷，不思饮食，口中淡腻，头晕目眩，心悸气短；舌淡胖，苔白腻，脉滑。

证候分析：痰湿之体，或脾虚停饮，孕后血壅气盛，冲气上逆，夹痰饮上泛，故呕吐痰涎；膈间有痰饮，中阳不运，故胸膈满闷，不思饮食，口中淡腻；痰饮中阻，清阳不升，故有头晕目眩；饮邪上凌心肺，则心悸气短。舌淡胖，苔白腻，脉滑，为痰饮内停之征。

施护法则：化痰除湿，降逆止呕。

【护理措施】

1. 病情观察 观察病情变化，记录呕吐的次数，呕吐物的性状、颜色、量及伴随症状等，观察呕吐与饮食、情志、劳倦的关系。必要时记录 24 小时出入量。注意全身症状及大小便和腹部情况，如发现精神萎靡，呼吸急促，反应迟钝，呕吐物混有血液，尿酮体阳性等酮症酸中毒的临床表现，应立即告知医生，以便及时采取相应的治疗措施。

2. 起居护理 室内环境保持清洁、安静、舒适。妊娠初期嗅觉敏感，应避免异常气味的刺激，病房或家庭内要清除一切诱发呕吐的因素，并随时清除呕吐物，避免恶性刺激。建议患者通过休息降低感知觉的刺激以减轻症状，保持生活规律，可选择散步等轻舒缓的运动，并保证每日睡眠充足。鼓励患者进行适宜的生活方式的改变，包括改变工作模式、锻炼、多喝水以减轻恶心呕吐带来的疲乏。剧吐者，宜卧床休息。注意口腔护理，每次呕吐后应用温开水或盐开水漱口，以维护口腔清洁。

3. 饮食护理 注意饮食调理。饮食以富营养、易消化、品种多样、少食多餐为原则，也可根据患者的喜好选择食物。不宜生冷、肥甘、油腻、辛辣、煎炸、香燥、坚硬食物，忌烟、酒、茶、咖啡、薄荷等刺激性食物。可多吃一些酸味或较干的食物如馒头、面包等，减少孕吐。应尽量避免接触容易诱发呕吐的气味、食品或添加剂。避免早晨空腹，鼓励少量多餐，两餐之间饮水、进食清淡干燥及高蛋白的食物。适当增加饮水量，防止脱水。鼓励患者进食，以扶助正气。脾胃亏虚者宜多食健脾益气的食物，如鱼类、瘦肉、桂圆、莲子、大枣、山药、牛奶、鸡蛋等，可食山药生姜肉片、白术鲫鱼粥等；肝胃失和者应清肝和胃，宜食水果蔬菜，如金橘、橙子、苹果、柚子、萝卜等，可食佛手柑粥、梅花粥、生姜乌梅汤等。

4. 情志护理 建议对患者进行良好的心理暗示，必要时提供精神健康支持，稳定患者的情绪，多给予精神安慰，消除各种不良因素刺激，避免紧张、焦虑、忧愁等不良心理状态，以减轻妊娠呕吐的程度。嘱咐家属与孕妇多交谈多沟通，转移和分散患者注意力。肝气犯胃者，应保持心情舒畅，避免恼怒忧思，情绪低落时不宜进食。告知患者，妊娠剧吐经积极治疗 2～3 天后，病情多可好转，仅少数孕妇出院后症状复发，需再次入院治疗。

5. 用药护理 中药汤剂宜浓煎，少量频服。切忌大量药液吞服，以免药入即吐。药液温热随患者喜恶，喜热者温服，喜饮冷者凉服。可用生姜和药兑服；或以生姜汁涂舌面或漱口后再服药，或服药后再含生姜片，可有效减少呕吐。

6. 适宜技术 呕吐剧烈者可按摩内关、足三里、阳陵泉、合谷等穴；耳针可选择膈、胃、神门、交感等；脾胃亏虚者可艾灸足三里等穴，肝胃失和者可加太冲等穴。

【健康教育】

1. 慎起居，适寒温，防劳倦。注意饮食调摄，养成良好的饮食卫生习惯，少食多餐，避免胃饱满；避免生冷、油腻、辛辣、煎炸之物，戒烟酒，并注意饮食卫生；晨起可食清淡、干燥的食物或高蛋白的小吃及咸饼干。

2. 调摄精神，保持开朗乐观的心态和舒畅的心情，避免不良情志刺激而诱发呕吐。加强体育锻炼，适当活动，可选择保健操、散步等方式，以增强体质，有利胎儿发育。

3. 指导患者掌握自我调护的方法，如将鲜姜片含于口中，或者在饮水或饮牛奶时，冲入鲜姜汁，均可缓解恶心的症状。可用手掌自上向下按摩胃脘部，反复进行，每日数次，以增强脾胃功能。此外，告知患者，治疗妊娠期恶心呕吐从预防开始，推荐怀孕前一个月开始补充维生素，以减少妊娠恶心呕吐的发生率和严重程度。

第二节　胎漏、胎动不安

妊娠期间因冲任气血不调、胎元失固，或禀赋虚弱、脾肾气虚，或血热，或跌仆损伤，或服药不慎所致，出现阴道少量出血，时下时止，或淋漓不净，而无腰酸腹痛者，称为"胎漏"；出现腰酸腹痛、小腹下坠，或伴有阴道少量出血者，称为"胎动不安"。

胎动不安和胎漏有别，胎动不安是以腰酸腹痛为主，兼有阴道出血，而胎漏仅见阴道少量出血，无腰酸腹痛的症状。因此，有无腰酸腹痛是二者鉴别要点。胎动不安和胎漏病名、临床表现不同，但二者的病因病机、辨证治疗、转归预后、预防调护等基本相似。

西医学中的早期先兆流产、早产、前置胎盘等，均可参照本节辨证施护。

先兆流产：指妊娠 28 周前，先出现少量的阴道流血，继而出现阵发性下腹痛或腰痛，盆腔检查宫口未开，胎膜完整，无妊娠物排出，子宫大小和孕周相符。妊娠于 28 周前终止者称为流产。如妊娠 12 周前自然终止者称早期流产，妊娠 12 周至不足 28 周自然终止者为晚期流产。

早产：指妊娠满 28 周至不足 37 周之间分娩者。此时娩出的新生儿称早产儿，出生体重多在 1000 ～ 2499g，各器官发育尚不够成熟。

前置胎盘：正常的胎盘附着于子宫体部的前壁、后壁或侧壁。妊娠 28 周后，若胎盘附着于子宫下段，其下缘达到或覆盖宫颈内口，位置低于胎儿先露部，称为前置胎盘。

【中医病因病机】

本病病位在胞宫。中医学将母、胎之间的微妙关系称为"胎元"。胎元是指禀受父母用于养育胎儿的元气。若父母精气不足或母体亏虚、受伤或胎儿受邪气所扰，都能导致胎漏、胎动不安。胎漏、胎动不安的主要机制是冲任气血失调、胎元不固，常见的病因有肾气亏虚、气血虚弱、血热和血瘀。

1. 肾气亏虚　多因父母先天禀赋不足，或房劳多产，大病久病，或孕后房事不节，或惊恐等，致肾气亏虚，冲任损伤，胎元不固发为胎漏、胎动不安。

2. 气血虚弱　母体气血素虚，或久病大病耗伤气血，或孕后思虑过度、饮食劳倦伤脾，致气血生化不足。气血虚弱，不能固摄养胎，冲任不固，致胎元不固发为胎漏、胎动不安。

3. 血热扰胎　母体素有阳盛血热，或孕后过食辛热，或感受热邪，或情志不遂郁而化火，热伤冲任，热迫血行，致胎元不固发为胎漏、胎动不安。

4. 血瘀伤胎　母体素有癥积，或孕后不慎跌仆闪挫，或孕期手术创伤等，致瘀血阻于胞宫，使胎元失养，冲任不固，发为胎漏、胎动不安。

【西医病因病机】

西医学认为，导致流产的原因很多，主要有遗传基因缺陷、母体因素、胎盘因素、外界不良因素等方面。发生早产的常见原因有孕妇、胎儿和胎盘三个方面的因素。而前置胎盘的病因目前尚不明确，可能与子宫内膜病变、胎盘面积过大或受精卵发育迟缓等因素有关。

【诊断与鉴别诊断】

1. 诊断

（1）妊娠期间腰酸腹痛，小腹下坠，或伴有阴道少量出血者为胎动不安；若妊娠期间出现阴道无规则少量出血，时下时止，而无腰酸腹痛者为胎漏。

（2）有停经史，可伴早孕反应，常有孕后房事不节、人工流产、自然流产或癥积病史。

2. 鉴别诊断 胎漏、胎动不安应与堕胎、小产、异位妊娠、妊娠腹痛等相鉴别。除此之外，本病还应与内、外科疾病所致的出血、腹痛相鉴别。

【辨证施护】

本病以止血安胎、补肾固冲为治疗大法。若经治疗阴道出血迅速控制，腰酸腹痛症状好转，多能继续妊娠。若发展为胎殒难留应下胎益母。但治疗过程中若有他病，应遵循治病与安胎并举的原则。

1. 肾气亏虚证

主要证候：妊娠期阴道少量出血，色淡质稀，腰膝酸软，小腹痛，或曾屡有堕胎，头晕耳鸣，夜尿多，眼眶四周发黑或有颜面部暗斑；舌淡，苔薄白，脉沉滑无力，尺脉弱。

证候分析：冲任脉起于胞宫，冲为血海，任主胞宫，肾主生殖，肾气亏虚则冲任不固，血海不固则阴血下泄，故阴道少量出血，色淡质稀；肾气虚胎元不固，有欲下坠之势，故腰酸腹痛有下坠感；肾虚则胎失所系，故可发生屡孕屡堕；头晕耳鸣，眼眶暗黑，舌淡黯，脉沉细滑，尺脉弱均为肾气亏虚之征。

施护法则：补肾固冲，益气安胎。

2. 气血亏虚证

主要证候：妊娠期少量阴道出血，色淡红，质清稀，或小腹空坠而痛，腰酸，面色㿠白，心悸气短，神疲肢倦，口淡，便溏；舌质淡，苔薄白，脉细弱略滑。

证候分析：气血虚弱，冲任不固，不能载胎养胎，气不摄血，故见阴道出血，色淡质稀；气虚无力系胞，胎元不固，血虚不能濡养胞胎则小腹空坠而痛；气血虚弱不能化精，腰为肾之府，肾精亏虚故腰酸；气虚推动固摄无力，脏腑功能减退，故心悸气短，神疲倦怠，乏力，自汗，口淡，便溏；舌淡苔白，脉细弱均为气血虚弱之征。

施护法则：补气养血，固冲安胎。

3. 血热证

主要证候：妊娠期阴道少量出血，色鲜红或深红，质稠，腰酸，或腹痛，面红，口苦咽干，心烦，大便干结，小便短赤；舌质红，苔黄燥，脉滑数有力。

证候分析：外感热邪或孕后过食辛热之品，热伤冲任，内扰胎元，致胎元不固，故妊娠期阴道出血；血为热灼，故质稠，色鲜红或深红；热邪内扰胞宫，气机不畅，故腹痛，胞宫系于肾，胎动欲堕，故见腰酸；火邪炎上且伤津，故面红，心烦，口苦咽干；舌红，苔黄燥，脉滑数有力，均为血热之征。

施护法则：清热凉血，养血安胎。

4. 血瘀证

主要证候：素有癥积，孕后常有腰酸，腹痛下坠，阴道不时出血，色暗红；或妊娠期不慎跌仆闪挫，继之腹痛或少量阴道出血，色鲜红或暗红；舌青紫或舌尖边有瘀点、瘀斑，脉弦滑或沉弦或涩。

证候分析：胎居于胞宫，胞中癥积阻滞胞中，新血不生不能养胎，胎元不固，故阴道不时下血，色暗红，甚至损伤胎气则见腰酸腹痛下坠；跌仆闪挫，损伤冲任，致冲任气血失和，故腹痛或少量阴道出血，血色或鲜红或暗红；舌青紫或舌尖边有瘀点、瘀斑，脉弦滑或沉弦或涩均为血瘀之征。

施护法则：活血化瘀，补肾安胎。

【护理措施】

1. 病情观察 注意观察患者阴道出血的量、色及伴随症状情况。肾虚者常见阴道出血量少色淡，伴腰酸，下腹隐痛；气血不足者常见阴道出血量少，色淡质清，小腹空坠而痛，面色不荣；血热者常见血色鲜红质稠，伴心烦便结溲黄；癥积伤胎者或孕期跌仆闪挫伤之后，出血色多暗红或有血块，舌质紫黯或有瘀点、瘀斑。注意观察出血中有无葡萄样组织排出，出血量有无进行性增加等，以与葡萄胎及胎堕难留等病证鉴别。对于前置胎盘患者，产后应检查胎盘胎膜，若产前出血，产后应仔细检查胎盘胎儿面边缘有无血管断裂，可提示有无副胎盘。若前置部位的胎盘母体面有陈旧性黑紫色血块附着或胎膜破口距胎盘边缘距离＜7cm，则提示前置胎盘。

2. 起居护理　病室环境保持整洁安静，调节温湿度。肾虚及气血虚弱者室温宜偏暖；血热者室温宜偏凉。嘱患者卧床休息，忌过度劳累，劳逸结合，避免负重、攀高、防止跌仆。注意个人卫生，勤换内衣、内裤，每日温水清洗会阴，保持会阴清洁。宜淋浴，避免盆浴。衣服以棉质为宜，宜宽大、轻松、柔软，勿紧束胸腰。穿平底软质鞋。

3. 饮食护理　饮食宜清淡、富营养、易消化。忌姜、花椒、蒜、烟酒等辛辣动火之物及桃仁、红花、山楂、三七等破血滑胎之物。气血亏虚者可选用益气养血、固冲安胎的食物，如蛋、鱼、牛肉、瘦猪肉、牛奶、红枣、桂圆等，可用乌鸡红枣汤、党参红枣桂圆汤、黄芪炖鲈鱼等；肾虚者宜食补肾益气安胎之品，如山药、黑芝麻、猪腰、核桃等，可用羊肾杜仲汤、刀豆炖猪腰等，少食寒凉生冷之品，以免损伤脾阳，影响气血生化；血热者宜食清热凉血之品，如西瓜、甘蔗汁、藕汁、鲜旱莲草汁等；血瘀者宜食理气行滞之品，如金橘饼、陈皮茶或阳春砂仁蜜等，忌食辛辣酸涩、有刺激性及壅阻气机之品。

4. 情志护理　可采取多种形式的沟通方式宣教本病的相关知识，保持心情舒畅，避免不良情绪。告知患者安胎与情志的重要关系，多予安慰和鼓励，克服急躁情绪，安心静养。掌握调节情绪及自我心理疏导的方法，如转移注意力等。妊娠早期可多听轻音乐。此外，产孕妇良好的身心状况可减少早产的发生，突然的精神创伤亦可诱发早产，因此，应做好孕期保健工作，保持平静的心情。由于早产是出乎意料的，孕妇多没有精神和物质准备，对产程中的孤独感、无助感尤为敏感，因此，丈夫、家人和护士在身旁提供支持尤为重要，并能帮助孕妇重建自尊，以良好的心态承担早产儿母亲的角色。

5. 用药护理　虚证安胎药多为补益剂，汤剂宜文火久煎，空腹温服，药后静卧少动；实证安胎药宜饭后温服，服药后少动。若伴妊娠呕吐者宜少量顿服，或可在服药前先服少量姜汁，预防呕吐。跌伤胎者，可实施疼痛护理，给予镇静止痛，腰腹以下严禁贴敷止痛膏。孕期下血，需及时就诊，不可擅自用药。

对于早产患者而言，先兆早产的主要治疗为抑制宫缩，与此同时，还要积极控制感染、治疗合并症和并发症。护士应能明确具体药物的作用和用法，并能识别药物的副作用，以避免毒性作用的发生，同时，应对患者做相应的健康教育。

常用抑制宫缩的药物有以下几类。

（1）β- 肾上腺素受体激动剂　其作用为激动子宫平滑肌 β 受体，从而抑制宫缩。此类药物的副作用为心跳加快、血压下降、血糖增高、血钾降低、恶心、出汗、头痛等。

（2）硫酸镁　镁离子直接作用于肌细胞，使平滑肌松弛，抑制子宫收缩。用法：硫酸镁 4 ～ 5g 静脉注射或快速滴注，随后 1 ～ 2g/L 缓慢滴注 12 小时，一般用药不超过 48 小时。使用硫酸镁时，应密切观察患者有无中毒迹象。

（3）钙通道阻滞剂　阻滞钙离子进入肌细胞而抑制宫缩。常口服硝苯地平，起始剂量为 20mg，然后每次 10 ～ 20mg，每日 3 ～ 4 次，根据宫缩情况调整。用药时必须密切注意孕妇心率及血压的变化，对已用硫酸镁者应慎用，以防血压急剧下降。

（4）前列腺素合成酶抑制剂　前列腺素有刺激子宫收缩和软化宫颈的作用，其抑制剂则有减少前列腺素合成的作用，从而抑制宫缩。但此类药物可通过胎盘抑制胎儿前列腺素的合成与释放，使胎儿体内前列腺素减少，而前列腺素有维持胎儿动脉导管开放的作用，缺乏时导管可能过早关闭而导致胎儿血液循环障碍，因此，临床已较少用。必要时仅在孕 32 周前短期选用。

前置胎盘患者应开放静脉通路，采取相应的止血、输血、扩容等措施。根据病情和孕周，遵照医嘱给予糖皮质激素促进胎儿肺成熟。

6. 适宜技术 便干者，可使用润肠通便方法，减少腹压，防止加重出血。肾气亏虚者可灸左三阴交、右足三里穴。虚证者可用杜仲、补骨脂等研末调膏敷贴于至阴穴、神阙穴。腰腹坠痛者可用菟丝子、桑寄生、杜仲、黄芪、青盐煎水沐足。

【健康教育】

1. 慎起居，生活有规律，防止感冒的发生，避免负重攀高，防止跌仆，保证睡眠充足。饮食宜富营养，易消化，根据不同的体质选择合理的饮食。

2. 提倡婚前、孕前检查，在夫妇双方身体处于最佳状态下妊娠，未病先防，既病防变。定期做孕期保健，注重围产期保健，及早安胎，调畅情志。

3. 孕服宜宽松、柔软，勿紧身束腰，以免影响胎儿生长。安胎失败者，或有堕胎、小产史者，两次受孕时间不宜太近，应避免半年或一年内再孕，防止堕胎再次发生。

4. 孕期须慎房事，妊娠早期 3 个月和妊娠晚期 2 个月尤其要慎房事或避免房事。

第三节 异位妊娠

异位妊娠是因脏腑虚弱、气血劳伤，或情志不畅、气血郁滞，或风、湿、热邪损伤冲任，而致孕后凝聚于少腹，不达子宫，以停经、少腹疼痛、阴道流血，甚则痛剧晕厥、血脱、昏不识人为主要临床表现。

正常妊娠时，受精卵着床于子宫体腔内膜。受精卵在子宫体腔外着床发育时，称为异位妊娠，又称宫外孕。异位妊娠和宫外孕的含义有一定区别。异位妊娠包括输卵管妊娠、卵巢妊娠、腹腔妊娠、宫颈妊娠及阔韧带妊娠等；宫外孕仅指子宫以外的妊娠，宫颈妊娠则不包括在内。

异位妊娠中以输卵管妊娠为最常见，占 90%～95%，当输卵管妊娠破裂后，可造成急性腹腔内出血，发病急，病情重，处理不当可危及生命，是妇产科常见急腹症之一。输卵管妊娠因其发生部位不同又可分为间质部、峡部、壶腹部和伞部妊娠，以壶腹部妊娠多见，约占 78%，其次为峡部，伞部和间质部妊娠少见。

【中医病因病机】

本病病位在冲任、胞宫、胞脉、胞络。发病机理与少腹宿有瘀滞，冲任不畅，或先天肾气不足等有关。由于孕卵未能移行胞宫，在输卵管内发育，以致胀破脉络，阴血内溢于少腹，发生血瘀、血虚、厥脱等一系列证候。

1. 气虚血瘀 素禀肾气不足，或早婚、房事不节，损伤肾气，或素体虚弱，饮食劳倦伤脾，中气不足，气虚运血无力，血行瘀滞，以致孕卵不能及时运达胞宫，而成宫外孕。

2. 气滞血瘀 素性抑郁，或忿怒过度，气滞而致血瘀，或经期产后，余血未尽，不禁房事，或感染邪毒，以致血瘀气滞，气滞血瘀，胞脉不畅，孕卵阻滞，不能运达胞宫，而成宫外孕。

3. 湿热瘀结 经期产后，余血未尽，不禁房事，湿热入侵，瘀血互结，冲任瘀阻，胞脉不畅，孕卵不能运达胞宫，而成宫外孕。

【西医病因病机】

西医学认为，任何妨碍受精卵正常进入宫腔的因素均可造成输卵管妊娠。

1. 输卵管炎症 包括输卵管黏膜炎和输卵管周围炎，这是引起输卵管妊娠的主要原因。慢性炎症可以使输卵管管腔黏膜粘连，管腔变窄；或纤毛缺损；或输卵管与周围粘连，输卵管扭曲，管腔狭窄，输卵管壁平滑肌蠕动减弱等，这些因素均妨碍了受精卵的顺利通过和运行。

2. 输卵管发育不良或功能异常　输卵管过长、肌层发育差、黏膜纤毛缺乏等发育不良，均可成为输卵管妊娠的原因。输卵管蠕动、纤毛活动及上皮细胞的分泌功能异常，也可影响受精卵的正常运行。此外，精神因素也可引起输卵管痉挛和蠕动异常，干扰受精卵的正常运送。

3. 受精卵游走　卵子在输卵管受精，受精卵经宫腔或腹腔进入对侧输卵管称受精卵游走。移行时间过长、受精卵发育增大，即可在对侧输卵管内着床形成输卵管妊娠。

4. 辅助生殖技术　近年由于辅助生殖技术的应用，使输卵管妊娠发生率增加，既往少见的异位妊娠，如卵巢妊娠、宫颈妊娠、腹腔妊娠的发生率增加。

5. 其他　内分泌失调、神经精神功能紊乱、输卵管手术及子宫内膜异位症等都可增加受精卵着床于输卵管的可能性。此外，放置宫内节育器与异位妊娠发生的关系已引起国内外重视。随着宫内节育器的广泛应用，异位妊娠发生率增高，其原因可能是由于使用宫内节育器后的输卵管炎所致。近年来，相关研究表明，宫内节育器本身并不增加异位妊娠的发生率，但若宫内节育器避孕失败而受孕时，异位妊娠的发生率较大。

【诊断与鉴别诊断】

1. 诊断

（1）早期可有一侧下腹隐痛；输卵管妊娠流产或破裂时，突感一侧下腹疼痛或撕裂样剧痛，持续或反复发作，常伴恶心呕吐、肛门坠胀和排便感。

（2）阴道不规则流血，量少，亦有流血较多者，可同时排出蜕膜样组织。

（3）初始或轻者出现晕厥，严重者出现低血容量性休克，休克程度与腹腔内出血的速度及血量成正比，但与阴道流血量无明显关系。

（4）输卵管妊娠流产或破裂时所形成的血肿时间较久者，由于血液凝固并与周围组织或器官发生粘连，形成包块。

（5）既往可有盆腔炎性疾病、不孕症、异位妊娠等病史。

2. 鉴别诊断　异位妊娠应与流产、急性阑尾炎、急性输卵管炎等相鉴别。

【辨证施护】

本病的治疗强调早期确诊，并争取保守治疗成功，要注意动态观察病情的发展，根据病情变化，及时采取适当的治疗措施。初始以杀胚消癥、活血止痛为主；中期以活血止血、杀胚消癥为主；晚期以活血化瘀消癥为主。

中医治疗适合于输卵管妊娠的某些阶段，有其明确的适应证，并要在输液、输血及手术准备的条件下进行。

1. 未破损期　指输卵管妊娠尚未破损者。

主要证候：孕后一侧少腹隐痛或持续作痛，或阴道出血少淋漓，可伴呕恶，纳少厌食；舌红苔薄，脉弦滑。

证候分析：妊娠则月经停闭，孕卵异位着床，冲任瘀阻，胞脉不畅，则小腹一侧隐痛或持续作痛；血不归经则阴道出血量少淋漓；孕后冲脉气盛，胃失和降故呕恶或纳少厌食；舌红苔薄，脉弦滑均为妊娠之征。

施护法则：杀胚消癥，化瘀止痛。

药物治疗输卵管妊娠成功的要点：①成功杀死胚胎。②药物能防止或阻止病灶引起的内出血。③药物预防和治疗病灶部位的局部感染。

2. 已破损期　指输卵管妊娠发生流产或破裂者。早期输卵管妊娠破损后时间不长，内出血不多，病情尚稳定。对要求保留生育能力者，可在严密观察下继续药物保守治疗。须掌握的指征是：①破损后 24～48 小时患者脉搏、血压稳定。②超声检查直肠子宫陷凹可见不规则液性暗区，最深径不超过 20mm，估计出血量在 200mL 以下，则非手术治疗有成功的可能。

主要证候：腹痛拒按，腹部有压痛及反跳痛，未见进行性加重，或兼有少量阴道流血；舌红苔薄，脉细滑。

证候分析：脉络破损，络伤而血溢，血不循经而成瘀，瘀血阻滞不通，则腹痛拒按；瘀血内阻，新血不得归经，故有阴道出血；气血未见大伤，故舌红苔薄，脉细滑。

施护法则：化瘀止血，杀胚消癥。

若已破损后 1 周内未出现休克者，是非手术成功的重要指标。此期一旦内出血增多，出现休克时，应立即吸氧、备血，建立静脉通道，输血，输液，进行手术治疗。此期抗休克也可配合中药治疗。

3. 包块期 指输卵管妊娠流产或破损后内出血量少，盆腔形成包块。

主要证候：下腹疼痛逐渐减轻，或仅有下腹坠胀不适，少腹包块形成，阴道出血量少或停止；舌暗苔薄，脉细涩或弦涩。

证候分析：孕卵异位着床，络伤血溢少腹，日久瘀积成癥，故少腹包块形成；癥块内结，气机不畅，则有下腹疼痛，或下腹坠胀不适；瘀血内停，血不归经，则有阴道出血；舌暗苔薄，脉细涩或弦涩均为瘀血内阻之征。

施护法则：活血化瘀，消癥散结。

【护理措施】

1. 病情观察 密切观察患者的一般情况、生命体征，并重视患者的主诉，尤应注意阴道流血量与腹腔内出血量不成比例，当阴道流血量不多时，不要误以为腹腔内出血量亦很少。护士应告诉患者病情发展的一些指征，如出血增多、腹痛加剧、肛门坠胀感明显等。一旦内出血增多，出现休克时，是血虚气脱的重症。应做急症处理：严密监测患者生命体征、平卧位、立即吸氧，根据医嘱进行备血、建立静脉通道、输血输液，做好各项术前准备，及早手术治疗。

2. 起居护理 慎起居，防外感，保持睡眠充足。保持良好的卫生习惯，注意经期和性生活卫生，减少炎症发生。保持外阴清洁，每日用温水清洗外阴。患者应卧床休息，避免腹部压力增大，从而减少异位妊娠破裂的机会，同时避免增加腹压的动作，如大笑、弯腰下蹲、用力排便等。

3. 饮食护理 饮食宜富营养、清淡、易消化，已破损期以流质、半流质饮食为宜。此外护士还应指导患者摄取足够的营养物质，尤其是富含铁蛋白的食物，如动物肝脏、鱼肉、豆类、绿叶蔬菜及黑木耳等，以促进血红蛋白的增加，增强患者的抵抗力。

4. 情志护理 以亲切的态度和切实的行动赢得患者及家属的信任，保持周围环境安静、有序，减少和消除患者的紧张、恐惧心理，协助患者接受此次妊娠失败的现实，向她们讲述异位妊娠的有关知识，一方面可以减少因害怕再次发生异位妊娠而抵触妊娠的不良情绪，另一方面，也可增加和提高患者的自我保健意识。对于手术患者，术前应简洁明了地向患者及家属讲明手术的必要性，并以亲切的态度和切实的行动赢得患者及家属的信任，协助患者接受手术治疗方案。术后，帮助患者以正常的心态接受此次妊娠失败的现实。

5. 用药护理 活血化瘀类中药汤剂宜饭后温服，三七粉用少量温水调服。活血化瘀类中成药宜饭后服用，如血府逐瘀颗粒、大黄䗪虫胶囊、散结镇痛胶囊等。同时注意观察腹痛、阴道流血及有无胚胎组织物排出；使用药物杀伤胚胎时，应观察有无不良反应。保守治疗者，遵照医嘱局部外敷中药散剂，促进包块吸收。使用前注意皮肤干燥、清洁，应注意观察用药后的反应，如局部出现灼热、发红、瘙痒、刺痛等症状时，应及时报告主治医师，协助处理；如出现头晕、恶心、心慌、气促等症状，应立即停止用药，同时采取必要的处理措施，并报告医师。过敏体质者慎用。

对于非手术治疗的患者，应加强化疗药物的护理：化疗一般采用全身用药，亦可采用局部用药。用药期间，建议应用 B 型超声和 β-HCG 进行严密监护，同时监测患者的病情变化及药物的毒副反应，需要做好手术准备，发生内出血时能及时手术治疗。常用药物有甲氨蝶呤，其治疗机制是抑制滋养细胞增生、破坏绒毛，使胚胎组织坏死、脱落、吸收；不良反应较小，常表现为消化道反应，骨髓抑制以白细胞下降为主，有时可出现轻微肝功能异常，药物性皮疹，脱发等，大部分反应是可逆的。

6. 适宜技术　输卵管妊娠治疗后发现盆腔遗留包块者，可使用中药外敷辅助治疗；血 β-HCG 已转为阴性，盆腔遗留输卵管妊娠包块的患者，可选择使用中药保留灌肠治疗，建议使用化瘀散结灌肠液（当归、赤芍、地黄、川芎等）辅助治疗。

【健康教育】

1. 输卵管妊娠的预后在于防止输卵管的损伤和感染，因此护士应做好妇女的健康指导工作，防止发生盆腔感染。教育患者保持良好的卫生习惯，勤洗浴、勤换衣，性伴侣稳定。发生盆腔炎后须立即彻底治疗，以免延误病情。

2. 由于输卵管妊娠者中约有 10% 的再发生率和 50% ～ 60% 的不孕率。因此，护士需告诫患者，下次妊娠时要及时就医，并且不宜轻易终止妊娠。

第四节　妊娠腹痛

妊娠期间，出现以小腹疼痛为主的病症，称为"妊娠腹痛"，亦称"胞阻"。

妊娠腹痛是孕期常见病之一，若不伴有下血症状，一般预后良好。若痛久不止，病势日进，也可损伤胎元，甚则发展为堕胎、小产。西医学先兆流产以腹痛为主要症状者基本相同。

先兆流产表现为停经后先出现少量阴道流血，量比月经量少，有时伴有轻微下腹痛、腰痛、腰坠。妇科检查：子宫大小与停经周数相符，宫颈口未开，胎膜未破，妊娠产物未排出。经休息及治疗后，若流血停止或腹痛消失，妊娠可继续进行；若流血增多或腹痛加剧，则可能发展为难免流产。

【中医病因病机】

本病的发病机制主要是胞脉阻滞、气血运行不畅。实者不通则痛，虚者不荣而痛。常见分型有血虚、虚寒、气郁等。

1. 血虚　孕妇素体血虚，或失血过多，或脾虚化源不足而血虚，血虚则胞脉失养，以致腹痛。

2. 虚寒　孕妇素体阳虚，阴寒内生，不能生血行血，胞脉失于温煦，胞脉失养又兼血滞，因而发生腹痛。

3. 气郁　孕妇素性抑郁，或为情志所伤，气郁则血行不畅，胞脉阻滞，不通则痛，因而腹痛。

【西医病因病机】

西医学认为，导致流产的原因很多，主要包括胚胎因素、母体因素、胎盘因素和环境因素。

1. 胚胎因素　染色体异常是自然流产最常见的原因。在早期自然流产中，有 50% ～ 60% 的妊娠产物存在染色体异常。染色体异常多为数目异常，如 X 单体、某条染色体出现 3 条，或者三倍体、多倍体等；其次为结构异常，如染色体断裂、缺失或易位。染色体异常的胚胎多数发生流产，极少数继续发育成胎儿，但出生后也会发生某些功能异常或合并畸形。若已流产，妊娠产物有时仅为一空泡或已经退化了的胚胎。

2. 母体因素

（1）全身性疾病　妊娠期高热可引起子宫收缩而发生流产；细菌毒素或病毒通过胎盘进入胎儿血液循环，导致胎儿死亡而发生流产。孕妇患严重贫血或心力衰竭可致胎儿缺氧，也可能引起流产。此外，内分泌功能失调、身体或精神的创伤也可导致流产。

（2）免疫因素　母体妊娠后母儿双方免疫不适应，导致母体排斥胎儿发生流产；母体内有抗精子抗体也常导致早期流产。

（3）生殖器官异常　子宫发育不良、子宫畸形、子宫肌瘤、宫腔粘连等可影响胎儿的生长发育而导致流产。子宫颈重度裂伤，宫颈内口松弛易因胎膜早破而引起晚期流产。

（4）其他　如母儿血型不合（如 Rh 或 ABO 血型系统等）可能引起晚期流产。另外，妊娠期特别是妊娠早期行腹部手术，劳动过度、频繁性交、过量吸烟、酗酒、吸毒等不良习惯等诱因，均可刺激子宫收缩而引起流产。

3. 胎盘因素　滋养细胞的发育和功能不全是胚胎早期死亡的重要原因。此外，胎盘内巨大梗死、前置胎盘、胎盘早期剥离而致胎盘血液循环障碍，胎儿死亡等可致流产。

4. 环境因素　过多接触有害的化学物质（如镉、铅、有机汞、DDT 等）和物理因素（如放射性物质、噪声及高温等）可直接或间接对胚胎或胎儿造成损害，引起流产。

【诊断与鉴别诊断】

1. 诊断

（1）在妊娠期间，出现下腹疼痛，一般不甚剧烈，但常反复发作者为主要诊断依据。

（2）有停经史及早孕反应。

2. 鉴别诊断　妊娠腹痛应与胎漏、胎动不安、堕胎、小产、异位妊娠相鉴别。此外，还要与妊娠期的内外科疾病（如胃脘痛、慢性阑尾炎）做鉴别。

【辨证施护】

本病的治疗以调理气血为主，使胞脉气血通畅而达到止痛安胎的目的。

1. 血虚证

主要证候：妊娠小腹绵绵作痛，头晕心悸，失眠多梦，面色萎黄；舌淡，苔薄白，脉细滑。

证候分析：素体血虚，孕后血聚养胎而愈虚，血虚胞脉失养，故小腹绵绵作痛；血虚髓海失养，则头晕；血不养心，则心悸；神不安舍，则少寐多梦；血虚不能上荣于面，故面色萎黄；舌淡，苔薄白，脉细滑，为血虚之征。

施护法则：补血养血，止痛安胎。

2. 虚寒证

主要证候：妊娠小腹冷痛，喜温喜按，形寒肢冷，倦怠无力，面色㿠白；舌淡，苔白，脉细滑。

证候分析：素体阳虚，孕后胞脉失于温煦，故小腹冷痛，喜温喜按；中阳不振，则倦怠无力；阳气不能外达，故形寒肢冷，面色㿠白；舌淡，苔白，脉细滑，为虚寒之征。

施护法则：暖宫止痛，养血安胎。

3. 气郁证

主要证候：妊娠小腹胀痛，情志抑郁，或烦躁易怒，伴胸胁胀满；舌红，苔薄，脉弦滑。

证候分析：素性忧郁，肝失条达，气机不畅，孕后胞脉阻滞，故小腹胀痛；气滞肝脉，故胸胁胀满；气郁无以宣达，气机不畅，故情志抑郁，或烦躁易怒；舌红，苔薄，脉弦滑，为肝郁气滞之征。

施护法则：疏肝解郁，止痛安胎。

【护理措施】

1. 病情观察　注意观察腹痛的性质、部位及伴随症状等，注意监测胎心率的变化。告知孕妇定期进行妇科检查，观察子宫大小、胎位、胎心等，以及是否有宫颈缩短或开口等临产征兆。如果出现阴道出血增多，腰腹坠胀，腹痛阵阵加剧，或有妊娠产物排出，应立即报告医生。

2. 起居护理　宜保持环境安静、整洁、舒适，空气清新，阳光充足，温湿度适宜，避免受凉。适当调整睡眠姿势，避免压迫腹部。保持规律的生活作息，避免过度劳累。进行适当的运动，如散步、孕妇瑜伽等，以增强体质，促进气血流通。此外，妊娠早期 3 个月及临产前 3 个月均禁止房事。

3. 饮食护理　饮食宜清淡、富营养、易消化，平时应加强饮食调养，根据具体证型选择不同食物，忌食辛辣刺激、生冷、油腻的食物。血虚证患者宜多食有营养、易消化及健脾养血食品，如红枣、莲子、银耳、瘦肉、猪肝、鸡蛋，以及新鲜蔬菜瓜果等。虚寒证患者宜用暖宫止痛、养血安胎食品，如草果豆蔻煲乌骨鸡。气郁证患者进食宜清淡，平时可食萝卜汤以理气消胀，还可饮绿梅茶。

4. 情志护理　情志变化可成为致病因素，直接影响脏腑功能，因此，要注意疏肝解郁，避免不必要的精神刺激。保持心情舒畅，避免情绪波动过大，避免影响气血运行。了解妊娠的生理过程和精神因素与胎儿的关系，保持心情愉快，心境平和，消除一切不良因素影响，使气机调畅，气血平和。此外，由于孕妇的情绪状态也会影响其保胎效果，因此，护士还应注意观察孕妇的情绪反应，加强心理护理，从而稳定孕妇情绪，增强保胎信心。护士需向孕妇及家属讲明保胎措施的必要性，以取得孕妇及家属的理解和配合。

5. 用药护理　血虚型患者可服当归芍药散加减；虚寒型患者可服胶艾汤加减；气郁型患者可服逍遥散加减。虚寒型患者中药汤剂宜温服，药后注意休息和保暖。气郁型患者中药汤剂宜饭前少量多饮频服，服后以顺时针方向按摩腹部，以帮助通腑。此外，当归养血丸、安胎益母丸、加味逍遥丸、逍遥丸等中草药，视病情辨证选用。

西医学的用药护理可参照本章第三节。

6. 适宜技术　腰腹坠痛的患者可用菟丝子、桑寄生、杜仲、黄芪、青盐煎水沐足。虚证患者可用杜仲、补骨脂等研末调膏敷贴于至阴穴、神阙穴，以调和脏腑、调理阴阳、疏通经络。

【健康教育】

1. 注意卧床休息，禁止性生活，减少刺激，保持规律的生活作息，避免过度劳累。

2. 调摄精神，保持开朗乐观的心态和舒畅的心情，避免不良情志刺激。

3. 对于流产患者，护士还应与孕妇及家属共同讨论此次流产的原因，并向他们讲解流产的相关知识，帮助他们为再次妊娠做好准备。

第五节　妊娠肿胀

妊娠中晚期，肢体面目发生肿胀者，称为"妊娠肿胀"，亦称"子肿"。《医宗金鉴》根据肿胀部位及程度之不同，分别有子气、子肿、皱脚、脆脚等名称。如在妊娠 7～8 个月后，只是脚部轻度浮肿，无其他不适者，为妊娠晚期常见现象，可不必治疗，产后自消。

本病类似于西医学的妊娠高血压综合征轻症、妊娠水肿。妊娠水肿是血管内的液体成分渗出血管，积聚在组织间隙中造成的。一般来说，妊娠水肿容易发生在妊娠 28 周以后。此外，妊娠期孕妇胎盘分泌的激素及肾上腺分泌的醛固酮增多，造成体内钠和水分滞留；体内水分积存，尿量相应减少；或合并较重的贫血，血浆蛋白低，水分从血管内渗出到周围的组织间隙等。

妊娠水肿是孕妇多发病，做好产前检查，加强营养，适当休息，对减轻本病的发展程度有重要意义。若不伴有高血压、蛋白尿者，预后良好。严重者可致子晕、子痫。

【中医病因病机】

本病主要机理不外虚实两个方面，虚者脾肾阳虚，水湿内停；实者气滞湿郁，泛溢肌肤，以致肿胀。常见分型有脾虚、肾虚和气滞三种。

1.脾虚　脾气素虚，或孕后过食生冷，内伤脾阳，脾虚运化失职，水湿停滞，泛滥肌肤，遂为肿胀。

2.肾虚　素体肾虚，孕后阴血聚于下，有碍肾阳敷布，不能化气行水，且肾为胃之关，肾阳不布，则关门不利，聚水而从其类，以致水湿泛溢肌肤而为肿胀。

3.气滞　素多忧郁，气机不畅，孕后胎体渐长，更碍气机升降，两因相感，不能通调水道，气滞湿郁，泛溢肌肤，遂发肿胀。

【西医病因病机】

西医学认为，妊娠水肿的原因主要是由于妊娠子宫增大，压迫静脉，造成静脉回流受阻。

1. 妊娠后 6 周开始血容量逐渐增加，34 周达到高峰，并在这个水平上一直维持到产后两周才恢复到孕前水平。血容量可比非孕期增加 40% 左右，所以血容量增加后，组织间液也会增加。

2. 由于血液增加时，血浆的增加比血球等的增加要多，所以，血液成分会相对稀释，血浆白蛋白的相对浓度也比非孕期时要低。而血浆白蛋白是维持血浆渗透压的主要成分，孕期血浆渗透压要比非孕期低。这样就使血流中的水分容易渗透到组织间液中，从而造成下肢水肿。

3. 妊娠后子宫增大，使骨盆内压力增高，从而使下肢静脉血流受到影响，这也是下肢浮肿的重要原因之一。

【诊断与鉴别诊断】

1.诊断

（1）有慢性肾炎、高血压、糖尿病、心脏病、贫血、营养不良等病史；高龄初孕、多胎妊娠、羊水过多史。

（2）妊娠 20 周后出现水肿，多由踝部开始，渐延至小腿、大腿、外阴部、腹壁，甚至全身水肿或有腹水。若无明显水肿，但每周体重增加异常也是临床表现之一。

2.鉴别诊断　妊娠肿胀应与妊娠合并慢性肾炎、妊娠合并心脏病、营养不良性水肿相鉴别。

【辨证施护】

本病的治疗原则以利水化湿为主，脾虚者健脾利水，肾虚者温肾利水，气滞者理气化湿，并根据"治病与安胎并举"的原则，随证加入养血安胎之品。

1.脾虚证

主要证候：妊娠数月，面浮肢肿，甚则遍身俱肿，皮薄光亮，按之凹陷，脘腹胀满，气短懒言，口中淡腻，食欲不振，小便短少，大便溏薄；舌体胖嫩，边有齿痕，苔薄白或薄腻，脉缓滑无力。

证候分析：脾主肌肉、四肢，脾虚不运，水湿停聚，泛溢肌肤四肢，故面浮肢肿，甚则遍身俱肿，水溢皮下，故皮薄光亮，按之凹陷；脾虚中阳不振，故脘腹胀满，气短懒言；脾虚不运，水湿内停，故口中淡腻，食欲不振；水湿流走肠间，故大便溏薄；脾虚肺气不足，水道不利，则小便短少；舌淡胖嫩，边有齿痕，苔薄白或者薄腻，脉缓滑无力，为脾虚湿盛之征。

施护法则：健脾除湿，行水消肿。

2.肾阳虚证

主要证候：妊娠数月，面浮肢肿，下肢尤甚，按之没指，头晕耳鸣，腰酸无力，下肢逆冷，心悸气短，小便不利，面色晦黯；舌淡，苔白滑，脉沉迟。

证候分析：肾气不足，气化失常，水湿内停，泛溢于肌肤，故面浮肢肿，按之没指；湿性就下，故下肢肿甚；肾虚髓海不足，外府失荣，故头晕耳鸣，腰酸无力；肾阳不足，水道莫制，不能气化使出，则小便不利；水气上凌心肺，则心悸气短；命火虚衰，不能温煦下元，故下肢逆冷；其面色晦黯，舌淡，苔白滑，脉沉迟，为肾阳不足之征。

施护法则：补肾温阳，化气行水。

3.气滞证

主要证候：妊娠数月，肢体肿胀，始肿两足，渐及于腿，皮色不变，压痕不显，头晕胀痛，胸胁胀满，饮食减少；苔薄腻，脉弦滑。

证候分析：证因气机郁滞，升降失司，清阳不升，浊阴下滞，故始肿两足；渐及于腿，此因气滞而湿气内停，故皮色不变，压痕不显；清阳不升，浊阴上扰，故头晕胀痛；气滞不宣，横侮中土，故胸胁胀满，饮食减少；苔薄腻，脉弦滑，为妊娠气滞之征。

施护法则：理气行滞，化湿消肿。

【护理措施】

1.病情观察　注意观察水肿发生的部位及水肿的严重程度并记录，定期监测体重，注意体重的突然增加，这可能是水肿加重的信号；注意监测血压、尿量等；注意孕妇是否出现呼吸困难、胸痛、剧烈头痛、视力模糊等严重症状，这些可能是子痫前期的征兆。

2.起居护理　保持室内环境干净整洁，注意保暖，保证充足的休息和睡眠。穿着舒适的衣物和鞋子，避免过紧的衣物对四肢造成压迫。适当休息，避免长时间站立或坐着，定时变换姿势，抬高双腿。轻度水肿的孕妇每天可进行适度的室外活动如散步，但要避免疲劳。重度水肿者需要卧床休息，休息时可将腿部适当抬高，有助于血液回流。在整个妊娠期间，应避免进行剧烈活动和过度劳累。注意个人卫生，养成规律性的定期排尿习惯。

3.饮食护理　注意饮食平衡，饮食宜清淡平和，适量增加蛋白质及维生素的摄入。此外，妊娠期间身体调节盐分、水分的机能下降，应减少盐分的摄入，避免过多油腻和生冷食物，以防加重肿胀。

4.情志护理　孕妇应尽量保持乐观、愉快的情绪，不良情绪会影响身体的正常代谢，可能会导致水肿加重。为了自己和宝宝的健康，孕妇应学会调节情绪，保持平和的心态。家人和亲友也应对孕妇给予更多的关心和理解，帮助其度过特殊时期。对于水肿问题，如果情况严重或持续不退，建议及时寻求医生的帮助，获得更为专业的治疗建议。

5.用药护理　脾虚者服用健脾除湿的药物如白术散，以健脾祛湿，行水消肿；肾虚者服用补肾温阳的药物如五苓散，以温阳化气，行水消肿；气滞者服用理气行滞的药物如天仙藤散，以调节气机，促进气血运行。

6.适宜技术　使用温和的中药煎剂进行足浴，可以帮助活血化瘀，减轻肿胀。

【健康教育】

1.孕妇应该保证充足的休息时间，避免长时间站立或坐着。在休息时，可以抬高双下肢，帮助血液循环。穿着舒适的衣物和鞋子，避免过紧的衣物对四肢造成压迫。适当休息，避免疲劳。

2.告知孕妇应该定期进行产检，及时监测自己和胎儿的健康状况。如果出现严重水肿、疼痛或呼吸困难等症状，应立即就医。

3.妊娠水肿可能与高血压和糖尿病等疾病有关，因此孕妇需要注意监测自己的血压和血糖水平，及时发现并处理问题。

第六节　妊娠痫证

妊娠晚期，或临产时及新产后，眩晕头痛，突然昏不知人，两目上视，牙关紧闭，四肢抽搐，腰背反张，少顷可醒，醒后复发，甚或昏迷不醒者，称为"妊娠痫证"，亦称"子痫"。本病多数在重症妊娠眩晕的基础上发作，也可不经此阶段而突发痫证。最常发生在妊娠晚期及临产前，称产前子痫；部分发生在分娩过程中，即产时子痫；产后一般发生在 24 小时内，称产后子痫，较少见。

本病相当于西医学中的重度妊娠高血压疾病中的子痫。子痫是产科危急重症，做好产前检查，对预防子痫的发生和发展有重要意义。子痫一旦发生，严重威胁母婴生命。

西医学认为，妊娠期高血压疾病是妊娠期特有的疾病，包括妊娠期高血压、子痫前期、子痫、慢性高血压并发子痫前期以及妊娠合并慢性高血压。其中妊娠期高血压、子痫前期和子痫以往统称为妊娠高血压综合征。本病多发生于妊娠 20 周以后，以高血压、水肿、蛋白尿为主要特征，可伴全身多器官功能损害或功能衰竭；严重者可出现抽搐、昏迷，甚至死亡。我国发病率为 9.4% ～ 10.4%，国外报道发病率为 7% ～ 12%。该病严重影响母婴健康，是导致孕产妇及围生儿发病率及死亡的重要原因之一。

【中医病因病机】

本病主要机理是肝阳上亢，肝风内动，或痰火上扰，蒙蔽清窍。

1. 肝风内动　素体阴虚，孕后精血养胎，肾精益亏，肝血愈虚，血不荣筋，肝风内动，精不养神，心火偏亢，风火相扇，神志昏冒，遂发子痫。

2. 痰火上扰　孕妇素体阴虚，孕后阴血下聚养胎，阴虚尤甚，阴虚热盛，灼其津液，炼液成痰，痰热互结，或肝阳偏亢，气郁痰滞，蕴而化火，痰火交织，或孕妇脾虚湿盛，聚液成痰，郁久化热，以致痰火上蒙清窍，神志昏冒，发为子痫。

【西医病因病机】

西医学认为，妊娠期高血压疾病的发病原因至今尚未阐明，但是，在临床工作中确实发现有些因素与妊娠期高血压疾病的发病密切相关，称之为易发因素。其易发因素及主要病因学说如下。

1. 易发因素　依据流行病学调查发现，妊娠期高血压疾病可能与以下因素有关：①初产妇。②年轻孕产妇（年龄≤18 岁）或高龄孕产妇（年龄≥35 岁）。③精神过度紧张或受刺激致使中枢神经系统功能紊乱者。④寒冷季节或气温变化过大。⑤有慢性高血压、慢性肾炎、糖尿病等病史的孕妇。⑥营养不良，如贫血、低蛋白血症者。⑦初次产检时体重指数≥28kg/m² 者。⑧子宫张力过高（如羊水过多、双胎妊娠、糖尿病巨大儿等）者。⑨家族中有高血压史，尤其是孕妇之母有重度妊娠期高血压史者。

2. 病因学说

（1）免疫学说　妊娠被认为是成功的自然同种异体移植。从免疫学观点出发，认为妊娠期高血压疾病病因是胎盘某些抗原物质免疫反应的变态反应，与移植免疫的观点很相似。但与免疫的复杂关系有待进一步证实。

（2）子宫螺旋小动脉重铸不足　临床发现妊娠期高血压疾病易发生于初产妇、多胎妊娠、羊水过多者。本学说认为是由于子宫张力增高，影响子宫血液供应，造成子宫 - 胎盘缺血缺氧所致。此外，全身血液循环不能适应子宫 - 胎盘需要的情况，如孕妇有严重贫血、慢性高血压、糖尿病等易伴发本病。

（3）血管内皮功能障碍　研究发现妊娠期高血压疾病者，细胞毒性物质和炎性介质如氧自由基、过氧化脂质、血栓素 A_2 等含量增高，而前列环素、维生素 E、血管内皮素等减少，诱发血小板凝聚，并对血管紧张因子敏感，血管收缩致使血压升高，并且导致一系列病理变化。此外，气候寒冷、精神紧张也是本病的主要诱因。

（4）**营养缺乏及其他因素**　据流行病学调查，妊娠期高血压疾病的发生可能与钙缺乏有关。妊娠易引起母体缺钙，导致妊娠期高血压疾病发生，而孕期补钙可使妊娠期高血压疾病的发生率下降，但其发生机制尚不完全清楚。另外，以白蛋白缺乏为主的低蛋白血症及锌、硒等的缺乏与子痫前期的发生发展有关。此外，其他因素如胰岛素抵抗、遗传等因素与妊娠期高血压疾病发生的关系亦有所报道。

【诊断与鉴别诊断】

1. 诊断

（1）妊娠中晚期有高血压、水肿或蛋白尿史。

（2）妊娠晚期，或临产时及新产后，突然眩晕倒仆，昏不知人，两目上视，牙关紧闭，四肢抽搐，腰背反张，须臾醒，醒复发，甚或昏迷不醒。

（3）子痫发作前血压可明显升高≥160/110mmHg，蛋白尿≥5g/24h，或有血小板减少，血清转氨酶升高，凝血障碍等。

2. 鉴别诊断　子痫主要与妊娠合并癫痫发作相鉴别。癫痫患者既往有发作史；一般无高血压、水肿、蛋白尿等症状和体征；发作时突然出现意识丧失，抽搐开始即出现全身肌肉持续性收缩。而子痫患者有高血压、水肿、蛋白尿；抽搐前有先兆，抽搐时初为面部等局部肌肉，以后波及全身，伴面部青紫，呼吸暂停 1～2 分钟。

【辨证施护】

子痫为产科危急重症，中医治疗原则以平肝息风、安神定痉、豁痰开窍为主。西医主要是控制抽搐，纠正缺氧和酸中毒，控制血压，防治并发症，密切监测母胎状况，适时终止妊娠。

1. 肝风内动证

主要证候：妊娠晚期，或临产时及新产后，头痛眩晕，突然昏仆不知人，两目天吊，牙关紧闭，四肢抽搐，腰背反张，时作时止，或良久不省，手足心热，颧赤息粗；舌红或绛，苔无或花剥，脉弦细而数或弦劲有力。

证候分析：素体肝肾阴虚，孕后血聚养胎，阴血更虚，肝阳益亢，故头痛眩晕；肝风内动，筋脉拘急，以致两目天吊，牙关紧闭，四肢抽搐，腰背反张，息粗；风火相扇，扰犯神明，以致昏仆不知人；阴虚内热，则手足心热，颧赤；舌红或绛，苔无或花剥，脉弦细而数或弦劲有力，为阴虚阳亢，肝风内动之征。

施护法则：养阴清热，平肝息风。

2. 痰火上扰证

主要证候：妊娠晚期，或临产时及新产后，头痛胸闷，突然昏仆不知人，两目天吊，牙关紧闭，口流涎沫，面浮肢肿，息粗痰鸣，四肢抽搐，腰背反张，时作时止；舌红，苔黄腻，脉弦滑而数。

证候分析：痰火内蕴，则胸闷；痰火上蒙清窍，则头痛，昏仆不知人；肝阳偏亢，火盛风动，则两目天吊，牙关紧闭，四肢抽搐，腰背反张；痰湿内盛，则口流涎沫，息粗痰鸣；湿浊泛溢肌肤，则面浮肢肿；舌红，苔黄腻，脉弦滑而数，为痰火内盛之征。

施护法则：清热开窍，豁痰息风。

【护理措施】

由于病情危重，该病应中西医结合进行救治。

1. 病情观察　密切监护母儿状态，护士应询问孕妇是否出现头痛、视力改变、上腹不适等症状。每日测体重及血压，每日或隔日复查尿蛋白。定期监测血压、胎儿发育状况和胎盘功能。必要时心电监护、胎心监护，给予间断吸氧可增加胎儿在宫内缺氧的耐受性。

（1）子痫患者的护理

①协助医生控制抽搐：患者一旦发生抽搐，应尽快控制。硫酸镁为首选药物，必要时可加用强有力的镇静药物。

②专人护理，防止受伤：子痫发生后，首先应保持呼吸道通畅，并立即给氧，用开口器或于上、下磨牙间放置一缠好纱布的压舌板，用舌钳固定舌以防咬伤唇舌或致舌后坠的发生。患者取头低侧卧位，以防黏液吸入呼吸道或舌头阻塞呼吸道，也可避免发生低血压综合征。必要时，用吸引器吸出喉部黏液或呕吐物，以免窒息。在患者昏迷或未完全清醒时，禁止给予饮食和口服药，以防误入呼吸道而致吸入性肺炎。

③减少刺激，以免诱发抽搐：患者应安置于单人暗室，保持绝对安静，以避免声、光刺激；一切治疗活动和护理操作尽量轻柔且相对集中，避免干扰患者。

④严密监护：密切注意血压、脉搏、呼吸、体温及尿量，记出入量。及时进行必要的血、尿化验和特殊检查，及早发现脑出血、肺水肿、急性肾衰竭等并发症。

⑤为终止妊娠做好准备：子痫发作后多自然临产，应严密观察，及时发现产兆，并做好母子抢救准备。如经治疗病情得以控制仍未临产者，应在孕妇清醒后 24 ～ 48 小时内引产，或子痫患者经药物控制后 6 ～ 12 小时，考虑终止妊娠。护士应做好终止妊娠的准备。

（2）妊娠期高血压孕妇的产时及产后护理　妊娠期高血压孕妇的分娩方式应根据母子的情形而定。

①若决定经阴道分娩，需加强各产程护理：在第一产程中，应密切监测患者的血压、脉搏、尿量、胎心及子宫收缩情况以及有无自觉症状；血压升高时应及时与医师联系。在第二产程中，应尽量缩短产程，避免产妇用力，初产妇可行会阴侧切并用产钳或胎吸助产。在第三产程中，必须预防产后出血，在胎儿娩出前肩后立即静推缩宫素，禁用麦角新碱，及时娩出胎盘并按摩宫底，观察血压变化，重视患者的主诉。

②开放静脉，测量血压：病情较重者于分娩开始即开放静脉。胎儿娩出后测血压，病情稳定后方可送回病房。在产褥期仍需继续监测血压，产后 48 小时内应至少每 4 小时观察 1 次血压。

③继续硫酸镁治疗，加强用药护理：重症患者产后应继续硫酸镁治疗 1 ～ 2 天，产后 24 小时至 5 天内仍有发生子痫的可能，故不可放松治疗及护理措施。此外，产前未发生抽搐的患者产后 48 小时亦有发生的可能，故产后 48 小时内仍应继续硫酸镁的治疗和护理。使用大量硫酸镁的孕妇，产后易发生子宫收缩乏力，恶露较常人多，因此应严密观察子宫复旧情况，严防产后出血。

2. 起居护理　保持病室安静、舒适，避免声光刺激，以利于休息。保证充分的睡眠，每日休息不少于 10 小时。在休息和睡眠时，以左侧卧位为宜，以减轻子宫对腹主动脉、下腔静脉的压迫，使回心血量增加，改善子宫胎盘的血供。

3. 饮食护理　孕妇需摄入足够的蛋白质（100g/d 以上）、蔬菜，补充维生素、铁和钙剂。食盐不必严格限制，因为长期低盐饮食可引起低钠血症，易发生产后血液循环衰竭，而且低盐饮食也会影响食欲，减少蛋白质的摄入，对母儿均不利。但全身水肿的孕妇应限制食盐摄入量。

4. 情志护理　讲解不良情绪与子痫的发生有相关性，在妊娠过程中，孕妇受外界因素和生理变化的影响，容易产生情绪不稳、焦虑、忧郁等症状，这些负性情绪作为应激源，可使血管收缩，血压上升，导致子痫的发生。医护人员需全面关心患者，多与患者交流沟通，了解不良心理状态并及时给予安慰和疏导，转移注意力，使患者在思想上放松，为孕妇营造和谐的人际关系，避免不良刺激，减轻心理负担，保持豁达、乐观的精神状态，消除不良情绪，增强战胜疾病的信心，顺其自然，尽量避免情绪波动。指导护士多与孕妇及家属进行沟通，提供心理支持以有效减轻其心理压力和负担，加强孕期心理保健，保持乐观情绪，树立战胜疾病的信心，以良好的心态配合治疗和护理。

5. 用药护理　肝风内动型患者应服用羚角钩藤汤等，以达到养阴清热、平肝息风止痉之效。痰火上扰型患者可服用半夏白术天麻汤送服安宫牛黄丸。此外，硫酸镁为目前治疗妊娠痫证首选解痉药物，护士应明确硫酸镁的用药方法、毒性反应及注意事项。

（1）用药方法　硫酸镁可采用肌内注射或静脉用药。基于不同用药途径的特点，临床多采用两种方式互补长短，以维持体内有效浓度。

①肌内注射：25% 硫酸镁溶液 20mL+2% 利多卡因 2mL 深部肌内注射。通常于用药 2 小时后血药浓度达高峰，且体内浓度下降缓慢，作用时间长，但局部刺激性强，注射时应使用长针头行深部肌内注射，加利多卡因于硫酸镁溶液中，以缓解疼痛刺激。注射后用无菌棉球或创可贴覆盖针孔，防止注射部位感染，必要时可以通过局部按摩或热敷来帮助促进肌肉对药物的吸收。

②静脉给药：静脉用药负荷剂量为 4 ～ 6g，溶于 25% 葡萄糖溶液 20mL 静推（15 ～ 20 分钟）；或溶于 5% 葡萄糖 100mL 快速静滴（15 ～ 20 分钟），继而硫酸镁 1 ～ 2g/h 静滴维持。静脉用药后可使血中浓度迅速达到有效水平，用药后约 1 小时血药浓度可达高峰，停药后血药浓度下降较快，但可避免肌内注射引起的不适。

（2）毒性反应　硫酸镁的治疗浓度和中毒浓度相近，因此在进行硫酸镁治疗时应严密观察其毒性作用，并认真控制硫酸镁的入量。通常主张硫酸镁的滴注速度以 1g/h 为宜，不超过 2g/h，每天用量为 25 ～ 30g。硫酸镁过量会使呼吸及心肌收缩功能受到抑制甚至危及生命。中毒现象首先表现为膝反射减弱或消失，随着血镁浓度的增加可出现全身肌张力减退及呼吸抑制，严重者心跳可突然停止。

（3）注意事项　护士在用药前及用药过程中均应监测孕妇血压，同时还应监测以下指标：①膝腱反射必须存在；②呼吸不少于 16 次 / 分；③尿量每 24 小时不少于 400mL，或每小时不少于 17mL。尿少提示排泄功能受抑制，镁离子易积蓄而发生中毒。由于钙离子可与镁离子争夺神经细胞上的同一受体，阻止镁离子的继续结合，因此应随时备好 10% 的葡萄糖酸钙注射液，以便出现毒性作用时及时予以解毒。10% 的葡萄糖酸钙 10mL 在静脉推注时宜在 3 分钟以上推完，必要时可每小时重复 1 次，直至呼吸、排尿和神经抑制恢复正常，但 24 小时内不超过 8 次。

6. 适宜技术　穴位按摩可选气海、命门、足三里、三阴交、内关等穴；耳穴可选子宫、卵巢、内分泌、皮质下等穴；此外，中药沐足，药物通过温度透过皮肤吸收，作用于诸穴，进一步调和气血，配合穴位按摩促进高血压及代谢的进一步改善。

【健康教育】

1. 对轻度妊娠期高血压疾病患者，应进行饮食指导并注意休息，以左侧卧位为主，加强胎儿监护，自数胎动，掌握自觉症状。

2. 加强产前检查，定期接受产前保护措施；对重度妊娠期高血压疾病患者，应使患者掌握识别不适症状及用药后的不适反应。还应掌握产后的自我护理方法，加强母乳喂养的指导。

3. 子痫是妊娠期高血压最严重的并发症，孕妇要了解子痫的早期征兆，如头痛、眼花、手抖等，教育孕妇识别紧急情况，如严重头痛、视力模糊、呼吸困难、上腹部疼痛等，一旦出现这些症状，应立即就医。

4. 产后随访，妊娠期高血压患者产后仍需进行定期随访，监测血压、尿蛋白等情况。

第七节　妊娠小便不通

妊娠小便不通，是指妊娠期间小便不通，甚至小腹胀急疼痛，心烦不得卧，痛苦不堪者，称"妊娠小便不通"，古称"转胞"或"胞转"，以妊娠晚期 7～8 个月时较为多见。本病的主要病机为肾虚或气虚无力举胎，压迫膀胱，致膀胱不利，水道不通，溺不得出，属本虚标实证。

西医学的妊娠合并尿潴留可参照本病辨证施护。

尿潴留是指膀胱内充满尿液而不能排出，常由排尿困难发展至一定程度引起。尿潴留常见于老年男性，女性尿潴留较为罕见。妊娠期尿潴留发生率低，但可造成严重的并发症，如反复泌尿系感染、急性肾衰竭、膀胱破裂、流产、子宫破裂等，危及母婴安全，因此早期识别和处理至关重要。

【中医病因病机】

该病主要机制在于膀胱气化不利，水道不通所致溺不得出。膀胱气化失司的原因有多种，孕期而病者，以气虚、肾虚最为主要。

1. 气虚　素体虚弱中气不足，或饮食失节损伤脾气，孕后胎体渐大而中气不足，无力举胎，以致胎体下坠压迫膀胱，故妊娠小便不通。

2. 肾虚　素体肾虚不足，或房事不节，孕产频数屡伤肾气，肾虚则系胞无力，以致胎下坠压迫膀胱，而令小便不通。

【西医病因病机】

西医学认为，妊娠合并尿潴留的病因主要包括以下几点。

1. 妊娠相关　妊娠本身是否引起尿潴留尚无定论，但妊娠期间泌尿系统的生理变化与尿潴留发生有一定相关性。妊娠期肾小球滤过率增加，尿量增多，在孕激素作用下平滑肌松弛，输尿管蠕动减弱，造成肾盂及输尿管轻度扩张；妊娠中晚期随子宫增大，膀胱位置上升、膀胱三角升高，可致尿液流通不畅，加重输尿管扩张，增大的子宫或先露部下降使得骨盆空间拥挤，膀胱容量下降，造成尿频。

2. 子宫本身因素　妊娠期尿潴留最常见的原因为妊娠子宫嵌顿。子宫后倾并不少见，大部分在 14 周之前自发纠正。如果子宫嵌顿在盆腔骶骨凹陷内，无法上升至腹腔，称为妊娠子宫嵌顿。妊娠子宫嵌顿的高危因素包括子宫内膜异位症、子宫腺肌病、子宫后壁肌瘤、盆腔粘连。妊娠子宫嵌顿发生泌尿系统症状的占 53.7%，包括尿潴留、尿频、尿急、尿失禁。前次妊娠如出现尿潴留，再次妊娠可能仍会出现。

3. 其他　妊娠期尿潴留较少见的原因包括子宫脱垂、宫颈妊娠、膀胱肿瘤、脑膜瘤、加特纳脓肿、膀胱憩室等。有梗阻性，如膀胱位置异常、尿道梗阻；有神经性，如马尾神经、脊髓损伤；有尿道周围肌肉收缩异常，如 Fowler 综合征。

【诊断与鉴别诊断】

1. 诊断

（1）了解有无多胎妊娠、糖尿病、巨大胎儿等情况。

（2）多发生在妊娠中晚期，以小便不通、小腹胀满疼痛等为主症。

（3）尿液常规检查基本正常，超声检查显示有尿液潴留可协助诊断。

2. 鉴别诊断　本病与妊娠小便淋痛相鉴别。妊娠小便淋痛以小便淋沥涩痛为主，尿常规见红细胞、白细胞及少量蛋白。妊娠小便不通以妊娠期间小腹拘急、尿液潴留为特征，无灼热疼痛，尿常规基本正常，超声显示有尿液潴留。

【辨证施护】

治疗本着"急则治其标，缓则治其本"的原则，以补气升提助膀胱气化为主，不可妄用通利之品，以免影响胚胎。

1. 气虚证

主要证候：妊娠期间，小便不通，或频数量少；小腹胀急疼痛，坐卧不安，面色㿠白，神疲倦怠，头重眩晕；舌淡，苔薄白，脉虚缓。

证候分析：气虚无力举胎，胎重下坠压迫膀胱，水道不利，以致小便不通或频数量少；溺停膀胱，膀胱胀满，故小腹胀急疼痛，坐卧不安；面色㿠白，神疲倦怠，舌淡，苔薄白，脉虚缓，均为气虚之征。

施护法则：补中益气，导溺举胎。

2. 肾虚证

主要证候：妊娠期间，小便不通，或频数量少；小腹胀满而痛，坐卧不安，腰膝酸软；舌淡，苔薄润，脉沉细无力。

证候分析：肾虚系胎无力，胎压膀胱或命门火衰，不能温煦膀胱，化气行水，故小便不通或频数量少；溺蓄胞中，致小腹胀满疼痛，坐卧不安；腰膝酸软，舌淡，苔薄润，脉沉细无力，均为肾虚之征。

施护法则：温肾补阳，化气行水。

【护理措施】

1. 病情观察　观察患者的膀胱充盈程度、尿量与排尿频率，注意孕妇是否有因尿潴留引起的其他并发症，如感染、膀胱过度膨胀等，这些可能会引起发热、腹痛等症状。

2. 起居护理　本病不可卧床休息，要适当活动，以改善压迫症状，转移注意力，还应增强体质，促进进食。妊娠期避免长时间憋尿，养成良好的生活习惯非常重要。平素保持体位舒适伸展，勿过久蹲屈，加重胎体坠重下压，诱发膀胱排尿不畅，而加重尿液潴留。孕育有节，房事有度，勿伤肾气，孕后调摄适宜以系胎元。

3. 饮食护理　气虚型可多食新鲜蔬菜、水果，以补益气血，如大枣、莲子、山药等；多食高蛋白、营养丰富之品，如胡桃、海参、羊肉等。忌食生冷、寒凉之品，以免伤阳。

4. 情志护理　妊娠小便不通是妊娠晚期常见的一种病证，小便频数不畅或闭而不通，小腹胀满而痛，坐卧不宁等不适会给患者造成一定的痛苦，精神紧张，心理压力大，因此做好患者的心理调护是很重要的。针对患者心态，给予解释和安慰，消除焦虑和紧张情绪，采取各种方法诱导患者放松情绪。向孕妇及家属提供有关妊娠尿潴留的知识，包括症状识别、自我观察和紧急情况处理等。

5. 用药护理　中药多为补虚之品，煎药时间为 30 ～ 40 分钟，以将其有效成分煎出。中药汤剂温服，服后休息，以免呕吐。肾虚者可服用肾气丸，以达补肾助阳之功效；气虚者可服用益气导溺汤、补中益气汤等，以补气升阳。用药期间，不可乱用通利之剂，恐无益于病反损伤正气而内动胎元。

6. 适宜技术　穴位按摩关元、足三里等穴；艾灸足三里、气海、关元等穴，通过热力激发身体经脉部位，促使气血畅通，改善尿潴留。也可用中药小茴香等煎煮后坐浴，以温肾通利小便。可用热水袋热敷下腹部，并轻轻按摩刺激排尿。

【健康教育】

1. 妊娠期避免长时间憋尿，养成良好的生活习惯非常重要；对于子宫后倾者，在 14 周前关注是否有尿潴留的高危因素，如排尿困难、腹痛、腹胀的症状，一旦发生尿潴留，尽快去医院就诊。

2. 指导患者及家属掌握诱导排尿的方法，如听流水声、热敷、按摩下腹部等。

3. 注意合理饮食，以清淡、易消化为主，忌辛辣、刺激性饮食。

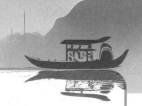

第 五 章

产后常见病证的护理

学习目标

▷ **知识目标：**

  1. 掌握产后发热、产后血崩、产后缺乳、乳痈、产后抑郁的定义、病因病机、辨证施护和护理要点。

  2. 熟悉产后恶露不绝、产后小便不通的主要病因病机、辨证施护和护理措施。

▷ **能力目标：**

  1. 能够配合医生对产后发热、产后血崩等实施急症处理，制订护理计划。

  2. 能够对产后恶露不绝、产后缺乳、乳痈、产后小便不通、产后抑郁的常见问题提供护理，并开展健康教育。

▷ **素质目标：**

  增强保护隐私的意识，具有较强的责任心和医护团队的协作意识。

第一节　产后恶露不绝

妇女产后阴道排出血性恶露，量或多或少，淋漓不净，持续 2 周以上者，称产后恶露不绝，又称"恶露不尽""恶露不止"。凡产后子宫复旧不全、胎盘胎膜残留以产后恶露不绝为主要表现者，均属本病证的讨论范围。

子宫复旧是胎盘娩出后子宫逐渐恢复到未孕状态的全过程，一般为 6 周，表现为子宫体肌纤维缩复、子宫内膜再生、子宫血管变化及子宫颈和子宫下段的复原。若这个过程发生病理性改变，复旧功能受到障碍，即称子宫复旧不全，表现为产后子宫收缩无力，胎盘滞留，血性恶露持续时间延长，甚至出现晚期产后出血。

【中医病因病机】

恶露是产后自子宫排出的余血浊液，为血所化，源于脏腑，注于冲任，流于胞宫，正常情况下一般一周内干净。若脏腑受损，冲任为病，则可导致恶露不绝。本病发病机制主要为冲任不固，恶露乃血所化，出于胞中而源于血海，气虚冲任不固，或血热损伤冲任，或血瘀冲任，血不归经，均可导致恶露不绝。

1.气虚　素体虚弱，产时气随血耗，其气益虚，或产后操劳过早，损伤脾气，中气虚陷，冲任失固，血失统摄，以致恶露日久不止。

2.血热　产妇素体阴虚，因产亡血伤津，营阴更亏，阴虚则内热，或产后过食辛辣温燥之品，或肝气郁滞，久而化热，热伤冲任，迫血妄行，而致恶露不绝。

3.血瘀　产后胞宫、胞脉空虚，寒邪乘虚而入，血为寒凝，结而成瘀，或七情内伤，气滞而血瘀，瘀阻冲任，新血难安，以致恶露淋漓不绝。

【西医病因病机】

西医学认为，影响子宫复旧并导致子宫复旧不全的原因主要有以下几种。

1.胎盘、胎膜残留，蜕膜脱落不完全。

2.子宫内膜炎、子宫肌炎或盆腔感染。

3.子宫肌瘤，如子宫肌壁间肌瘤、子宫腺肌瘤。

4.子宫过度后屈或侧屈，恶露排出不畅，致使恶露滞留在子宫腔内。

5.胎盘面积过大（如多胎妊娠、前置胎盘等）影响子宫复旧，因胎盘附着部位的肌层较薄，子宫收缩力明显减弱。

6.多产妇因多次分娩使子宫纤维组织相对增多，影响子宫收缩力。

7.膀胱过度膨胀或膀胱经常处于膨胀状态，以产后尿潴留最常见。

【诊断与鉴别诊断】

1.诊断

（1）体质素弱；或产时感邪、操作不洁；或有产程过长、胎盘胎膜残留、产后子宫复旧不良等病史。

（2）产后血性恶露逾2周仍淋漓不止；或有臭秽味，或可伴神疲懒言，气短乏力，小腹空坠，或伴小腹疼痛拒按。出血多时可合并贫血，严重者可致昏厥。

2.鉴别诊断　本病应与子宫黏膜下肌瘤、凝血障碍性疾病、胎盘部位滋养细胞肿瘤等所致的出血相鉴别。

【辨证施护】

治疗应遵循虚者补之、瘀者攻之、热者清之的原则分别施治，并随证选加相应止血药以达标本同治。

1.气虚证

主要证候：恶露过期不尽，量多或淋漓不净，色淡，质稀，无臭气，面色㿠白或萎黄，眩晕，神疲懒言，倦怠乏力，自汗，小腹空坠；舌淡，苔白，脉细弱。

证候分析：气虚统摄无权，冲任不固，则恶露过期不止，血量较多；血失气化，则色淡，质稀，无臭味；气虚中阳不振，则精神倦怠，四肢无力，气短懒言；中气不足，失于提挈，则小腹空坠；气虚清阳不升，则面色㿠白；舌淡，苔薄白，脉缓弱，为气虚之征。

施护法则：益气摄血固冲。

2.血热证

主要证候：产后恶露过期不止，量较多，色深红，质稠黏，气臭秽，口燥咽干，面色潮红；舌红苔少，脉细数无力。

证候分析：产后营阴耗损，虚热内生，气郁化热或感热邪，热扰冲任，迫血妄行，故恶露过期不止，量较多；血被热灼，则色深红，质稠黏，气臭秽；虚热上浮，故面色潮红；阴液不足，则口燥咽干；舌红苔少，脉细数无力，为阴虚内热之征。

施护法则：养阴清热，凉血止血。

3. 血瘀证

主要证候：恶露过期不尽，量或少或多，色暗有块，小腹刺痛拒按；舌紫黯或舌尖边有瘀点、瘀斑，脉涩。

证候分析：瘀血阻滞冲任，新血不得归经，则恶露过期不止，淋漓量少，色黯有块；瘀血内阻，不通则痛，故小腹疼痛拒按；块下瘀滞稍通，故使痛减；舌紫黯，脉弦涩，为瘀血阻滞之征。

施护法则：活血化瘀，理血归经。

【护理措施】

1. 病情观察　观察恶露的量、色、质、味等情况，根据恶露的性状辨别寒热虚实。观察患者的面色、神情、汗出、二便、腹痛、体温、脉象、舌象等，如出现下腹痛剧、发热及阴道流出物增多、臭秽等应及时报告医生。若出现大出血时，应做好输液、输血及刮宫手术的准备。

2. 起居护理　病室保持整洁、舒适、安静。气虚和血瘀者要注意保暖，避免受寒。气虚者，多卧床休息，切忌劳累耗气，以免加重病情；血热者衣被不宜过暖，空气保持湿润，注意通风。加强会阴部护理，定时清洗外阴，保持清洁。

3. 饮食护理　宜食营养丰富、易消化的食物。避免辛辣刺激、油腻之品，忌酒、浓茶和咖啡。根据不同证型指导患者选择合适的饮食，气虚者多摄入益气健脾的食品，如瘦肉汤、鱼汤、鸡汤、鸽子汤、八宝粥等，可根据体质炖服人参、太子参、山药、黄芪等益气之品，但脾胃功能不佳者，不宜过用滋腻之品；血瘀者宜食活血化瘀之品，如山楂饮、三七炖鸡、当归鸽子汤、玫瑰花茶、桃仁煎等膳食，忌生冷；血热者宜食清热凉血之品，如绿豆、雪梨、西瓜、冬瓜等，忌食辛辣、煎炸、油腻之品。

4. 情志护理　恶露不绝易使患者产生焦虑、抑郁等情绪，应多与患者交流，及时向患者解释有关疾病的知识及防护措施，了解其生活起居、饮食、睡眠、情志等情况，解除思想顾虑，保持心情舒畅。

5. 用药护理　气虚证汤药宜饭前空腹温服，血瘀证宜饭后温服，血热证宜饭后偏凉服。按医嘱准确给药，观察药后效果和反应。

6. 适宜技术　气虚者，可用艾条灸脾俞、胃俞、气海、关元、足三里等穴，以补益气血；或按揉脾俞、胃俞、关元等穴。血瘀腹痛者，可用艾条灸血海、三阴交、归来、子宫、中极等穴。发热者，用刮痧板刮拭膈俞至胆俞，或按摩合谷、大椎、曲池、外关、血海、三阴交等穴，或采用留罐法，拔吸膈俞、血海等处。

【健康教育】

1. 嘱产妇避免长时间仰卧位，并鼓励产妇早期下床活动。若确诊为子宫后倾后屈位，每天应行胸膝卧位 2 次，每次 15 ～ 20 分钟予以纠正。

2. 养成良好的生活习惯，生活起居有常。产褥期注意休息与保暖，避免过度劳累，不要汗出当风或涉雨着凉。产后未满 50 天禁止房事。恶露持续不净者，应注意阴部清洁，严禁盆浴，防止并发症。

3. 注意调畅情志，保持良好的心态，学会自我心理调节，避免不良情志刺激。注意饮食调养，加强营养，少食油腻及辛辣、刺激性食品。

4. 产后遵医嘱按时随诊，出现产后诸证应及时采取措施。

第二节　产后发热

产后发热是指产褥期内，出现发热持续不退，或突然高热寒战，并伴有其他症状者。产后 1 ～ 2 日内，由于产妇阴血骤虚，营卫暂时失于调和，常有轻微的发热，不兼有其他症状者，属生理性发热，一般能在短时间内自退。亦有在产后 3 ～ 4 日伴随泌乳出现低热，俗称"蒸乳"，亦非病态。

本病感染邪毒型发热，相当于西医学产褥感染，其重症可危及产妇生命，应予重视。

产褥感染是指分娩及产褥期内生殖道受病原体侵袭引起的局部和全身感染。产褥感染是常见的产褥期并发症，其发病率约为 6%，与产后出血、妊娠合并心脏病和严重的妊娠高血压疾病构成了目前导致孕产妇死亡的四大原因。产褥病率是指分娩 24 小时以后的 10 天内，每日测量体温 4 次，间隔时间 4 小时，有 2 次体温≥38℃（口表）。产褥病率的常见原因是产褥感染，也可由生殖道以外感染所致，如急性乳腺炎、上呼吸道感染、泌尿系统感染、血栓静脉炎等。

【中医病因病机】

引起产妇发热的原因很多，而与本病关系密切的主要病因病机有感染邪毒，正邪交争；外邪袭表，营卫不和；阴血骤虚，阳气外散；败血停滞，营卫不通。

1. 感染邪毒　产后气血耗伤，血室正开，产时接生不慎，或护理不洁，或不禁房事，致使邪毒乘虚而入，稽留于冲任、胞脉，正邪交争，因而发热。

2. 外感　产后百脉空虚，腠理不密，卫阳不固，以致风寒之邪，袭表犯肺，营卫不和，因而发热。

3. 血虚　产时产后血去过多，阴血暴虚，阳无所附，以致虚阳越浮于外而令发热。

4. 血瘀　产后情志不遂，或为寒邪所客，瘀阻冲任，恶露不下，败血停滞，阻碍气机，营卫不通，而致发热。

【西医病因病机】

西医学认为，产褥感染包括以下几个病因。

1. 诱发因素　正常女性生殖道对外界致病因子的侵入有一定的防御功能。引起产妇生殖道防御功能和全身抵抗力下降的因素均可成为产褥感染的诱因，如胎膜早破、产程延长、产道损伤、产科手术操作、产前产后出血、慢性疾病、孕期贫血等。

2. 病原体　常见的引起产褥感染的病原体有需氧菌和厌氧菌等，其中内源性需氧菌和厌氧菌混合感染的发生率呈上升趋势。

（1）需氧菌

①链球菌：是外源性感染的主要致病菌，以 β- 溶血性链球菌致病性最强，产生的致热外毒素与溶组织酶有极强的致病力、毒力和播散力，可致严重感染。链球菌可以寄生在女性生殖道内，也可以通过医务人员或产妇其他部位感染进入生殖道。

②杆菌：包括大肠埃希菌、变形杆菌、克雷伯菌属等。这些杆菌平时寄生在阴道、会阴、尿道口周围，能产生内毒素，是引起菌血症或感染性休克的最常见致病菌。

③葡萄球菌：主要包括金黄色葡萄球菌和表皮葡萄球菌。金黄色葡萄球菌多为外源性感染，容易引起伤口严重的化脓性感染；因其能产生青霉素酶，易对青霉素产生耐药性。后者存在于阴道菌群中，所致的感染较轻。

（2）厌氧菌

①革兰阳性球菌：存在于阴道中，当产道损伤、胎盘残留、机体抵抗力下降时，可迅速繁殖引起感染。若与大肠埃希菌混合感染，有异常恶臭味。

②杆菌属：常见的有脆弱类杆菌，多与需氧菌和厌氧性链球菌混合感染，形成局部脓肿，产生大量脓液，有恶臭味，可引起化脓性血栓性静脉炎。

③芽孢梭菌：主要是产气荚膜梭菌，产生外毒素可引起子宫内膜炎、腹膜炎、败血症等。

（3）支原体与衣原体　解脲支原体、人型支原体及沙眼支原体均可寄生在女性生殖道内，引起生殖道感染，其临床表现轻微。

3. 感染途径

（1）外源性感染　指外界病原体侵入生殖道所致的感染，可通过被污染的衣物、用具、各种手术器械，医护人员消毒不严格，临产前性生活等途径侵入机体。

（2）内源性感染　寄生于正常孕妇生殖道内的微生物多数不致病，当机体抵抗力降低和/或病原体数量、毒力增加时，非致病微生物转化为致病微生物引起感染。研究表明，内源性感染更重要，孕妇生殖道内的病原体不仅可致产褥感染，还可通过胎盘、胎膜、羊水间接感染胎儿，引起流产、早产、胎儿生长受限、胎膜早破及死胎等。

【诊断与鉴别诊断】

1. 诊断

（1）素体虚弱，营养不良；孕期贫血、子痫、阴道炎，孕晚期不禁房事；分娩产程过长，胎膜早破，产后出血，剖宫产、助产手术及产道损伤或胎盘、胎膜残留，消毒不严，产褥不洁等；或产时、产后当风感寒，不避暑热，或情志不畅。

（2）产褥期内，尤其是新产后出现发热，表现为持续发热，或突然寒战高热，或发热恶寒，或午寒午热，或低热缠绵，常伴有恶露异常和小腹疼痛。

2. 鉴别诊断　本病应与蒸乳发热、乳痈发热等相鉴别。

【辨证施护】

本病的治疗总以扶正祛邪、调气血、和营卫为主。治疗时要时时顾护正气，以扶正为主，但不可不辨病情，片面强调补虚，而忽视外感和里实之证，犯虚虚实实之戒，时时遵循"勿拘于产后，勿忘于产后"的原则。用药时不能不分寒热虚实而妄投辛温滋腻之品，以致闭门留寇；或妄投活血逐瘀之品，以伤正气。清热勿过于苦寒，疏风勿过于发散，化瘀勿过于攻破。对于感染邪毒者，其证危急且重，必须采用中西医结合治疗。

1. 感染邪毒证

主要证候：产后发热恶寒，或高热寒战，小腹疼痛拒按，恶露初时量多，继则量少，色紫黯，或如败脓，其气臭秽，心烦不宁，口渴喜饮，小便短赤，大便燥结；舌红，苔黄而干，脉数有力。

证候分析：新产血室正开，百脉俱虚，邪毒乘虚内侵，损及胞宫、胞脉，正邪交争，致令发热恶寒，高热寒战；邪毒与血相搏，结而成瘀，胞脉阻痹，则小腹疼痛拒按，恶露色紫黯；热迫血行则量多，热与血结则量少；热毒熏蒸，故恶露如败脓，其气臭秽；热扰心神，则心烦不宁；热为阳邪，灼伤津液，则口渴喜饮，小便短赤，大便燥结；舌红，苔黄而干，脉数有力，为毒热内盛之征。

施护法则：清热解毒，凉血化瘀。

2. 外感证

（1）外感风寒证

主要证候：产后恶寒发热；头痛身疼，鼻塞流涕，咳嗽，无汗；舌淡，薄白，脉浮紧。

证候分析：产后元气虚弱，卫阳失固，腠理不实，风寒袭表，正邪交争，则发热恶寒，头痛身疼；肺与皮毛相表里，肺气失宣，则鼻塞流涕，咳嗽；无汗，舌淡，苔薄白，脉浮紧，为风寒表实之征。

施护法则：养血祛风，散寒解表。

（2）外感风热证

主要证候：产后发热，微汗或汗出恶风；头痛，咳或有黄痰，咽痛口干，口渴，恶露正常，无下腹痛；舌红，苔薄黄，脉浮数。

证候分析：产后气血俱虚，卫外之阳不固，风热之邪袭表，热郁肌腠，卫表失和，故发热；风性开泄，卫表不固，则微汗或汗出恶风；风热上扰清窍，则头痛；肺失肃降，则咳嗽；风热之邪熏蒸清道，故咽痛口干；热邪伤津，则口渴；邪尚在表，未伤及胞宫气血，故恶露正常，无下腹痛；舌红，苔薄黄，脉浮数，为风热侵于肺卫之征。

施护法则：辛凉解表，疏风清热。

3. 血虚证

主要证候：产时、产后失血过多，身有微热，头晕眼花，心悸少寐，恶露或多或少，色淡质稀，小腹绵绵作痛，喜按；舌淡红，脉细弱。

证候分析：产后亡血伤津，阴血骤虚，阳无所依，虚阳越浮于外，则身有微热；血虚不能上荣清窍，则头晕眼花；血虚心神失养，则心悸少寐；气随血耗，气虚冲任不固，则恶露量多；血虚冲任不足，则恶露量少；气血虚弱，则恶露色淡而质稀；血虚不荣，则小腹绵绵作痛，喜按；舌淡红，脉细弱，为血虚之征。

施护法则：养血益气，和营退热。

4. 血瘀证

主要证候：产后乍寒乍热，恶露不下，或下亦甚少，色紫黯有块，小腹疼痛拒按；舌紫黯，或有瘀点、瘀斑，脉弦涩有力。

证候分析：产后瘀血内阻，营卫不通，阴阳失和，则乍寒乍热；瘀血内停，阻滞胞脉，则恶露不下，或下亦甚少，色紫黯有块；胞脉瘀阻不通，则腹痛拒按；舌紫黯，或有瘀点、瘀斑，脉弦涩有力，为血瘀之征。

施护法则：活血祛瘀，和营除热。

【护理措施】

1. 病情观察　观察并记录患者体温、神志、面色、血压、汗出、恶露等变化。每 4 小时测 1 次体温，并观察有无寒战、乏力等症状。同时观察记录子宫复旧及恶露情况，了解子宫底的高度、硬度、有无压痛，恶露的量、颜色、性状与气味等情况。若出现神昏谵语、面色苍白、脉微而数、烦躁不安、表情呆滞、手足不温、血压下降等情况，应及时告知医师，并配合处理。

2. 起居护理　病室空气要新鲜流通，避免产妇直接吹风，以防风寒之邪乘虚而入；保证产妇获得充分休息和睡眠。保持床单、衣物及用物清洁。加强营养，增强机体抵抗力。产妇取半卧位或抬高床头，促进恶露引流，以控制感染。保持个人卫生，协助并鼓励产妇做好口腔及全身皮肤的护理，使其清洁舒适。汗出多者，应及时用干毛巾或温水擦身，并勤换内衣及床单，保持床铺的清洁干燥。

3. 饮食护理　饮食以易消化而富有营养为宜；忌食辛辣、油腻食物。感染邪毒型，高热口渴时可予鲜果汁、西瓜汁、藕汁等，平时可予双花饮（金银花 15g，大青叶 10g 加水煮沸，取其液加蜂蜜适量）频频代茶饮，以清热解毒。外感发热者可服热米汤或生姜红糖汤，以助发汗。血虚发热者宜加强营养，食用清淡滋补品，如银耳、甲鱼、乌鸡汤等，食疗可用归参炖母鸡。血瘀发热者可食红花酒或丹参粥。

4. 情志护理　介绍本病相关知识，尤其是不良情绪对疾病的影响，切忌恼怒忧郁，保持心情平静，以防肝气郁结而致瘀血内停。情志调理可采用多种方式，如心理疏导、放松训练等。良好的情绪状态可以帮助产妇减轻身体症状，提高治疗效果。同时，家人和社会支持也是情志调理的关键因素，应给予产妇足够的关心和支持。耐心解答产妇及其家属的疑虑，让其了解病情和治疗方案，鼓励家属参与产妇与新生儿的照护，增加产妇治疗信心，缓解焦虑情绪。

5. 用药护理　中药汤剂宜温服，高热时可凉服，注意药后体温的变化；热厥甚者，遵医嘱口服清心开窍药时，指导用凉开水将药调匀后喂服，并观察热退情况。

此外，一旦诊断产褥感染，原则上应给予广谱、足量、有效抗生素，并根据感染的病原体调整抗生素治疗方案。对脓肿形成或宫内残留感染组织者，应积极进行感染灶的处理。血栓静脉炎时，应用大量抗生素的同时，可加用肝素钠，即 150U/（kg·d）肝素钠加入 5% 葡萄糖液 500mL 静脉滴注，每 6 小时 1 次，体温下降后改为每日 2 次，连用 4～7 日；尿激酶 40 万 U 加入 0.9% 氯化钠注射液或 5% 葡萄糖注射液 500mL，静脉滴注 10 日。用药期间监测凝血功能。同时，还可口服双香豆素、阿司匹林等其他抗凝药物。

6. 适宜技术 对于产后发热不宜使用刮痧、拔罐、放血、穴位注射等治疗。血瘀型患者少腹部可给予热敷或艾灸。

【健康教育】

1. 指导患者加强孕期卫生，临产前 2 个月避免性生活及盆浴，治疗期间可采用淋浴。加强产褥期的卫生护理，建立良好的个人卫生习惯，勤洗澡，及时更换内衣及会阴垫，保持会阴部清洁，禁止盆浴及性生活，避免因外阴不洁造成产褥感染的发生。

2. 鼓励产妇产后早期下床活动，保持会阴部清洁。指导合理膳食，营养均衡，增强体质。必要时应用广谱抗生素预防感染。产褥期结束后返院复查。

第三节　产后血崩

产妇分娩后，突然阴道大量出血者，称为"产后血崩"。

本病特点是产后阴道大量出血，特别是新产后 24 小时内出血量达 500mL 以上，若救治不及时，可引起休克，甚至危及产妇的生命，故为产后急危重症之一。

本病相当于西医学的产后出血，它与产后宫缩乏力、软产道损伤、胎盘胎膜部分残留、凝血功能障碍有关，如系胎盘、胎膜部分残留宫内，或软产道损伤所引起的产后阴道大量出血时，应及时手术止血。

产后出血是指胎儿娩出后 24 小时内阴道分娩者出血量≥500mL，剖宫产者≥1000mL。产后出血是分娩期的严重并发症，居我国孕产妇死亡原因首位，发生率占分娩总数的 5%～10%，其预后随失血量、失血速度及孕产妇的体质不同而异。短时间内大量失血可迅速发生失血性休克、死亡，存活者可因休克时间过长引起垂体缺血坏死，继发严重的腺垂体功能减退——希恩综合征。精确地测量和收集产后失血量有一定困难，主观因素较大，造成估计的失血量往往低于实际出血量，故实际发病率可能更高。因此，应特别重视产后出血的防治与护理，以降低其发生率及孕产妇死亡率。

【中医病因病机】

本病的主要机理有气虚血失统摄；瘀血留滞，新血不得归经；或产伤损伤脉络。

1. 气虚 产妇素体虚弱，或因产程过长，疲劳过度，损伤元气，气虚冲任不固，血失统摄，则致血崩。

2. 血瘀 产时血室正开，寒邪乘虚而入，余血浊液为寒邪凝滞，瘀阻冲任，新血不得归经，而致崩下不止。

3. 产伤 产时助产不当，或产力过强，产程进展过快，或胎儿过大，以致产道损伤，脉络破损，遂使流血不止，而致血崩。

【西医病因病机】

西医学认为，子宫收缩乏力、胎盘因素、软产道裂伤及凝血功能障碍是产后出血的主要原因，这些原因可共存、相互影响或互为因果。

1. 子宫收缩乏力 是产后出血最常见的原因。正常情况下，胎儿胎盘娩出后，子宫平滑肌的收缩和缩复可使胎盘剥离面迅速缩小、子宫平滑肌肌束间血管受压闭合，出血可以得到控制。因此，任何影响子宫平滑肌收缩及缩复功能的因素，均可导致子宫收缩乏力性产后出血。常见的因素有以下几种。

（1）全身因素 产妇精神过度紧张，对分娩恐惧，对阴道分娩缺乏信心；产妇体质虚弱、高龄或合并慢性全身性疾病等。

（2）产程因素 产程过长或难产，造成产妇体力消耗过多。

（3）药物因素 临产后过多使用镇静剂、麻醉剂或子宫收缩抑制剂。

（4）子宫因素 主要有：①子宫过度膨胀，如多胎妊娠、巨大胎儿、羊水过多，使子宫肌纤维过度伸展而失去弹性；②子宫病变，如子宫畸形、子宫肌瘤，可影响子宫平滑肌的正常收缩；③子宫肌壁损伤，如剖宫产史、子宫肌瘤切除术后、产次过多等均可造成子宫肌纤维受损；④子宫肌壁水肿或渗血，如妊娠期高血压疾病、严重贫血、宫腔感染等产科并发症使子宫平滑肌层水肿或渗血，引起子宫收缩乏力；⑤胎盘早剥所致子宫胎盘卒中及胎盘前置等均可导致子宫收缩乏力性产后出血。

2. 胎盘因素

（1）胎盘滞留 胎儿娩出后，胎盘多在15分钟内排出。若超过30分钟仍未排出，影响子宫收缩，胎盘剥离面血窦不能正常关闭，将导致出血过多。导致胎盘滞留的常见原因有以下几种。

①膀胱充盈：充盈的膀胱阻碍已剥离胎盘的下降，使其滞留于宫腔。

②胎盘嵌顿：使用宫缩剂不当，宫颈内口附近子宫平滑肌会出现环形收缩，使已剥离的胎盘嵌顿于宫腔内。

③胎盘剥离不全：第三产程如果在胎盘完全剥离前过早牵拉脐带或按压子宫，将影响胎盘正常剥离，可导致胎盘剥离不全。

（2）胎盘植入 指胎盘组织不同程度地侵入子宫肌层。根据胎盘绒毛侵入子宫肌层的深度可分为胎盘粘连、胎盘植入和穿透性胎盘植入三种类型。胎盘绒毛黏附于子宫肌层表面，不能自行剥离者称为胎盘粘连。绒毛深入子宫肌层者称为胎盘植入。绒毛穿透子宫肌层到达或超过子宫浆膜面为穿透性胎盘植入。根据其植入面积，胎盘植入又可分为完全性和部分性。完全性胎盘粘连或植入者因胎盘全部未剥离而出血不多；部分性胎盘粘连或植入者因胎盘部分未剥离致子宫收缩不良，已剥离面血窦开放，可发生严重出血。胎盘植入可引起产时出血、产后出血、子宫破裂和感染等并发症，穿透性胎盘植入还可导致膀胱或直肠损伤。引起胎盘植入的常见原因有：①子宫内膜损伤，如多次人工流产史、宫腔感染等；②胎盘附着部位异常，如胎盘附着于内膜菲薄的子宫下段、子宫颈或子宫角部，绒毛容易侵入子宫肌壁；③存在子宫手术史，如剖宫产史、子宫肌瘤切除术；④高龄妊娠。

（3）胎盘部分残留 当部分胎盘小叶、副胎盘或胎膜残留于宫腔时会影响子宫收缩，导致产后出血。

3. 软产道裂伤 软产道裂伤包括会阴、阴道、宫颈裂伤，严重者裂伤可深达阴道穹窿、子宫下段甚至盆壁，形成腹膜后血肿、阔韧带内血肿而致大量出血。分娩过程中的软产道裂伤常与下列因素有关：①软产道弹性差、急产致软产道未经充分扩张、软产道静脉曲张、外阴水肿；②巨大胎儿；③阴道手术助产（如产钳、胎吸、臀牵引术）操作不规范等。

4. 凝血功能障碍 任何原发或继发的凝血功能异常均可引起产后出血。包括两种情况：①妊娠合并凝血功能障碍性疾病，如原发性血小板减少、白血病、再生障碍性贫血、重症肝炎等，因凝血功能障碍可引起手术创面及子宫剥离面出血；②妊娠并发症所致凝血功能障碍，如重度子痫前期、重度胎盘早剥、羊水栓塞、死胎滞留过久等均可影响凝血功能，引起弥散性血管内凝血。凝血功能障碍所致的产后出血常为难以控制的大量出血，特征为血液不凝。

【诊断与鉴别诊断】

1. 诊断

（1）病史：素体虚弱，或为多胎、巨大胎儿，或产程进展过快，或滞产、难产，产时感受寒邪。

（2）症状：新产后突然阴道大量出血，特别是产后24小时内出血量达到500mL以上。

2. 鉴别诊断　产后血崩当与产后败血相鉴别。

【辨证施护】

治疗时按虚实辨证，气虚者补气固冲，摄血止崩；血瘀者活血祛瘀，理血归经；产伤者益气养血，生肌固经；危重者应予中西医结合治疗。

1. 气虚证

主要证候：新产后突然阴道大量出血，血色鲜红，头晕目眩，心悸怔忡，气短懒言，肢冷汗出，面色苍白；舌淡，脉虚数。

证候分析：因产气虚，冲任不固，统摄无权，故令阴道大量出血，血色鲜红；因无瘀滞，故无腹痛；气虚不摄，营血下脱，清窍失养，故头晕目眩；血脱不能上奉于心，心失所养，则心悸怔忡；气虚下陷，故气短懒言；气虚，腠理不密，卫气不固，则肢冷汗出；气虚血少，不能上荣于面，故面色苍白；舌淡，脉虚数，为气虚血脱之征。

施护法则：补气固冲，摄血止崩。

2. 血瘀证

主要证候：新产后突然阴道大量下血，夹有血块，小腹疼痛拒按，血块下后腹痛减轻；舌淡黯或有瘀点、瘀斑，脉沉涩。

证候分析：瘀血内阻，新血难安，血不归经而妄行，故阴道大量下血，夹有血块；瘀血留滞，胞脉阻痹，不通则痛，故小腹疼痛拒按；血块下后，胞脉瘀阻稍缓，则腹痛减轻；舌淡黯，有瘀点、瘀斑，脉沉涩，为血瘀之征。

施护法则：活血祛瘀，理血归经。

3. 产伤证

主要证候：新产后突然阴道大量下血，血色鲜红，持续不止，软产道有裂伤，面色苍白；舌淡，苔薄，脉细数。

证候分析：由于急产、难产损伤软产道，经脉破损，故使阴道大量下血，持续不止，血色鲜红；血失过多，故面色苍白；舌淡，苔薄，脉细数，为失血伤阴之征。

施护法则：益气养血，生肌固经。

西医治疗要点为针对出血原因，迅速止血；补充血容量，纠正失血性休克；预防感染。

【护理措施】

1. 病情观察　密切观察并详细记录产妇的意识状态、皮肤颜色、生命体征、呼吸及尿量，及早发现休克；注意观察子宫收缩情况、有无压痛，恶露量、色、气味；观察会阴伤口情况并严格会阴护理。

急症处理：发现异常应及时向有经验的助产士、产科医师、麻醉医师及重症医学医师等求助；保持气道通畅，给予吸氧；迅速建立双静脉通道，及时补充血容量；血压低时可应用升压药物及肾上腺皮质激素，改善心、肾功能；抢救过程中随时配合做好血气检查，及时纠正酸中毒；防治肾衰，如尿量少于25mL/h，应积极快速补充液体，观察尿量是否增加；保护心脏，出现心衰时应用强心药并可同时加用利尿剂；其间要注意保暖。

此外，部分产妇分娩24小时后，于产褥期内发生子宫大量出血，称为晚期产后出血，以产后1～2周内发生最常见，也有迟至产后6周左右发病者，应予以高度警惕以免导致严重后果。

2. 起居护理　病室宜整洁、安静，空气流通，温湿度适宜，虚证患者室温可偏高。绝对卧床休息，加强保暖，并根据时令增减衣物，以防外邪乘虚而入。产后出血过多时，坐卧起立动作要缓慢，切忌过快，不宜单独如厕，防止眩晕、跌仆。保持外阴清洁，勤更换消毒垫。

3. 饮食护理　宜食营养丰富、易消化饮食，多进食含铁、蛋白质、维生素的食物。根据不同证型指导患者选择合适的饮食，气虚证者宜食补益气血之品，如红枣、桂圆、鸡肉等，可用桂圆大枣红豆汤等；血瘀证者宜食活血祛瘀之品，如黑木耳、桃仁、沙参等，可用沙参田七瘦肉粥等；产伤证者宜食益气养血之品，如牡蛎、人参、黄芪等，可用当归瘦肉粥等。

4. 情志护理　精神因素是影响分娩的四大要素之一，分娩前应为孕妇提供积极的心理和情感支持，让其了解分娩相关知识，帮助孕妇树立分娩自信，可促进分娩过程。积极做好产妇及家属的安慰、解释工作，避免精神紧张。大量失血后，产妇抵抗力低下，体质虚弱，医护人员应更加主动关心并为其提供帮助，使其增加安全感。

5. 用药护理　中药汤剂一般饭后温服。气虚证、产伤证者中药汤剂宜温热服，血瘀证者汤剂宜凉服，服后观察阴道出血改善情况。可用产复康颗粒，冲服，每日3次，1次5g（或者1袋），5～7天为一疗程，产褥期可长期服用。产后逐瘀胶囊，口服，1次3粒，每日3次。此外，使用止血、促进子宫收缩药物时应注意观察阴道出血情况。

第一产程：密切观察产程进展，合理使用子宫收缩药物，防止产程延长。第二产程：对于有高危因素的产妇，应建立静脉通道。第三产程：预防性使用宫缩剂，头位胎儿前肩娩出后、胎位异常胎儿全身娩出后、多胎妊娠最后1个胎儿娩出后，予缩宫素10U加入500mL液体中以100～150mL/h静脉滴注或缩宫素10U肌内注射，可加强子宫收缩，减少出血；预防剖宫产产后出血还可应用卡贝缩宫素，其半衰期长，给药简便，予100μg静脉推注。

子宫收缩乏力所致出血者可应用的宫缩剂：①缩宫素：为预防和治疗产后出血的一线药物，治疗时可将缩宫素10～20U加入0.9%生理盐水500mL中静脉滴注（常规速度250mL/h），也可以用缩宫素10U肌内注射或子宫肌层或子宫颈注射，缩宫素24小时总量应控制在60U内。②麦角新碱：宫缩乏力性产后出血者可尽早应用马来酸麦角新碱0.2～0.4mg肌内注射或静脉推注，但高血压、心脏病患者禁用该药。③前列腺素类药物：当缩宫素及麦角新碱无效时，应尽早使用前列腺素类药物，如卡前列素氨丁三醇（该药起效快，作用可维持2小时，但哮喘、心脏病和青光眼患者禁用）250μg的深部肌内注射或子宫肌层注射、米索前列醇（该药副反应较大，恶心、呕吐、腹泻、寒战和体温升高较常见）200～600μg顿服或舌下给药。

6. 适宜技术　应用暖宫贴外敷气海穴能对子宫产生有效的红外温热理疗，可激活子宫的活动能，促进血管、子宫正常收缩，加快子宫内组织的修复生长。通过按压神阙、关元、气海、子宫、带脉、三阴交等穴位，可帮助产褥期妇女子宫郁闭阻塞者逆而泻之。此外，产后乳房按摩能促进自身产生催产素，明显增强子宫收缩力，促进胞宫血液循环的改善，有利于残留的陈旧性血块排出，从而促进子宫复旧。

【健康教育】

1. 鼓励产妇进食营养丰富、易消化饮食，多进食富含铁、蛋白质、维生素的食物。做好产褥期卫生指导及产后避孕指导，告知产妇产褥期禁止盆浴及性生活。

2. 做好产后复查指导，告知产后复查的时间、目的和意义，使产妇能按时接受检查。告知产妇出院后应继续观察子宫复旧及恶露的情况，发现异常及时就诊。

第四节　产后缺乳

　　产妇在哺乳期内，乳汁甚少或全无，不能满足哺乳的需要，称为"缺乳"，也称"产后乳汁不行""产后乳无汁""乳汁不足"。一般发生在产后第 2 ～ 3 天或半个月内，也可发生在整个哺乳期。临床以新产后的缺乳最为常见，表现为产后哺乳时乳房不胀，乳汁稀少甚或乳汁全无；也有产后一开始哺乳正常，后因情志不遂、产后疾病等因素，致乳汁骤减，不足以哺乳。

　　西医学中的产妇缺乳，可参照本节进行辨证施护。

　　产妇缺乳亦称产后乳汁分泌异常，是指产后乳汁不足甚或全无的一种病症。一般而言，产后两周仍无乳汁分泌，应视为无乳症；若产后六周，乳汁分泌量仍不满足新生儿一次哺乳量，为乳汁分泌过少。此症近年来国内外均有不断增长之势，并日益受到重视。

【中医病因病机】

　　缺乳的主要病机为乳汁化源不足，无乳可下；或乳汁运行受阻，乳不得下。

　　1. 气血虚弱　素体气血虚弱，复因产时失血耗气，气血亏虚，或脾胃虚弱，气血生化不足，以致气血虚弱无以化乳，则产后乳汁甚少或全无。

　　2. 肝郁气滞　素性抑郁，或产后七情所伤，肝失条达，气机不畅，气血失调，以致经脉涩滞，阻碍乳汁运行，因而缺乳。

【西医病因病机】

　　现代西医学认为，产妇缺乳主要包括以下几种病因。

　　1. 化纤侵入乳管　产妇戴上乳罩后，在乳罩的压迫下，致使乳头和乳罩的摩擦加剧，乳罩上的纤维便会逐渐进入乳管内，从而使乳管堵塞，造成一些产妇少奶或无奶。

　　2. 精神压力　伴随着社会经济的飞速发展，现代生活节奏加快，紧张的生活环境、繁杂的人际关系，往往使人的情绪产生极大的波动，烦躁、惊喜、忧愁、郁怒等情绪随时都可能发生。这些因素可以通过产妇的大脑皮层影响垂体的活动，从而抑制催乳素的分泌，使产妇出现乳汁缺乏。

　　3. 滥用避孕药　部分女性因害怕怀孕，自行滥用避孕药物，使内分泌机能紊乱，脑垂体促泌乳功能受到不同程度的限制，为乳房正常发育设置了障碍，导致产后缺少乳汁。

　　4. 饮食结构不合理　现代许多女性为追求身材苗条，改变了饮食习惯，一般都吃得很少，仅仅强调多吃水果和蔬菜，连维持身体正常运作而必要的主食都被列入"黑名单"了，这种偏食现象往往会导致体内蛋白质、脂肪等营养物质的严重缺乏，当然乳汁也不会多了。刻意、盲目地节食减肥，得不偿失。

【诊断与鉴别诊断】

　1. 诊断

　　（1）素体气血不足，或脾胃虚弱，或素性抑郁，或产后情志不遂，或产时、产后失血过多等。

　　（2）哺乳期乳汁甚少，不足以喂养婴儿，或乳汁全无。

　　（3）乳腺发育正常，乳房柔软，不胀不痛，挤出乳汁点滴而下，质稀；或乳房胀满而痛，挤压乳汁难出，质稠；或有乳腺发育不良者。此外，还应注意有无乳头凹陷和乳头皲裂造成的哺乳困难而致乳汁壅塞不通。

　　2. 鉴别诊断　本病应与乳痈相鉴别。乳痈有初起乳房红、肿、热、痛，恶寒发热，继之化脓成痈等特征。

【辨证施护】

治疗以调理气血、通络下乳为主。虚者补益气血，实者疏肝解郁，均宜佐以通乳之品。

1. 气血虚弱证

主要证候：产后乳少，甚或全无，乳汁清稀，乳房柔软，无胀满感，神倦食少，面色无华；舌淡苔少，脉细弱。

证候分析：气血虚弱，乳汁化源不足，无乳可下，故乳少或全无；乳腺空虚，故乳房柔软，无胀满感；气血不足，阳气不振，脾失健运，故神倦食少；气虚血少，不能上荣，则面色无华；舌淡苔少，脉细弱，为气血不足之征。

施护法则：补气养血，佐以通乳。

2. 肝郁气滞证

主要证候：产后乳汁涩少，浓稠，或乳汁不下，乳房胀硬、疼痛，情志抑郁，胸胁胀闷，食欲不振，或身有微热；舌质正常，苔薄黄，脉弦或弦数。

证候分析：情志不舒，肝气郁结，气机不畅，乳脉淤滞，致令乳汁不得出而乳汁涩少；乳汁淤积，则乳房胀硬、疼痛，乳汁浓稠；肝脉布胁肋，肝气郁滞，失于宣达，则胸胁胀闷；肝气不舒，则情志抑郁；木郁克土，脾失健运，则食欲不振；乳淤日久化热，则身有微热；舌质正常，苔薄黄，脉弦或弦数，为肝郁气滞或化热之征。

施护法则：疏肝解郁，通络下乳。

【护理措施】

1. 病情观察 注意观察患者乳汁的排出量、色、质，乳房胀痛程度、性质，乳房软硬度及乳汁下行通畅与否。观察患者乳房及乳头的情况，是否有乳头伸展性不好、扁平或内陷，如有异常应及时纠正。

2. 起居护理 保持居室清洁安静，空气流畅，温湿度适宜，避免直接吹风，衣服穿着以宽松为宜。创造有利于哺乳和休息的环境，保持充足的休息与睡眠。采用正确的哺乳方法，尽早哺乳，按需哺乳，正确哺乳。指导产妇挤出多余的乳汁。每次哺乳应让婴儿吸空一侧乳房后再吸另一侧乳房。常用毛巾和清水擦洗乳头，定时将分泌的乳汁涂抹在乳头上，防止乳头干裂。

3. 饮食护理 宜食高蛋白食物和新鲜蔬菜，多喝汤水，少食肥甘厚味。根据不同证型指导患者选择合适的饮食，气血虚弱者宜食猪蹄、乌鸡、鸡蛋、大枣、桂圆、鲫鱼、乳鸽等，可用猪前蹄或鲫鱼炖黄芪、党参、茯苓、当归、白芍、路路通等；肝郁气滞者宜食玫瑰花、月季花、丝瓜、佛手、合欢花、萝卜等，可用猪前蹄或鲫鱼炖当归、王不留行、柴胡、通草等。

4. 情志护理 乳汁的分泌与精神情志因素有密切的关系。肝藏血，因产时失血，肝血多亏虚，若产后情志不遂，易致肝失疏泄，气机郁滞，乳汁运行受阻而缺乳。因此哺乳期应加强精神护理，保持精神愉快，心情舒畅，避恼怒，忌忧郁，尽量使心境保持平和，则肝气条达，疏泄有度，乳汁畅行。

5. 用药护理 观察用药后症状缓解情况和时间，并注意服药后的不良反应。理气中药多芳香之品，其汤剂不宜久煎；补益中药可文火久煎。肝气郁滞者用疏肝解郁、通络行乳的汤药宜热服；气血亏虚者汤药宜热服。补益药宜早晚空腹温服。

6. 适宜技术 可针刺通乳，取膻中、乳根、少泽、天宗、合谷等穴。或推拿按摩，取乳根、少泽、膻中、期门等穴，患者取仰卧位，单掌和多指摩擦胸腹数分钟。气血虚弱者可艾灸膻中、乳根等穴。用耳穴埋豆疗法，取胸、乳、内分泌、交感、神门、皮质下等穴。乳房有块者，局部用橘皮煎水外敷。

正确的母乳喂养技术（见第八章第一节），按需哺乳，可促进乳汁分泌。

【健康教育】

1. 孕期做好乳头护理，若乳头凹陷，应经常将乳头向外牵拉，用温水清洁乳头，防止皲裂。注意哺乳期卫生。

2. 保持情绪乐观，心情舒畅。适当活动，保持气血调和。哺乳期用药要慎重，避免有毒副作用的药物通过乳汁进入婴儿体内。

3. 积极鼓励产妇进行母乳喂养，排除哺乳的顾虑。正确指导哺乳，提倡早期哺乳、按需哺乳，促进乳汁的分泌。不能因产后早期乳房不胀，而自行减少或中断哺乳，造成缺乳。每次哺乳前要用温开水清洗乳房、乳头，母亲洗手，避免婴儿吮入不洁之物。

4. 产后生活有规律，创造良好的休息环境。加强产后营养，多食富含蛋白质食物和新鲜蔬菜，多饮汤水。贫血应及时治疗，以防产后缺乳。

第五节 乳 痈

乳痈是由热毒侵入乳房所引起的一种急性化脓性疾病。其特点是乳房局部结块，红肿热痛，伴有全身发热，且容易发生"传囊"之变。乳痈多见于产后哺乳妇女，尤以初产妇多见，好发于产后 3 ～ 4 周，也可在孕期，或非哺乳期及非怀孕期发生。发生在哺乳期的称"外吹乳痈"；发生在怀孕期的称"内吹乳痈"；发生在非哺乳期和非怀孕期的称"不乳儿乳痈"。临床上以"外吹乳痈"多见。

西医学中的急性乳腺炎可参照本节辨证施护。

急性乳腺炎是指产妇分娩后，在各种原因造成的乳汁淤积基础上引发的乳腺炎症反应，伴或不伴细菌感染。临床表现为乳房疼痛，排乳不畅，乳腺局部出现肿块，形状为楔形或不规则形，可发生于乳房的任何部位，乳房皮肤可出现红、肿、热、痛，病变区域皮温升高，有压痛；全身症状包括发热，体温可达 39 ～ 40℃，伴有寒战、全身出汗、头晕、乏力等症状。

【中医病因病机】

乳痈的病因为乳汁郁积、肝郁胃热、感受外邪。因乳头破碎，乳头畸形和内陷，乳汁多而少饮，或断乳不当，均可使乳汁郁积，乳络不畅，乳管阻塞，败乳蓄积，久而化热，酿脓所致；因情志不畅，肝郁气结，厥阴肝经失于疏泄，或产后饮食不节，脾胃运化失司，阳明胃热壅滞，乳络闭阻不畅，气滞血瘀积热成脓，而成乳痈；产妇体虚，汗出腠理疏松，或露胸哺乳，复感风邪，或乳儿含乳而睡，口中热毒之气侵入乳孔，均可使邪热蕴阻于肝胃之经，乳络郁滞不通，化热成痈所致。病位在乳络。

1. 肝郁气滞 乳头属足厥阴肝经，肝主疏泄，能调节乳汁的分泌。若情志内伤，肝气不舒，厥阴之气失于疏泄，使乳汁发生壅滞而结块；郁久化热，热胜肉腐则成脓。

2. 胃热壅滞 乳房属足阳明胃经，乳汁为气血所生化，产后恣食肥甘厚味而致阳明积热，胃热壅盛，导致气血凝滞，乳络阻塞而发生痈肿。

3. 乳汁淤滞 乳头破损或凹陷，影响哺乳，致乳汁排出不畅，或乳汁多而婴儿不能吸空，造成余乳积存，致使乳络闭阻，乳汁淤滞，日久败乳蓄积，化热而成痈肿。

【西医病因病机】

西医学认为，急性乳腺炎的形成除产后抵抗力下降外，还与以下因素有关。

1. 乳汁淤积 是急性乳腺炎发病的重要原因。因过度排空乳房造成乳汁产生过多或新生儿吸乳过少，乳汁排空不完全；乳腺部分腺管充血、水肿而不通或通而不畅；乳头凹陷或过小，新生儿腭裂或舌系带过短等导致含接困难造成喂哺困难；哺乳间隔时间过长；因新生儿疾病等导致的母婴分离；母亲过度疲劳或严重的负向情绪影响等均是导致乳汁淤积的因素。

2. 细菌入侵　细菌可直接侵入乳管，上行至乳腺小叶，再扩散到乳房间质引起感染，常见于新生儿患口腔炎或含着乳头睡眠；因哺乳时衔接姿势不正确造成的乳头皲裂或破损，使细菌沿淋巴管入侵是感染的主要原因。多发生于缺乏哺乳经验的初产妇，也可发生于新生儿已 6 个月后的哺乳妇女。此外，产妇身体其他部位的病原体也可经血液循环引起乳腺感染。

3. 乳房外伤　如乳房受压（胸罩压迫）、被新生儿踢伤、被用力按摩等使乳房局部受伤，组织水肿，局部压力增大。

4. 机体免疫力下降　产褥期产妇全身及局部免疫力下降，为微生物入侵机体创造了条件。乳头部潮湿与温度的升高，更易造成细菌感染。免疫力良好者，病变停留在轻度炎症或蜂窝织炎期；免疫力较差者，感染容易扩散，形成脓肿，甚至引起脓毒症。

【诊断与鉴别诊断】

1. 诊断

（1）外吹乳痈多见于产后 3～4 周的哺乳期妇女，初产妇尤为多见，常有乳汁排泄不畅或乳头破损；内吹乳痈多发生在妊娠后期；不乳儿乳痈多缘于不在哺乳期假吸诱发；小儿乳痈有脐伤染毒史。

（2）乳房结块、红肿疼痛，10 天左右成脓，脓出稠厚，肿痛随之减轻。

（3）伴恶寒发热、头痛身楚、胸闷纳呆、大便干结等全身症状。

2. 鉴别诊断　本病应与炎性乳腺癌、乳腺导管扩张症等相鉴别。

【辨证施护】

本病治疗以消法、托法、补法为原则，危重者应予中西医结合治疗。

1. 气滞热壅证

主要证候：乳汁结块，排乳不畅，皮色不变或微红，肿胀疼痛，伴恶寒发热，周身酸楚，胸闷呕恶，纳差，大便秘结；舌质正常或红，苔薄，脉数。

证候分析：情志不畅，肝气郁积，厥阴肝经失于疏泄，则乳汁结块，排乳不畅；若产后饮食不节，胃中积热，气血运行不畅，乳络阻塞，则肿胀疼痛，皮色不变或微红；肝胃不和，气机不达，则胸闷呕恶，纳差，大便秘结；邪正相争，则恶寒发热，周身酸楚；舌质正常或红，苔薄，脉数为邪热在表之象。

施护法则：疏肝清热，通乳消痈。

2. 热毒炽盛证

主要证候：乳房结块增大，肿痛加重，皮肤掀红灼热，结块变软，有应指感；或切开排后引流不畅，红肿热痛不减，有"传囊"现象，伴壮热不退，口渴喜饮；舌红，苔黄腻，脉洪数。

证候分析：邪滞经络，蕴久不散，化热生火，火毒炽盛，则乳房结块增大，肿痛加重，掀红灼热；热盛肉腐成脓，则结块变软，应指明显，或见"传囊"之象；壮热，口渴喜饮，舌红，苔黄腻，脉洪数均为热毒炽盛之象。

施护法则：清热解毒，透脓消肿。

3. 正虚毒恋证

主要证候：溃脓后乳房肿痛虽轻，但疮口脓水清稀不尽，愈后缓慢或形成乳漏，伴全身乏力，面色少华，或低热不退，纳差；舌淡，苔薄，脉弱无力。

证候分析：病至后期，毒随脓泄，则肿痛减轻；正气亏虚，则脓水清稀不尽，愈合缓慢或形成乳漏；体内正虚邪恋，或余毒未尽，则低热不退，全身乏力；气血亏虚不能上达头面，则面色少华，纳差；舌淡苔薄，脉弱无力，皆为气血双亏，失于濡养之象。

施护法则：益气补血，和营托毒。

【外治法】

1. 初起 皮肤嫩红灼热者，宜玉露散或金黄散外敷；或用鲜菊花叶、鲜蒲公英、仙人掌去刺捣烂外敷；亦可用 25% 硫酸镁溶液湿敷。皮色微红或不红者，宜冲和膏外敷；有肿块者改用太乙膏掺红灵丹外贴。

2. 成脓 宜切开排脓。切口呈放射状，以免损伤乳络；切口位置宜取低位，以免形成袋脓。若脓肿小而浅者，可用针穿刺抽脓或用火针放脓。

3. 溃后 八二丹或九一丹药线引流，外敷金黄膏。待脓净仅有黄稠滋水时，改用生肌散收口。如有袋脓现象，可在脓腔下方用垫棉法加压，以免脓液滞留。如有乳汁从疮口流出，可用垫棉法束紧患侧乳房，促使收口；若成传囊乳痈，可在疮口一侧用垫棉法加压，如无效则另做一切口以便引流。形成乳房窦道者，先用七三丹药捻插入窦道腐蚀管壁，脓净改用生肌散、红油膏盖贴直至愈合。

【护理措施】

1. 病情观察 观察体温、脉搏、呼吸等全身情况，乳房皮肤的色泽、温度，乳房肿块的大小范围、波动感、疼痛性质和程度及溃后脓出是否通畅，是否"袋脓"或"传囊"，溃后脓液的量、色、质、气味，观察有无乳汁郁积、疮口有无溢乳；观察有无发热，是否伴有胸闷头痛、恶心呕吐及同侧腋窝淋巴结是否肿大，有无压痛等情况，以判断证候类型及预测疾病的发展，便于治疗。

2. 起居护理 病室宜安静，光线柔和，温湿度适宜，定期通风，保持室内空气新鲜。产妇产后常因气虚汗出过多，故应经常淋浴，及时更换内衣，并注意避免外邪侵袭。保持乳房及乳头清洁，协助患者按需哺乳，哺乳后排空剩余乳汁；高热或脓肿形成时停止哺乳。使用三角巾或宽松的胸罩托起患乳，减少上肢活动。

3. 饮食护理 饮食宜清淡、有营养、易消化为佳，多饮水，多食蔬菜水果、豆制品、瘦肉、鸡蛋等，忌食肥甘厚味及生冷、辛辣之品。气滞热壅证宜食用疏肝清热、通乳消痈的食品，如白萝卜、白菜等，食疗方可选用萝卜丝汤；热毒炽盛证宜食用清热解毒、透脓消肿的食品，如鲜蒲公英、鲜藕、绿豆等，食疗方可选用蒲公英薄荷饮；正虚毒恋证宜食用益气补血、和营托毒的食品，如鸡蛋、鱼肉、动物肝脏、豆制品、牛奶等，食疗方可选用黄芪粥、黑鱼山药汤、当归牛肉汤等以补益气血。

4. 情志护理 乳痈产妇多因产后气血不足，体质虚弱，加之患部疼痛，不能正常授乳而情绪急躁，注意调节情绪，消除其焦虑情况。特别是严重感染或脓肿形成者，劝导产妇解除烦恼，注意情志调理，避免肝气郁积而影响泌乳和排乳。

5. 用药护理 局部给予清热解毒、消肿止痛类中草药外敷。局部红、肿、热、痛严重者可服中药回乳。内服中药汤剂宜温服，热毒炽盛者宜凉服。乳痈初期可用金黄散或玉露散以冷开水或醋调敷；或用金黄膏或玉露膏敷贴；或用鲜野菊花、鲜蒲公英、鲜地丁草、仙人掌（去刺）等洗净捣烂外敷；或用25% 硫酸镁溶液湿敷，每次 20 分钟，每日 3 次；或用大黄、芒硝各等份研末，适量凡士林调敷。外敷药物如引起过敏反应，即应停用，并用青黛散香油调敷局部。成脓期外敷药时应暴露乳头，保持乳汁分泌通畅，尽量减少上肢活动，用乳罩托起患乳，避免牵拉，使脓液畅流，防止袋脓。溃脓期应及时更换敷料，保持疮周皮肤清洁。

遵医嘱早期、足量使用抗菌药物治疗，首选青霉素抗菌药，或根据脓液的细菌培养和药物敏感试验结果选用。避免使用对新生儿有不良影响的抗菌药物，如四环素、氨基糖苷类、甲硝唑和磺胺类药物等。给药途径可以口服、肌内注射或静脉注射。

6. 适宜技术 初起可按外治法取膏剂外敷。乳痈初起未成脓者，可用葱白、大蒜捣烂铺于乳房患处，用艾条熏灸。或用中医手法排乳技术（同本章第一节乳房按摩法）。或用耳穴贴压疗法，取胸、胃、肝、内分泌、肾上腺、神门等穴位。或用穴位贴敷法，选取膺窗、梁丘、足三里、丰隆、天池、内关、期门、肩井、膈俞等穴，取药物吴茱萸、五倍子、白芥子等份，分别研细末后混匀加入冰片调以油膏敷于穴位，以凉血消肿止痛。或用穴位按摩疗法，可用轻手法按摩天宗及局部阿是穴以减轻疼痛。或用毫针刺法，取肩井、膻中、乳根、期门、内关、少泽穴，用泻法，肝郁甚者加太冲，偏于胃热者加内庭，火毒盛者加厉兑、大敦、少泽。

【健康教育】

1. 鼓励产妇充分有效地休息，注意个人卫生，进食高热量、高蛋白、高维生素、低脂肪、易消化饮食，并注意水分的补充。

2. 指导良好的乳房清洁习惯。妊娠期经常用温水清洗两侧乳头，产后每次哺乳前后均需用温水毛巾清洁乳头和乳晕，保持局部清洁、干燥，切忌用肥皂水或酒精擦洗，以免引起局部皮肤干燥、皲裂。

3. 养成良好的哺乳习惯。维持有效的母乳喂养，保持乳汁通畅，用正确的喂养方法；养成新生儿不含乳头睡眠的良好习惯；每次哺乳时应将乳汁吸空；及时处理乳头破损或皲裂，如有皲裂应暂停哺乳，可用吸乳器吸出乳汁喂哺新生儿，局部用温水清洗干净后涂以抗生素软膏；乳汁淤积早期，可继续哺乳，并酌情增加哺乳次数，立即采取有效措施予以解决，切忌暴力排乳。

4. 保持新生儿口腔卫生，及时治疗新生儿口腔炎症。

5. 行手术的产妇，指导其保持伤口引流通畅，注意手术部位的清洁。

6. 安慰、鼓励产妇并指导产妇的丈夫及家属提供良好的社会支持，使产妇心情愉快，增强信心，坚持治疗。产后抑郁、焦虑也是乳腺炎形成的诱因之一，建议一旦出现，及时到心理科就诊。

第六节　产后小便不通

产后小便不通，是指新产后产妇发生排尿困难，小便点滴而下，甚则闭塞不通，小腹胀急疼痛者，称"产后小便不通"，又称"产后癃闭"。多发生于产后3天内，亦可发生在产褥期，以初产妇、滞产及手术产后多见，为产后常见病。

本病相当于西医学产后尿潴留。若产妇经调摄6～8小时后仍未排尿，应尽早处理。

产后尿潴留是产后常见的并发症，指产后不能完全排空膀胱，膀胱过度充盈。严格定义上讲，产后尿潴留有显性与隐性两种，显性尿潴留是指自分娩后6小时或剖宫产术后尿管拔出后6小时不能自行排尿者；隐性尿潴留是指自行排尿后超声监测或导尿管导出残余尿量＞150mL。

【中医病因病机】

小便的正常排出有赖膀胱气化的调节，膀胱气化不利，可致小便不通。导致膀胱气化功能失常的原因，与产后多虚及肺通调水道、脾运化水液和肾司二便功能失常等有关。常见分型有气虚、肾虚、气滞、血瘀。

1. 气虚　素体虚弱，产时劳力伤气，或失血过多，气随血耗，以致脾肺气虚，不能通调水道，膀胱气化不利，而致小便不通。

2. 肾虚　禀赋薄弱，元气不足，复因分娩损伤肾气，以致肾阳不振，气化失司，膀胱气化不利，致令小便不通。

3. 气滞　产后情志不遂，肝气郁结，气机阻滞，清浊升降失常，膀胱气化不利，而致小便不通。

4. 血瘀 多因滞产，膀胱受压过久，气血运行不畅，膀胱气化不利，而致小便不通。

【西医病因病机】

现代西医学认为，受妊娠及分娩生理变化的影响，产妇产后均有潜在尿潴留倾向，主要包括以下几点原因。

1. 器械助产 器械助产在一定程度上损伤尿道括约肌、尿道环状肌、盆底肌，从而引起排尿障碍。其产钳助产对盆底局部组织的压迫和摩擦，可导致局部周围组织水肿、尿路水肿，引起机械性梗阻，也会造成盆底肌肉、周围神经的损伤，抑制排尿反射，导致尿潴留。

2. 第二产程延长 经阴道分娩的产妇，产程过长，胎头长时间压迫膀胱，膀胱三角区及尿道内口黏膜充血水肿，会阴部及周围组织水肿，导致膀胱过度伸展，影响膀胱的收缩功能，进一步增加了产后尿潴留的发病机会。

3. 会阴切开术 会阴切开术损伤肛提肌和会阴肌的松弛功能，增加尿道阻力；同时造成会阴创伤性疼痛，产妇因焦虑惧怕伤口裂开不敢用力排尿，导致产妇产生排尿心理障碍，使支配膀胱的神经功能发生紊乱，反射性地引起膀胱括约肌痉挛，最终促进产后尿潴留的发生。

4. 分娩镇痛 分娩镇痛对排尿中枢有抑制作用，可使膀胱逼尿肌和尿道内括约肌暂时性失去功能，对排尿反射不敏感，膀胱过度伸展，伸缩能力下降，导致尿潴留。另外，分娩镇痛可引起骨盆和盆底肌肉松弛、腹部肌肉松弛，延长第二产程时间，进一步加重膀胱尿道黏膜充血水肿及增加阴道器械助产的概率。

5. 精神心理因素 产妇处于陌生的病房环境、多人陪伴等情况下，容易产生焦躁或窘迫心理；担心会阴伤口及腹部伤口疼痛裂开，不敢下床排便或不习惯床上排便；初产妇缺乏分娩的基本常识，过分地紧张和焦虑，导致尿潴留。

【诊断及鉴别诊断】

1. 诊断

（1）禀赋不足，或素体虚弱，或有难产、产程延长、手术助产、产时产后失血过多等病史。

（2）新产后，尤以产后 6 ～ 8 小时或产褥期，产妇发生排尿困难，小便点滴而下，小腹胀急疼痛，坐卧不安，甚则癃闭不通。

2. 鉴别诊断 本病应与小便生成障碍和其他因素导致的小便不通相鉴别。

（1）小便生成障碍的主症为产后无尿或少尿，腹软无胀急疼痛，膀胱不充盈，行导尿术无尿液排出。

（2）泌尿系结石所致的小便不通，其主症为产后无尿或少尿，伴或不伴尿道刺激症状或尿血或肿瘤，采用超声、泌尿系统造影或膀胱镜、CT、MRI 等检查可明确诊断。

【辨证施护】

以"通利小便"为治疗原则，虚者补气温阳以化之，实者疏利决渎以通之。

1. 气虚证

主要证候：产后小便不通，小腹胀急疼痛，精神萎靡，气短懒言，面色㿠白；舌淡，苔薄白，脉缓弱。

证候分析：脾肺气虚，不能通调水道，下输膀胱，膀胱气化不利，则产后小便不通；胞中尿液滞留而不得下行，则小腹胀急疼痛；气虚中阳不振，故精神萎靡，气短懒言；清阳不升则面色㿠白；舌淡，苔薄白，脉缓弱，为气虚之征。

施护法则：益气生津，宣肺行水。

2. 肾虚证

主要证候：产后小便不通，小腹胀急疼痛，坐卧不宁，腰膝酸软，面色晦黯；舌淡，苔薄润，脉沉细无力，尺脉弱。

证候分析：素体肾虚，因产肾气受损，肾阳不振，不能化气行水，膀胱气化不利，故令小便不通；尿蓄膀胱不得出，故令小腹胀急疼痛，坐卧不宁；腰为肾之外府，肾主骨，肾虚失养，则腰膝酸软；面色晦黯，舌淡，苔薄润，脉沉细无力，尺脉弱，为肾阳虚之征。

施护法则：补肾温阳，化气行水。

3. 气滞证

主要证候：产后小便不通，小腹胀痛，情志抑郁，或胸胁胀痛，烦闷不安；舌象正常，脉弦。

证候分析：因产后情志不遂，肝郁气滞，致清浊升降之机壅滞，膀胱气化不利，故小便不通，尿液潴留，久之则小腹胀痛；肝气郁滞，失其条达，故情志抑郁，胸胁胀痛，烦闷不安；舌象正常，脉弦，为气滞之征。

施护法则：疏肝理气，行水利尿。

4. 血瘀证

主要证候：产后小便不通，小腹胀满刺痛，乍寒乍热；舌黯，苔薄白，脉沉涩。

证候分析：因难产，产程过长，膀胱受压，气血循行受阻，瘀血阻滞，气机不畅，则膀胱气化不利，小便不通；尿潴膀胱不得出，则令小腹胀满刺痛；瘀血内阻，阴阳乖格，故乍寒乍热；舌黯，苔薄白，脉弦涩，为血瘀之征。

施护法则：养血活血，祛瘀利尿。

【护理措施】

1. 病情观察　观察产妇的膀胱充盈程度、尿量与排尿频率，注意是否有因尿潴留引起的其他并发症，如感染、膀胱过度膨胀等，这些可能会引起发热、腹痛等症状。正确估计产妇膀胱储尿量，及时督促排尿，是预防尿潴留的重要措施。产后4小时内，应积极鼓励产妇排尿。

2. 起居护理　保持室内空气流通，空气质量较好时可以开窗通风。注意防寒保暖，注意保持尿道周围清洁，定期更换内裤，避免感染；避免劳累，保证充足的睡眠和休息，以减轻体力消耗，促进恢复。伤口恢复良好者，需逐渐下床运动。

3. 饮食护理　严格遵循少吃多餐的基本原则，饮食以清淡并且容易消化为主，多食用冬瓜汤、小豆粥等有着滑利渗湿功效的食物，多饮水，不要食用生冷、辛辣及刺激性较强的食物。

4. 情志护理　受各种因素的影响，患者在产生尿潴留之后很容易产生紧张焦虑等不良情绪，对此，护士需要与产妇加强沟通，消除其心理障碍，针对性进行护理干预。同时，耐心解答患者提出的各种问题，告知患者多喝水，进而促进排尿。

5. 用药护理

（1）新斯的明针剂 0.5～1.0mg，肌内注射。其原理是利用该药物对膀胱平滑肌较强的兴奋作用，促进平滑肌收缩而引发排尿。

（2）酚妥拉明针剂 10mg，肌内注射；1.5～3 小时后可以再加一次，最大量不应该超过 30mg。

（3）优必达 200mg，一次口服，分别于用药后 30 分钟、60 分钟、90 分钟、120 分钟嘱患者排尿；若 2 小时仍不能排尿者，再追加优必达 200mg 口服。

（4）盐酸阿夫唑嗪（桑塔）2.5mg，每日 3 次，连服 3 日，其总有效率达 94.7%。盐酸阿夫唑嗪可以使刺激性和梗阻性尿路症状得到显著改善，明显减少残余尿，治疗产后顽固性尿潴留，在时间和效果上明显优于再次留置导尿。

6. 适宜技术 艾灸可选足三里（双）、三阴交（双）、中极、关元、气海、天枢、水道、百会等穴；针刺取穴关元、气海、三阴交、阴陵泉、水道穴。针灸治疗：术后尿潴留多以疏经通络、调理气血为原则，选取补肾益气、疏导通利的穴位进行刺激，选穴以足太阳膀胱经、足太阳脾经及任督二脉上的穴位为主。穴位贴敷选气海、三阴交及神阙穴。穴位按摩简便易行，可用拇指按压气海穴。耳穴可取肾、膀胱、尿道等穴。

对因为精神紧张导致的排尿困难者，在做好心理疏导的同时，可采用各种有效的方法诱导产妇排尿，常用的方法有以下几种。

（1）水流诱导法 利用水流产生的声音而产生条件反射，达到舒缓已经形成的对排尿反射的抑制作用，使产妇产生尿意感，促使初次排尿成功。

（2）下腹部热敷诱导法 将温热的毛巾置于产妇下腹部正中的膀胱区，利用灼热感使松弛的腹部肌肉收缩，使得腹压升高而促进排尿。

（3）膀胱局部按摩诱导法 将手置于产妇下腹部膀胱膨隆处，向上下左右轻轻推压，再用手掌自产妇膀胱底部向下轻轻推压，引发产妇尿意感。

（4）药物熏蒸诱导法 用 1∶5000 高锰酸钾温热水熏蒸外洗会阴部，利用水蒸气的刺激作用，达到刺激尿道周围神经感受器而引发排尿反射。

（5）灌肠诱导法 可用肥皂水或者生理盐水灌肠，利用排便反射诱发引起排尿反射，促使逼尿肌收缩、内括约肌松弛，引起排尿。

（6）再行导尿术 在上述处理均无效时，要及时施行导尿术，以防出现膀胱麻痹。留置导尿一般开放 24～48 小时，必要时开放 1 周，再定时开放，3～4 小时开放 1 次。一次性导尿或留置导尿，均建议预防性应用抗生素以减少泌尿系感染。

【健康教育】

1. 加强围生期保健，嘱孕妇在孕期适当多运动，妊娠 28 周后可指导产妇进行盆底肌肉锻炼，通过增强盆底肌的力量，改善控尿能力。可以通过 Kegel 运动、盆底肌生物反馈等方式进行训练（见第八章第二节）。

2. 产前或产后应对产妇进行及时有效的知识宣教，告知产妇第一次排尿的重要性和尿潴留的危害性，解除其怕疼痛或会阴部切口裂开的顾虑。

第七节 产后抑郁

产褥期间，产妇出现沉默寡言、精神抑郁、心烦不安、失眠多梦、情绪低落等症者，称为"产后抑郁"，通常在产后 2 周内出现症状，主要有心血不足、肝气郁结、瘀血内阻等证型。

产后抑郁症是产褥期精神综合征中最常见的一种类型。流行病学资料显示，西方发达国家产后抑郁症的患病率为 7%～40%，亚洲国家为 3.5%～63.3%，我国报道为 1.1%～52.1%，平均为 14.7%，与目前国际上比较公认的发生率为 10%～15% 基本一致。

【中医病因病机】

本病主要发病机制为产后多虚，心血不足，心神失养；或情志所伤，肝气郁结，肝血不足，魂失潜藏；或产后多瘀，瘀血停滞，上攻于心。

1. 心血不足 素体血虚，或产后失血过多，或产后思虑太过，所思不遂，心血暗耗，血不养心，心神失养，故致产后抑郁。

2. 肝气郁结　素性忧郁，胆怯心虚，气机不畅，复因产后情志所伤或突受惊恐，加之产后血虚，肝血不足，肝不藏魂，魂不守舍，而致产后抑郁。

3. 血瘀　产后元气亏虚，复因劳倦耗气，气虚无力运血，血滞成瘀，或产时、产后感寒，寒凝血瘀，或产后胞宫瘀血停滞，败血上攻，扰乱心神，而致产后抑郁。

【西医病因病机】

西医学认为，本病病因不明，可能与下列因素有关。

1. 产科因素　非计划妊娠、流产、妊娠并发症、难产、滞产、手术产等增加了产后抑郁症发生的风险。

2. 心理因素　具有敏感（神经质）、自我为中心、情绪不稳定、社交能力不良、好强求全、固执、内向性格等个性特点的产妇容易发生产后心理障碍。

3. 神经内分泌因素　各种神经递质及神经功能活动异常可能是产后抑郁症的发病原因之一。

4. 社会因素　孕期发生不良生活事件，如失业、夫妻分离、亲人病丧、家庭不和睦、家庭经济条件差、缺少家庭和社会的支持与帮助（特别是丈夫与长辈的支持与帮助）等，是影响产后抑郁症发生和恢复的重要因素。

5. 遗传因素　有精神病家族史，特别是有产后抑郁症家族史的产妇，患该病的概率要高于正常人群。

【诊断及鉴别诊断】

1. 诊断

（1）产时或产后失血过多，产后忧愁思虑，过度劳倦，或素性抑郁，以及既往有精神病史、难产史。

（2）精神抑郁，情绪低落，伤心落泪，默默不语，悲观厌世，失眠多梦，易感疲乏无力，或内疚、焦虑、易怒，甚则狂言妄语，如见鬼神，喜怒无常，哭笑不休，登高弃衣，不认亲疏等。严重者甚至绝望，有自杀或杀婴倾向。多在产后 2 周内发病，产后 4～6 周症状逐渐明显。

2. 鉴别诊断　本病与产后神经衰弱相鉴别。产后神经衰弱主要表现为失眠、多梦、记忆力下降及乏力等，经充分休息，可较快恢复。

【辨证施护】

治疗以调和气血、安神定志为主，同时配合心理治疗。临证还需注意观察，及时发现情志异常程度的变化，尽量早给予干预，防止不良事件的发生。

1. 心血不足证

主要证候：产后精神抑郁，沉默寡言，情绪低落，悲伤欲哭，心神不宁，失眠多梦，健忘心悸，恶露量多；神疲乏力，面色苍白或萎黄；舌质淡，苔薄白，脉细弱。

证候分析：产后失血过多，或思虑太过，所思不遂，心血暗耗，心失所养，神明不守，血虚不能养神，神不足则悲，故产后精神抑郁，沉默寡言，情绪低落，悲伤欲哭，心神不宁，失眠多梦，健忘心悸；血虚气弱，肌肤失养，故神疲乏力，面色苍白或萎黄；舌质淡，苔薄白，脉细弱，均为血虚之征。

施护法则：养血滋阴，补心安神。

2. 肝气郁结证

主要证候：产后心情抑郁，或心烦易怒，心神不安，夜不入寐，或噩梦纷纭，惊恐易醒；恶露量或多或少，色紫暗，有血块；胸胁、乳房胀痛，善太息；舌淡红，苔薄，脉弦或弦细。

证候分析：素性忧郁，产后复因情志所伤，肝郁胆虚，魂不归藏，故心神不安，夜不入寐，或噩梦多而易惊醒；肝郁气滞，气机失畅，故胸胁、乳房胀痛，善太息；肝郁化火，则心烦易怒；肝气郁结，疏泄失调，故恶露量或多或少，色紫暗，有血块；舌淡红，苔薄，脉弦或弦细，为肝郁之征。

施护法则：疏肝解郁，镇静安神。

3. 血瘀证

主要证候：产后抑郁寡欢，默默不语，失眠多梦，神志恍惚；恶露淋漓日久，色紫黯有块，面色晦暗；舌暗有瘀斑，苔白，脉弦或涩。

证候分析：产后气血虚弱，劳倦过度，气血运行无力，血滞成瘀，或情志所伤，气滞血瘀，或胞宫内败血停滞，瘀血上攻，情绪失常，故产后郁郁寡欢，默默不语，失眠多梦，神思恍惚；败血成瘀，瘀攻于心，心神失常，故喜怒无常，哭笑不休；瘀血内阻，"不通则痛"，故恶露不下，或下而不畅，色紫黯，有血块，小腹疼痛，拒按；面色晦暗及舌脉，均为血瘀之征。

施护法则：活血化瘀，镇静安神。

【护理措施】

1. 病情观察 观察患者是否出现持续的悲伤、绝望、无助情绪，是否有哭泣的冲动；关注患者是否对以往感兴趣的活动失去兴趣，无法从日常活动中获得乐趣；了解患者的睡眠模式是否发生变化，如难以入睡、睡眠过多或早醒；观察患者与家人及婴儿的相处是否和谐，是否对婴儿表现出缺乏兴趣或照顾婴儿的能力下降。需要注意的是，产后抑郁的症状可能会随着时间而变化，要特别注意病情的波动情况。

2. 起居护理 家属应为患者提供温馨适宜的居住环境；家属应该主动帮助患者照顾婴儿，特别是在夜间多照料婴儿，保证患者有充足的睡眠时间；患者应在身体耐受程度下进行体育锻炼，比如瑜伽、散步等；对于症状比较严重的患者，家属应适当陪护，避免患者出现伤害宝宝或者自杀的行为。

3. 饮食护理 本病对饮食一般无特殊要求，患者在积极配合治疗的同时，还要重视饮食。应给予患者高蛋白、高热量、多维生素饮食，增强患者体质。患者可能对食物没有兴趣，家属应为患者制作色香味俱全的食物，增强患者食欲；适量增加蛋白质的摄入，提高脑的兴奋性，如鱼、虾、瘦肉等。保证足量热量的摄入，维持身体正常生理功能；多吃新鲜蔬菜瓜果，补充维生素和矿物质，如菠菜、香蕉等；多吃坚果、牛肉等富含氨基酸的食物。患者应避免进食辛、辣、腌、熏等有刺激性的食物。此外，产后抑郁症的患者可能会出现睡眠障碍，所以应少进食含咖啡因的食物，如可乐、咖啡等；避免暴饮暴食。

4. 情志护理 让产妇感到被支持、尊重、理解，增强信心、自我控制能力和良好交流的能力，激发内在动力去应对自身问题。医护人员要具备温和、接受的态度，鼓励产妇宣泄和抒发自身的感受，耐心倾听产妇诉说感受和困难，做好心理疏通工作。同时，鼓励和指导家属给予更多的关心和爱护，减少或避免不良的精神刺激和压力。

5. 用药护理 应该在专科医生指导下用药，根据以往疗效和个体情况选择药物。首选 5- 羟色胺再吸收抑制剂，尽量选用不进入乳汁的抗抑郁药。遵医嘱指导产妇正确应用抗抑郁症药，并注意观察药物疗效及不良反应。

6. 适宜技术 中医五音干预能够有效缓解产妇的抑郁状态；耳穴可取神门、心、肝、脾、枕等穴。

心理治疗，包括心理支持、咨询与社会干预等，是治疗本病的重要手段。

【健康教育】

1. 健康教育对于产后抑郁的预防、识别、转诊及干预等方面非常重要，可以采取讲座、文字、电视、网络等多种方法及形式对大众、产妇及其家属、非精神科医护人员进行产后抑郁相关知识的宣传与教育。

2. 帮助产妇适应角色的转换，实施母婴同室，指导母乳喂养，鼓励产妇与婴儿多交流、多接触，并多参与照顾婴儿，培养产妇的自信心。此外，丈夫及家庭成员的情感支持、物质支持等有利于产妇实现角色转换。

3.防止意外发生，做好安全防护，恰当安排产妇生活和居住环境。产后抑郁症产妇的睡眠障碍主要表现为早醒，而自杀、自伤等意外事件多在此期间发生，应特别注意。

4.出院指导：本病预后良好，约70%产妇1年内治愈，极少数持续1年以上，再次妊娠复发率20%，其下一代认知能力可能受影响，因此，应该为产妇提供心理咨询机会。

扫一扫，
查阅本章数字资源

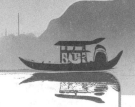

第 六 章

新生儿常见病证的护理

学习目标

▷ **知识目标：**

　　熟悉新生儿的胎黄、硬肿症、新生儿败血症、新生儿肺炎、新生儿鹅口疮、新生儿湿疹的病因病机、辨证施护和护理措施。

▷ **能力目标：**

　　1. 能配合医生对新生儿败血症及新生儿肺炎患儿实施复苏抢救。

　　2. 能运用护理程序对新生儿病症患儿实施护理，并对其家庭开展健康教育。

▷ **素质目标：**

　　1. 培养护理新生儿病症患儿的责任感与价值观。

　　2. 增加对危重新生儿的抢救意识和急救能力，践行救死扶伤的理念。

第一节　胎　　黄

　　胎黄，以婴儿出生后全身皮肤、黏膜、巩膜发黄为特征，因与胎禀因素有关，故称"胎黄"或"胎疸"。

　　西医学称胎黄为新生儿黄疸，包括新生儿血清胆红素增高的一系列疾病，分为生理性黄疸和病理性黄疸。生理性黄疸大多在生后 2～3 天出现，4～6 天达高峰，7～10 天消退，早产儿持续时间较长，除有轻微食欲不振外，一般无其他临床症状。若生后 24 小时前后即出现黄疸，2～3 周仍不消退，甚或持续加深；或消退后复现，则为病理性黄疸。延迟喂养、呕吐、寒冷、缺氧、胎粪排出较晚等可加重生理性黄疸；新生儿溶血症、先天性胆道闭锁、婴儿肝炎综合征、败血症等可造成病理性黄疸。

　　【中医病因病机】

　　本病主要为先天胎禀湿蕴，或后天感受湿邪（湿热或寒湿）所致。湿热或寒湿之邪，蕴结于中焦脾胃，阻滞气机，则肝失疏泄，胆汁外溢，发为胎黄。病位在脾、胃、肝、胆。

　　1. 湿热熏蒸　孕母内蕴湿热传于胎儿，或胎产之时，或出生之后，婴儿感受湿热邪毒。湿热邪毒蕴结脾胃，熏蒸肝胆，以致胆汁外溢皮肤、面目，发为胎黄。湿热熏蒸，黄色鲜明，属于阳黄。

2. 寒湿阻滞　先天禀赋不足，脾阳本虚，寒湿内生；或生后为湿邪所侵，蕴于脾胃，脾阳受困，湿从寒化。寒湿阻滞，气机不畅，以致肝失疏泄、胆液外溢而发病。因湿邪阻滞，脾阳受遏，故黄色晦暗，精神疲乏，属阴黄之候。

3. 瘀积发黄　先天缺陷，胆道阻塞，或湿邪蕴结肝胆日久，气血郁阻，肝胆疏泄失常，络脉瘀积而致黄色晦暗，多伴肚腹胀满，胁下结成痞块。

若热毒炽盛，湿热化火，内陷厥阴，可出现黄疸加深、神昏、抽搐等胎黄动风之危象；若邪毒炽盛，正气不足，气阳虚衰，出现面色苍白、四肢厥冷、呼吸急促、脉微等胎黄虚脱之证。

【西医病因病机】

西医学认为，本病的病因主要与新生儿胆红素代谢特点有关。

1. 新生儿胆红素代谢特点

（1）胆红素生成过多　胎儿在宫内处于低氧环境，刺激促红细胞生成素的产生，红细胞生成相对较多，出生后血氧分压升高，过多的红细胞被破坏；新生儿红细胞寿命短（早产儿低于 70 天，足月儿约 80 天，成人为 120 天），且血红蛋白的分解速度是成人的 2 倍；新生儿肝脏和其他组织中的血红素及骨髓红细胞前体较多。以上原因均可导致新生儿胆红素生成增多。

（2）血浆白蛋白联结胆红素的能力不足　胆红素进入血循环，与血浆中白蛋白联结后，运送到肝脏进行代谢。刚娩出的新生儿常有不同程度的酸中毒，可使胆红素与白蛋白联结减少；早产儿胎龄越小，白蛋白含量越低，其联结胆红素的量也越少。

（3）肝细胞处理胆红素能力不足　非结合胆红素进入肝细胞后，与 Y、Z 蛋白结合，在光面内质网，主要通过尿苷二磷酸葡糖醛酸基转移酶（UDPGT）催化，形成水溶性、不能透过半透膜的结合胆红素，经胆汁排泄至肠道。新生儿出生时肝细胞内 Y 蛋白含量极微（生后 5 ~ 10 天达到正常），UDPGT 含量也低（生后 1 周接近正常），且活性差（仅为正常的 0 ~ 30%），因此，生成结合胆红素的量较少；出生时肝细胞排泄结合胆红素到肠道的能力低下，早产儿更为明显，可出现暂时性肝内胆汁淤积。

（4）肠肝循环特点　肠道内的结合胆红素被细菌还原成尿胆原及其氧化产物，其中大部分随粪便排出，小部分被肠道的 β- 葡萄糖醛酸苷酶水解为非结合胆红素，后者被肠道吸收后，极少量由肾脏排泄，余下的经门静脉至肝脏重新转变为结合胆红素，再经胆道排泄到肠道，即胆红素的"肠肝循环"。新生儿肠蠕动性差，肠道菌群尚未完全建立，肠腔内 β- 葡萄糖醛酸苷酶活性相对较高，可将更多的结合胆红素转化为未结合胆红素，后者又被肠吸收经门脉而达肝脏，致使肠肝循环增加，血胆红素水平升高。此外，胎粪约含胆红素 80 ~ 200mg，如排泄延迟，也可使胆红素重吸收增加。

2. 病理性黄疸的常见原因

（1）感染因素

①新生儿肝炎：多由宫内病毒感染引起，常见的病毒有乙型肝炎病毒、巨细胞病毒、风疹病毒、单纯疱疹病毒、肠道病毒及 EB 病毒等。起病较缓而隐匿，常在生后数天至数周内渐见黄疸，在不受注意中持续或加剧，或生理性黄疸消退而又再度出现黄疸，可伴有食欲下降、呕吐、肝脏轻度至中度增大，脾脏肿大不显著。风疹病毒、巨细胞病毒引起的肝炎，常伴有先天畸形或宫内生长障碍。

②新生儿败血症：常见的病原体为细菌，也可为霉菌、病毒或原虫等。早期症状不典型，表现为进奶量减少或不吃，发热或体温过低，病理性黄疸，哭声低，嗜睡或烦躁不安等症状。若出现肝脾轻、中度肿大，出血倾向，休克，多脏器功能衰竭等则应高度怀疑本病的发生。

（2）非感染因素

①新生儿溶血病：系指母、子血型不合引起的同族免疫性溶血。我国以 ABO 血型不合最常见；其

次为 Rh 血型不合引起的溶血病。ABO 溶血病主要发生在母亲 O 型而胎儿 A 型或 B 型；Rh 溶血病中以 RhD 溶血病最常见，其次为 RhE。

②胆管阻塞：胆道闭锁和先天性胆总管囊肿，使肝内或肝外胆管阻塞，结合胆红素排泄障碍，导致病理性黄疸；肝和胆道的肿瘤也可压迫胆管造成阻塞。

③母乳性黄疸：喂母乳后发生未结合胆红素增高，发病机制尚未完全明确。临床特点为患儿一般情况较好，暂停母乳 3～5 天黄疸减轻，在母乳喂养条件下，黄疸完全消退需 1～2 个月。

④其他：遗传疾病，如葡萄糖 -6- 磷酸脱氢酶（G-6-PD）缺陷、球形红细胞增多症、半乳糖血症等；药物因素，如维生素 K_3、K_4 等药物可引起黄疸。

【诊断与鉴别诊断】

1. 诊断

（1）生理性黄疸 ①一般情况良好；②足月儿生后 2～3 天出现黄疸，4～5 天达高峰，5～7 天消退，最迟不超过 2 周；早产儿黄疸多于生后 3～5 天出现，5～7 天达高峰，7～9 天消退，最长可延迟到 3～4 周；③血清胆红素：足月儿 <221μmol/L（12.9mg/dL），早产儿 <257μmol/L（15mg/dL）。符合以上 3 项，并排除病理性黄疸后方可确定为生理性黄疸。

（2）病理性黄疸 ①生后 24 小时内出现黄疸；②血清胆红素：足月儿 >221μmol/L（12.9mg/dL），早产儿 >257μmol/L（15mg/dL），或每日上升超过 85μmol/L（5mg/dL）；③黄疸持续时间：足月儿 >2 周，早产儿 >4 周；④黄疸退而复现；⑤血清结合胆红素 >34μmol/L（2mg/dL）。具备上述任何一项者均可诊断为病理性黄疸。

2. 鉴别诊断 主要对导致病理性黄疸的发病原因进行鉴别，由于新生儿黄疸产生原因较多且发病机制复杂，需详细询问病史、全面体格检查和必要的影像学、实验室检查以明确病因。

【辨证施护】

本病的治疗以利湿退黄为基本法则。早期湿热较盛，郁热在里，宜清热利湿，佐淡渗健脾；经早期治疗，热邪渐退，湿郁缠绵，中期宜活血化瘀，佐清热利湿；后期湿热郁积所余无几，宜疏肝养肝，配益气健脾，兼清余邪。西医主要是病因治疗和对症治疗。光照疗法是降低血清未结合胆红素简单而有效的方法，可防止胆红素脑病的发生。严重时用换血疗法。

1. 湿热熏蒸证

主要证候：面目皮肤发黄，颜色鲜明，精神疲倦或烦躁啼哭，不欲吮乳，或有发热，大便秘结，小便短黄；舌质红，舌苔黄腻。

证候分析：本证为阳黄，起病急，临床以黄色鲜明，全身症状及舌象均表现为湿热壅盛之象为特征。新生儿溶血性黄疸、肝细胞性黄疸多表现为此证型。本证重症易发生胎黄动风和胎黄虚脱之变证。

施护法则：清热利湿退黄。

2. 寒湿阻滞证

主要证候：面目皮肤发黄，色泽晦暗，黄疸持久不退，精神倦怠，四肢欠温，不欲吮乳，时时啼哭，大便溏薄，或便色灰白，小便短少；舌质偏淡，舌苔白腻。

证候分析：本证为阴黄，一般起病缓，病程长。临床以黄色晦暗、精神倦怠、四肢欠温等虚寒之象为特征。

施护法则：温中化湿退黄。

3. 瘀积发黄证

主要证候：面目皮肤发黄，颜色晦滞，日益加重，腹部胀满，右胁下痞块，神疲纳呆，小便短黄，大便不调或灰白；舌紫黯有瘀斑、瘀点，舌苔黄或白。

证候分析：此证病程较长，属于阴黄证。临床以黄疸逐渐加重，皮肤黄疸色泽晦暗无华，伴有肝脾肿大为特征。

施护法则：化瘀消积退黄。

【护理措施】

1. 病情观察　仔细观察黄疸的发生和发展情况，做好详细记录。生理性黄疸多发生在生后 $2 \sim 3$ 天，$4 \sim 5$ 天达高峰，$5 \sim 7$ 天能消退。若生后 24 小时内即出现黄疸，迅速加深，应考虑新生儿溶血症。凡生后两周黄疸不退，均考虑病理性黄疸。注意观察胎黄患儿的全身证候：有无精神萎靡，嗜睡呕吐，吸吮困难，警惕易醒不安，两目斜视，四肢强直后抽搐等，应立即向医师报告，以防核黄疸发生。注意大小便情况：患阻塞性黄疸时，大便呈灰白色，不易转黄，而新生儿巨细胞肝炎，虽大便也呈灰白，但经治疗大便可以逐渐转黄。黄疸时小便呈深褐色或红茶色，随黄疸减退而逐渐转淡。观察有无出血倾向、头部血肿、发热、呼吸障碍、水肿、呕吐、腹胀、脱水（皮肤、囟门）及哭声改变等。定时测量黄疸程度，以了解病情发展。

2. 起居护理　新生儿出生后注意加强保暖，保持室内安静清洁，温湿度适宜，做好室内空气消毒及温箱的清洁消毒。注意新生儿脐部的保护，保持皮肤及臀部等清洁，注意口腔卫生，避免损伤，防止感染。

3. 饮食护理　加强母乳按需喂养。乳母饮食对新生儿病情转归有很大的影响，故乳母饮食宜清淡，多食新鲜的蔬菜和水果；忌辛辣、刺激性食品，如牛羊肉、巧克力、虾条、薯片、花生及瓜子等炒货，以免助湿生热。新生儿的每次哺乳量不宜过多，应定时定量。保证水分的摄入，一般在 2 次喂奶的间隙喂水 $1 \sim 2$ 次，以 $5 \sim 10\text{mL}$ 为宜，以利于湿热之邪从小便排出。人工喂养的病儿，应注意科学喂养，如喂养不当极易引起消化不良，导致气血生化不足，影响新生儿的康复。喂养时，应尽可能将新生儿抱起，以适应新生儿喂养和吸吮的要求。

4. 情志护理　给予温暖舒适的病房和包被，以增加新生儿的安全感，避免哭闹，可有意识地多与新生儿进行肢体语言的交流，如经常用手触摸、搂抱，以满足新生儿的皮肤触觉。做好新生儿家长的心理护理，教育乳母保持情绪稳定乐观，具备健康的心理状况，消除焦虑、紧张情绪，避免外界不良精神因素的干扰，以免引起新生儿气机不畅，经络受阻，脏腑功能失调而影响机体的恢复。

5. 用药护理　中药汤剂宜温服。患儿补液时，控制输液量与输液速度，禁忌快速输入高渗性药物，以免开放血 - 脑脊液屏障，导致胆红素脑病。根据医嘱按时喂药，给药速度不宜过快，可分少量多次喂服。不能强制灌服，以免引起呛咳或窒息。

6. 适宜技术　中药熏洗适用于湿热熏蒸证。将药液倒入盆内，待温时给患儿擦洗全身，每次洗 $10 \sim 15$ 分钟，每日 1 剂，5 天为 1 疗程。中药药浴：根据辨证配方药浴，多用于湿热型黄疸。穴位贴敷：按不同证候，分别将药物按一定比例配制成糊状药饼，取一人份，放置于新生儿穴位处，外以医用胶贴固定，每次贴敷 20 分钟，每日 2 次。常用穴位：巨阙、大横等。

光照疗法：根据医嘱实施光照疗法（见第八章第三节），治疗时应及时补充水分，按需喂奶，勤巡视，严密观察病情。光照疗法时间按医嘱进行（一般不超过 4 天），如出现青铜症，停止光疗。

【健康教育】

1. 向病儿家属讲解疾病相关知识，新生儿出生后需要注意观察皮肤、黄染情况，胎黄出现时间及加深的程度。应告诉家长黄疸的观察必须在自然光源下进行。

2. 母亲妊娠期间注意饮食卫生，忌酒和辛辣之品，不可滥用药物。如孕母有黄疸病史或肝病史或曾娩出有病理性黄疸的婴儿者，应积极检查和预防。

3. 鼓励母乳喂养，按需喂乳，注意喂养方法。注意保持新生儿皮肤、脐部及臀部清洁，防止破损后热毒侵入。

4.注意观察胎黄儿的全身证候，有无精神萎靡、嗜睡、吸吮困难、惊厥不安、两目斜视、四肢强直或抽搐等症，以便对重症及早发现，及时治疗。如母乳性黄疸的新生儿，在医护人员指导下，暂停母乳喂养，可进行日光浴，能有效减轻黄疸。

第二节 硬 肿 症

硬肿症是新生儿时期特有的一种严重疾病，是由多种原因引起的局部甚至全身皮肤和皮下脂肪硬化及水肿，常伴有低体温及多器官功能低下的综合征。其中只硬不肿者称新生儿皮脂硬化症；由于受寒所致者亦称新生儿寒冷损伤综合征。本病可归属于中医学胎寒、五硬等范畴。

本病多发生于寒冷地区和寒冬季节，以生后 7～10 天的新生儿尤其早产儿多见，受寒、早产、感染、窒息等原因都可引起发病。本病重症预后较差，病变过程中可并发肺炎、败血症等疾病，严重者常合并肺出血等引起死亡。

【中医病因病机】

内因主要是先天禀赋不足，元阳不振，失于温煦；外因为护养保暖不当，感受寒邪，或感受他邪，气血运行失常所致。病变脏腑在脾肾，阳气虚衰、寒凝血涩是本病的主要病机。

1.感受寒邪 寒为阴邪，最易伤人阳气，先天禀赋不足，或先天中寒，或后天感寒，寒邪直中脏腑，伤脾肾之阳，寒凝则气滞，气滞则血凝血瘀，血行不畅，产生肌肤硬肿。

2.肾阳虚衰 先天禀赋不足，元阳不振，或复感寒邪，损伤机体阳气，阳气更加虚衰。阳气虚衰，不能温煦肌肤，故身寒肢冷，体温不升；阳虚而生内寒，寒凝则气滞血瘀，形成皮肤硬肿，颜色紫黯。严重者血不循经而外溢，出现皮下瘀斑。脾肾阳虚，水湿无以温化，则见水肿；阳衰之极，可见气息微弱、全身冰冷、脉微欲绝之危候。

【西医病因病机】

西医学认为，本病的病因主要包括以下几个方面。

1.寒冷和保温不当 新生儿尤其是早产儿发生低体温和皮肤硬肿的主要原因：①体温调节中枢发育不成熟。当环境温度过低时，其增加产热和减少散热的调节功能差，使体温减低。②体表面积相对较大，皮下脂肪少，血管丰富，易于失热。环境温度降低时，散热增加，使体温下降。③能量贮备少，产热不足。新生儿以棕色脂肪组织的化学产热方式为主，缺乏寒战等物理产热方式。因此，新生儿期易发生低体温，早产儿、低出生体重儿和小于胎龄儿尤为明显。④新生儿皮下的白色脂肪中，饱和脂肪酸较多，且熔点高，当体温降低时，则皮脂易发生硬化。综上所述，当环境温度过低时，新生儿易出现体温过低和皮肤硬肿。

2.某些疾病 严重感染、缺氧、心力衰竭和休克等使能量消耗增加，摄入不足，再加上缺氧使物质的氧化发生障碍，故产热能力明显不足。因此，在正常散热的条件下，易出现低体温和皮肤硬肿。严重的颅脑疾病也可抑制尚未成熟的体温调节中枢，使散热大于产热，出现低体温，甚至皮肤硬肿。

3.多器官损害 低体温和皮肤硬肿，可使局部血液循环瘀滞，引起缺氧和代谢性酸中毒，导致皮肤毛细血管壁通透性增加，出现水肿。如低体温持续存在和/或硬肿面积继续扩大，缺氧和代谢性酸中毒加重，引起多器官功能损害。严重者因微循环障碍而出现弥散性血管内凝血，常导致肺出血而死亡。

【诊断与鉴别诊断】

1.诊断 在寒冷季节，环境居处温度低，或保暖不当，出现体温降低，皮肤硬肿即可诊断。临床依据体温及皮肤硬肿范围分为：①轻度：体温≥35℃，皮肤硬肿范围<20%；②中度：体温<35℃，皮肤

硬肿范围 20% ～ 50%；③重度：体温＜30℃，皮肤硬肿范围＞50%，常伴有器官功能障碍。

2. 鉴别诊断

（1）新生儿水肿　可表现为局限性水肿，常发生于女婴会阴处，在数天内可自愈。早产儿水肿常见下肢凹陷性水肿，有时可波及手背、眼睑及头皮，大多在数天内自行消退。新生儿 Rh 溶血病或先天性肾病，水肿往往较严重，但有其各自的临床特点，一般不难鉴别。

（2）新生儿皮下坏疽　多发生于寒冷冬季，有难产或用产钳分娩史，受挤压部位易发生。常由金黄色葡萄球菌感染所致。表现为身体受压部位局部皮肤变硬、略肿、发红、边界不清，往往可迅速蔓延，先呈暗红色后转变为黑色；重症可有出血和溃疡形成，亦可融合成大片坏疽。

【辨证施护】

本病的治疗原则以温阳逐寒、活血化瘀为主。西医主要是及时复温，提供热量和液体，去除病因，早期纠正脏器功能紊乱。本病轻症多属寒凝血瘀证，重症多属阳气虚衰证。

1. 寒凝血瘀证

主要证候：全身欠温，四肢发凉，反应尚可，哭声较低，肌肤硬肿，难以捏起，硬肿多局限于臀、小腿、臂、面颊等部位，色暗红、青紫，或红肿如冻伤，指纹红滞。

证候分析：本证为轻症，常发生于冬季，系体弱小儿中寒而致。小儿稚阳未充，若中寒，阳气被遏，温煦失职，则全身欠温，四肢发凉；寒凝气滞，血行不畅，瘀血内生，则面色紫暗、皮肤暗红或青紫、红肿。

施护法则：温经散寒，活血通络。

2. 阳气虚衰证

主要证候：全身冰冷，僵卧少动，反应极差，气息微弱，哭声低怯，吸吮困难，面色苍白，肌肤板硬而肿，范围波及全身，皮肤暗红，尿少或无；唇舌色淡，指纹淡红不显。

证候分析：本证病情危重，多发生于胎怯患儿。感受寒邪，伤及脾肾阳气，元阳不振，则面色苍白，全身冰凉，僵卧少动；阳气虚衰，血脉瘀滞，硬肿范围大，全身症状重。若阳气无力御邪可致肺气郁闭发生肺炎，或因虚寒而血脉失于统摄导致肺出血之危症。

施护法则：益气温阳，通经活血。

【护理措施】

1. 病情观察　多发生在出生后 7 ～ 10 天内，体温不升，常在 35℃ 以下，重症低于 30℃，体核温度（肛温）可能低于体表温度（腋温），皮肤和皮下组织出现硬肿，皮肤呈浅红或暗红色，严重循环不良者可呈苍灰色或青紫色。硬肿首先出现在下肢、臀部、面颊和下腹部，然后至上肢和全身。有时只硬不肿，则皮肤颜色苍白，犹如橡皮，范围较局限，只影响大腿和臀部，这种情况常发生在感染性疾病引起的硬肿症。重型硬肿症可发生休克、肺出血和弥散性血管内凝血。

2. 起居护理　寒冷季节做好新生儿保暖，调节产房内温度为 24 ～ 26℃，尤其注意早产儿及低体重儿的保暖工作。轻者可放在 24 ～ 26℃ 室温中，置热水袋，使其逐渐复温。重者先置于 26 ～ 28℃ 室温中，1 小时后置于 28℃ 暖箱保温，每 1 小时提高箱温 1℃，至 30 ～ 32℃，使皮肤温度达 36℃ 左右。也可因地制宜，采用其他各种保暖和复温方法，在 12 ～ 24 小时内使体温恢复正常。

3. 饮食护理　供给充足的热量有助于复温和维持正常体温。喂养困难者可给予部分或完全静脉营养。有明显心、肾功能损害者，在复温时因组织间隙液体进入循环，可造成左心功能不全和肺出血，故应严格控制输液速度及液体入量。

4. 情志护理　加强巡视，多关心、安抚新生儿和家长。对新生儿进行护理操作时，向家长做好解释工作。向家长介绍新生儿硬肿症的预防和家庭护理知识，母乳喂养的好处，以及有关保暖、喂养、预防感染的相关育儿知识。

5. 用药护理 硬肿症患儿肝肾功能均有不同程度损害，容易出现药物蓄积引起中毒。出血期尽量避免使用影响凝血功能的药物。

6. 适宜技术 局部硬肿消失较慢，可配合艾条温灸关元、气海、足三里、脾俞、肾俞等穴。可取当归、红花、川芎、赤芍、五灵脂、肉桂、丹参各 6g，鸡血藤、黄芪各 8g，研粉加水煎至 2000mL，滤去药渣，做中药药浴。

新生儿暖箱复温（见第八章第三节），是硬肿症患儿最常采用的适宜技术。如无条件者，可采用温水浴、热水袋、电热毯或母亲怀抱等方式复温，但要注意温度，防止烫伤。

【健康教育】

1. 向家长介绍有关本病的防治知识，解释保证患儿热量和液体供给、使用暖箱的重要性。指导患儿家长正确的保暖方法，保持适宜的环境温度和湿度，避免引起寒冷损伤的各种因素。

2. 居室应温暖，定时通风，保持空气新鲜。注意保暖，防止着凉及硬肿复发，使用热水袋时，切忌直接接触皮肤，以免造成烫伤。

3. 鼓励母乳喂养，尽早喂养，合理喂养。注意母亲乳房的护理，勤换衣服，保持皮肤、乳头的清洁。

第三节　新生儿败血症

新生儿败血症是致病菌进入血循环，并在其中生长繁殖及产生毒素而造成的新生儿全身感染性疾病。古代医家对于本病无系统论述，其症状的描述散在于"胎热""胎毒"或"疔疮走黄"等病中。本病在新生儿，尤其是早产儿中发病率较高，其发病率在足月儿和早产儿中分别占活产儿的 0.1% 和 0.4%，仅次于新生儿肺炎。

本病临床症状不典型，早期不易识别，约半数患儿出现腹胀、腹泻和吐乳等消化系统症状，部分患儿出现黄疸，黄疸有时甚至为败血症的唯一症状。本病并发症较多，常见的有肺炎。患儿经过适当治疗后，过半数可望存活，存活者中可发生不同程度的后遗症，其病死率占死亡率的 10%～20%。革兰阴性杆菌比革兰阳性菌感染导致的病死率高。早期诊断和及时治疗是影响预后的关键。

【中医病因病机】

多种病因可引起新生儿败血症，感受邪毒、正气虚弱是其主要原因。新生儿脏腑柔弱，形气未充，藩篱疏薄，卫表不固，易受邪毒。胎儿期、出生时、出生后感受邪毒，侵入营血均可发生败血症。胎儿期若孕母感受邪毒，可经胎盘传于胎儿，或羊水早破，秽毒经口传于胎儿均可致病。若是胎儿娩出时，产道邪毒内侵，或助产消毒不洁，邪毒乘虚而入，或羊水秽毒经口吸入，亦可导致败血症的发生。出生后感受邪毒，较之前两者更为多见，如脐湿、脐疮邪毒炽盛而内传，或因挑马牙而致皮肤黏膜受损感受邪毒，皆可成为本病发病原因。

1. 感受邪毒 疮毒脓血、气血津液损伤，或疮疖挤伤、局部气血功能障碍，造成气血瘀滞、荣气不行、痈疖失治等，正不胜邪，导致邪毒内陷。

2. 正气虚弱 正气亏虚不能御外，正不胜邪，邪热嚣张，热毒充斥表里，客于营血，入窜经络，入陷脏腑，表里三焦俱病。初期犯卫，发热恶寒，热毒化火，传变迅速而致里热炽盛。

【西医病因病机】

西医学认为，新生儿败血症常见病原体为细菌，也可为真菌或病毒等。

1. 自身因素

（1）新生儿非特异性免疫功能不完善　①皮肤黏膜屏障功能差，皮肤角质层薄，黏膜柔嫩，细菌和毒素易侵入血液循环；②淋巴结发育不全，缺乏吞噬细菌的过滤作用，不能将感染局限在局部；③血中补体少，中性粒细胞数量少，对某些细菌抗原的调理作用差，吞噬和杀菌作用不足。

（2）新生儿特异性免疫功能差　①新生儿体内缺乏IgG，胎龄愈小，IgG水平愈低，因此早产儿更易感染；②由于IgM和IgA分子量大，不能通过胎盘，易发生革兰阴性杆菌感染；③新生儿血中T淋巴细胞、B淋巴细胞和自然杀伤细胞的免疫应答弱，直接吞噬及杀伤病原体的能力低下。

2. 病原菌　我国以金黄色葡萄球菌最多见，其次为大肠埃希菌。近年来随着新生儿重症监护病房的建立和发展，极低出生体重儿存活率明显提高。但是，各种导管、气管插管技术的广泛使用，已经使葡萄球菌、大肠埃希菌、克雷伯杆菌等致病菌败血症呈增加趋势。

3. 感染途径

（1）产前感染　病原体经母亲血液通过胎盘感染胎儿，是最常见的途径（又称宫内感染）。此外，母亲生殖道病原体上行感染羊膜囊，胎儿吸入污染的羊水等可导致感染。

（2）产时感染　胎膜早破，分娩时间延长，细菌上行污染羊水，胎儿吸入；吞入产道中污染的分泌物亦可致胎儿感染；产伤也可造成细菌侵入血液。

（3）产后感染　较常见，细菌通过脐部、皮肤、黏膜、呼吸道或消化道侵入，尤以脐部多见，还可因医疗器械消毒不严格造成医源性感染。

【诊断与鉴别诊断】

1. 诊断　根据病史中有高危因素（如母亲产前和产时有发热、血白细胞增高或产时胎膜早破等）、临床症状体征、外周血象改变、C反应蛋白明显增高等可考虑本病诊断，确诊有赖于病原菌或病原菌抗原的检出。

2. 鉴别诊断　新生儿败血症需要与颅内出血、新生儿窒息、新生儿肺炎、新生儿肺透明膜病、肺不张相鉴别。

【辨证施护】

中医学治疗新生儿败血症主要以滋养阴液、清热解毒为原则。邪毒炽盛证以泻火救阴为主；邪热伤阴证以透热养阴为主。西医学治疗以抗感染及对症支持为主。根据血培养结果和并发症情况使用抗生素，抗生素应早期、联合、足量、足疗程。病原菌明确者按药敏试验选用敏感抗生素，病原菌未明确者结合流行病学特点和耐药菌株情况选择两种抗生素联合使用。注意保暖、供氧，保证能量和水的供给，纠正酸中毒及电解质紊乱。

1. 邪毒炽盛证

证候表现：起病急骤，壮热烦躁，或斑疹隐隐，皮肤、巩膜黄染，甚则昏迷、抽搐；舌红绛，苔黄，指纹紫滞。

证候分析：本证疾病初期最为多见，病情多急重，全身症状显示热重毒壅，重症患儿甚至邪热引动肝风，出现昏迷、抽搐。

施护法则：清热凉血解毒。

2. 邪热伤阴证

主要证候：发热稽留，午后尤甚，烦躁，口干舌燥，神倦；舌光红，有裂纹。

证候分析：小儿为稚阴稚阳之体，邪热极易伤阴，本证候一派阴伤之象，口干舌燥为虚火上炎；舌光红，有裂纹为阴虚火旺所致。

施护法则：养阴清热解毒。

3. 气阴两虚证

主要证候：午后潮热，神萎，汗多，四肢厥冷，口干引饮；舌红少苔，指纹红。

证候分析：本证多在疾病后期出现，阴阳互根，邪热伤阴，阴损及阳故而气阴两虚，气虚则神萎汗多；阴虚则午后潮热，口干欲饮。

施护法则：益气养阴，清解余邪。

4. 正虚邪陷证

主要证候：发病或急或缓，面色青灰，多汗，精神萎靡不振，不吃不哭，四肢厥冷，伴体温不升，皮肤或口腔黏膜有出血瘀点；舌质淡，苔薄白，指纹隐伏不显。

证候分析：本证病情危重，正不胜邪，邪毒内陷，正气不支，心阳欲脱，故而多汗，四肢厥冷；气不摄血，血从外溢，则皮肤、口腔黏膜见出血点。

施护法则：温阳扶正祛邪。

【护理措施】

1. 病情观察 密切观察生命体征、神志、面色、皮肤、前囟、哭声等情况；观察全身皮肤黏膜有无局部感染灶，如有则及时处理；密切观察患儿有无面色青灰、呕吐、前囟饱满、惊厥、皮肤发花、四肢厥冷、出血等，及时发现脑膜炎、感染性休克、弥散性血管内凝血等表现，及时通知医生，配合抢救。

2. 起居护理 新生儿生活环境的温湿度适宜，注意保暖，避免着凉感冒。维持体温稳定，当体温低或体温不升时，及时予以保暖措施，如利用暖箱或母亲怀抱等，使患儿恢复体温；当体温过高时，可散开包被，调节环境温度，供给水分，必要时行物理降温，一般不予降温药物。接触婴儿前要洗手、保持母亲乳头清洁，减少新生儿与致病菌接触的机会。要定期给新生儿洗澡，保持局部皮肤清洁，可以降低再次感染的风险。

3. 饮食护理 保障新生儿营养的摄入，如母乳喂养时，母乳量不足，应按配方奶要求，按比例进行喂养。保证营养充足后，有利于新生儿的健康成长，还可以提高新生儿的身体免疫力。

4. 情志护理 做好家属的心理护理，讲解与败血症有关的护理知识，如接触患儿前洗手，保持皮肤清洁卫生及脐部护理等，减少家属的焦虑。

5. 用药护理 遵医嘱联合应用抗生素时，应熟悉各种抗生素的性能、配伍禁忌及副作用，合理使用，以提高药物的效价，保证治疗顺利进行。用氨基糖苷类药物，注意药物稀释浓度及对肾、听力的影响，按时检查尿液。

6. 适宜技术 黄连、栀子、金银花、连翘、地龙、蝉蜕、马齿苋、秦皮各 6g，黄芩、白僵蚕、炒枳壳各 3g，琥珀末（冲）0.5g，浓煎至 60mL。保留灌肠，每日 2 次，连灌 3 日。

【健康教育】

1. 向家长解释新生儿败血症的原因，介绍预防和护理知识，防止交叉感染。接触患儿前后严格洗手。

2. 合理用药，保证抗菌药物有效进入体内，注意药物毒副作用。及时处理局部病灶，如脐炎、鹅口疮、脓疱疮、皮肤破损等，促进皮肤早日愈合，防止感染继续扩散。

3. 指导家长正确母乳喂养和护理患儿，保证营养供给，除经口喂养外，结合病情考虑静脉内营养。

第四节　新生儿肺炎

新生儿肺炎是新生儿时期常见疾病，临床以不哭、不乳、精神萎靡、口吐白沫、呼吸不规则，甚则皮肤苍白、末梢紫绀、抽搐等全身症状为主，肺部体征多不典型。可发生于宫内、分娩过程中或生后，由细菌、病毒、霉菌等不同的病原体引起。属"乳子喘咳""百晬嗽""初生儿喘促"等病范畴。

新生儿气血未充，脏腑娇嫩尤著，病情最易幻变。新生儿肺炎的发病率高，病情多危重，其病死率居国内新生儿死因的首位，若能及时诊断、合理治疗，大部分患儿能够痊愈。

【中医病因病机】

新生儿肺炎的病因包括外因和内因两方面。外因责之于感受风邪，或由其他疾病传变而来；内因责之于小儿形气未充，肺脏娇嫩，卫外不固。病位在肺，常累及于脾，重者可内窜心肝。病机关键为肺气郁闭。

1.风寒闭肺　风寒之邪外侵，寒邪束肺，肺气郁闭，失于宣降，肺气上逆，则致呛咳气急；卫阳为寒邪所遏，阳气不得敷布全身，则见恶寒发热而无汗；肺气郁闭，水液输化无权，凝而为痰，则见痰涎色白而清稀。

2.风热闭肺　风热之邪外侵，热邪闭肺，肺气郁阻，失于宣肃，则致发热，咳嗽；热邪闭肺，水液输化无权，凝聚为痰，加之温热之邪，灼津炼液为痰，痰阻气道，壅盛于肺，则见咳嗽剧烈，喉间痰鸣，气急鼻扇。

3.痰热闭肺　邪热闭阻于肺，导致肺失于宣肃，肺津因之熏灼凝聚，痰热胶结，闭阻于肺，则致咳嗽，气急鼻扇，喉间痰鸣；痰堵胸宇，胃失和降，则胸闷胀满，泛吐痰涎；肺热壅盛，充斥内外，则见发热，面赤口渴；肺气郁闭不解，气滞则血瘀，致口唇紫绀。

4.毒热闭肺　肺热炽盛，郁滞不解，蕴生毒热，热深毒亦深，闭阻于肺，则出现高热、咳剧、烦躁、喘憋等本脏重症的表现；毒热耗灼阴津，津不上承，清窍不利则见涕泪俱无，鼻孔干燥如煤烟。

5.肺阴亏虚　小儿肺脏娇嫩，久热久咳，邪热耗伤肺阴，则见干咳，无痰，舌红乏津；余邪留恋不去，则致低热盗汗，舌苔黄，脉细数。

6.肺脾气虚　体质虚弱儿或伴有其他疾病者，感受外邪后易累及脾，导致病情迁延不愈。若病程中肺气耗伤太过，正虚未复，余邪留恋，则发热起伏不定；肺虚气无所主，则致咳嗽无力；肺气虚弱，营卫失和，卫表失固，则动辄汗出；脾虚运化不健，痰湿内生，则致喉中痰鸣，食欲不振，大便溏；肺脾气虚，气血生化乏源，则见面色无华，神疲乏力，舌淡苔薄，脉细无力。

【西医病因病机】

西医学认为，本病的病因主要为感染因素和非感染因素。

1.感染因素　常见的病原微生物为细菌和病毒。发达国家肺炎病原以病毒为主，主要有呼吸道合胞病毒、腺病毒、流感病毒、副流感病毒及鼻病毒等。发展中国家则以细菌为主，其中肺炎链球菌、金黄色葡萄球菌、流感嗜血杆菌是重症肺炎的主要病因。近几年，肺炎支原体导致的重症难治性肺炎有增多趋势。此外，临床上病毒与细菌混合感染者并不少见。

2.非感染因素　新生儿吸入羊水、胎粪或乳汁，以及出生前后可因感染各种病原体而发生新生儿肺炎。

【诊断与鉴别诊断】

1.诊断

（1）有羊膜早破、产程延长、早产或孕母有急性感染性疾病史。

（2）病初仅表现反应低下，哭声微弱，或不哭、不乳；多在3天后出现咳嗽气急、喉中痰鸣、面色灰白等症；严重者可见生理性黄疸加重、皮肤瘀点、四肢厥冷、屡发喘憋等。

（3）可见呼吸浅促，鼻扇，点头呼吸，口吐泡沫，心率加快，肺部可闻及捻发音和细湿啰音。体弱者可体温不升，少数体质好者可发热。

（4）X线透视检查：两侧肺部可有小病灶变化。

2. 鉴别诊断 新生儿肺炎须与新生儿肺透明膜病、湿肺、肺不张等疾病鉴别。

【辨证施护】

新生儿肺炎的中医治疗宜分虚实。实证者宜宣肺、开肺；虚实夹杂者，在宣肺解毒的同时应予扶正；病至后期，肺脾两虚者应健脾益气。西医针对轻症肺炎，积极控制感染，尽量减少并发症的发生；重症肺炎或有并发症者，则以西医急救治疗为主。

1. 风寒闭肺证

主要证候：恶寒发热，无汗，呛咳气急，痰白而稀，口不渴，咽不红；舌质不红，舌苔薄白或白腻，脉浮紧，指纹浮红。

证候分析：风寒之邪外袭，由皮毛而入，首先犯肺，肺失肃降，其气上逆，则呛咳气急；卫阳为寒邪所遏，阳气不能敷布周身，故恶寒发热、无汗；肺气闭塞，水液输化无权，凝而为痰，故痰白而稀；舌质不红，舌苔薄白或白腻，脉浮紧，指纹浮红均为风寒犯肺，邪在表分之象。

施护法则：辛温宣肺，化痰降逆。

2. 风热闭肺证

主要证候：发热恶风，微有汗出，咳嗽气急，痰多，痰黏稠或黄，口渴咽红；舌红，苔薄白或黄，脉浮数，指纹浮紫或紫滞。

证候分析：风热之邪外侵，肺气郁阻，失于宣肃，则致发热咳嗽；邪闭肺络，水液输化无权，留滞肺络，凝聚为痰，故见痰多，黏稠或黄；舌红，苔薄白或黄，脉浮数均为风热犯肺，邪在表分之象。

施护法则：辛凉宣肺，降逆化痰。

3. 痰热闭肺证

主要证候：发热，烦躁，咳嗽喘促，气急鼻扇，喉间痰鸣，口唇青紫，面赤口渴，胸闷胀满，泛吐痰涎；舌质红，舌苔黄腻，脉滑数，指纹紫滞。

证候分析：痰热胶结，闭阻于肺，则致发热咳嗽，气急鼻扇，喉间痰鸣；痰堵胸宇，胃失和降，则胸闷胀满，泛吐痰涎；肺热壅盛，则见面赤口渴；肺气郁闭，气滞血瘀，血流不畅，则致口唇紫绀；舌质红，舌苔黄腻，脉滑数皆为痰热内盛之象。

主要证候：清热涤痰，开肺定喘。

4. 毒热闭肺证

主要证候：高热持续，咳嗽剧烈，气急鼻扇，喘憋，涕泪俱无，鼻孔干燥，面赤唇红，烦躁口渴，小便短黄，大便秘结；舌红而干，舌苔黄燥，脉洪数，指纹紫滞。

证候分析：毒热内闭肺气，熏灼肺金，则致高热持续，咳嗽剧烈，气急喘憋，烦躁口渴，面赤唇红，小便短黄，大便干结；毒热耗灼阴津，津不上承，清窍不利则见涕泪俱无，鼻孔干燥如煤烟；舌红而干，舌苔黄燥，脉洪数皆为毒热内盛之象。

施护法则：清热解毒，泻肺开闭。

5. 阴虚肺热证

主要证候：病程较长，干咳少痰，低热盗汗，面色潮红，五心烦热；舌质红乏津，舌苔花剥、少苔或无苔，脉细数，指纹淡红。

证候分析：小儿肺脏娇嫩，久热久咳，耗伤肺阴，则见干咳、无痰，舌红乏津；余邪留恋不去，则致低热盗汗，舌苔黄，脉细数。

施护法则：养阴清肺，润肺止咳。

6. 肺脾气虚证

主要证候：咳嗽无力，喉中痰鸣，低热起伏不定，面白少华，动辄汗出，食欲不振，大便溏；舌质偏淡，舌苔薄白，脉细无力，指纹淡。

证候分析：体质虚弱儿或伴有其他疾病者，感受外邪后易累及脾，导致病情迁延不愈。若病程中肺气耗伤太过，正虚未复，余邪留恋，则发热起伏不定；肺虚气无所主，则致咳嗽无力；肺气虚弱，营卫失和，卫表失固，则动辄汗出；脾虚运化不健，痰湿内生，则致喉中痰鸣，食欲不振，大便溏；肺脾气虚，气血生化乏源，则见面色无华，神疲乏力，舌淡苔薄，脉细无力。

施护法则：补肺健脾，益气化痰。

【护理措施】

1.病情观察　密切观察患儿病情变化，包括反应、呼吸、心率等，做好急救准备。如患儿出现呼吸困难，气急鼻扇，口唇紫绀，应立即给予氧气吸入，保持呼吸道通畅，定时变换体位，拍背，以使肺部气血疏通，并促进痰液排出。

2.起居护理　病室保持安静、舒适，空气新鲜，温湿度适宜。风寒闭肺者要避风寒，注意为病儿保暖，避免直接吹风，以免复感邪气而加剧病情，并应注意卧床休息。风热闭肺者室温宜凉爽，温润。高热时供给足量液体，每4小时测体温1次。汗多者，用干毛巾擦干，涂以五倍子粉于出汗部位，并及时更换内衣，避免受凉。

3.饮食护理　细心喂养，保证足够的热量和水分。鼓励母乳喂养，可按需哺乳，每次哺乳不宜过饱，少量多次，哺乳过程中可休息片刻，防止呕吐和误吸。无母乳时可用婴儿配方奶粉人工喂养，喂养时奶孔宜小，以防止发生呛咳。重者予以鼻饲或静脉补充营养物质及液体。

4.情志护理　保持新生儿安静，避免哭闹，加强巡视，多关心新生儿和家长。尽量减少亲友探视和亲吻，避免交叉感染。

5.用药护理　遵医嘱使用抗生素、抗病毒药物，并密切观察药物不良反应。风寒闭肺者，汤药宜热饮，如姜糖水、葱白萝卜汤等，以促使发汗。痰热闭肺者，汤药少量多次喂饮。干咳可用百部、杏仁、麦冬煎水频饮；潮热可用青蒿或地骨皮煎水饮，以滋阴退热。

6.适宜技术　体温在39℃以上者，可针刺大椎、风池穴或点刺放血，以疏风清热。氧疗：根据患儿病情和血氧监测情况，采用鼻导管、面罩或头罩法给氧，使动脉血PaO维持在60～80mmHg（7.9～10.7kPa）。重症并发呼吸衰竭者，给予正压通气。

【健康教育】

1.向家长讲述本病的相关知识，及时让家长了解患儿的病情、治疗措施及护理要点。做好与家长的沟通、安慰工作，缓解其焦虑或恐惧心理。

2.指导家长在天气骤变时应注意随时增减患儿衣服，按时进行预防接种。

3.应密切观察病情变化，如发现面色、呼吸及反应异常，应立即送医院进行相应处理。

第五节　新生儿鹅口疮

鹅口疮是以口腔黏膜、舌上散在或满布白屑为主要临床特征的一种口腔疾病，因其白屑状如鹅口故称鹅口疮，又因其屑色白如雪，故名雪口。

西医学亦称为鹅口疮，一年四季均可发生，常见于新生儿。轻症预后良好；少数重症患者，白屑蔓延鼻道、咽喉或气管，甚至波及肺，影响呼吸和吮乳，则可危及生命。

【中医病因病机】

本病的发生可由胎热内蕴，或体质虚弱，久病久泻，或调护不当，口腔不洁，感受秽毒之邪所致。

其主要病变部位在心、脾、肾，病机关键是火热之邪循经上炎，熏灼口舌。

1. 心脾积热 孕母平素喜食辛辣炙煿之品，热留脾胃，遗患胎儿，致胎儿心脾积热；或出生时产道秽毒侵入儿口；或喂养不当，嗜食肥甘厚味，脾胃蕴热；或出生后护理不当，口腔不洁，黏膜破损，秽毒之邪乘虚而入。因口为脾之窍，舌为心之苗，脾脉又络于舌，若心脾积热，热邪循经上行，内外合邪，熏灼口舌，发为鹅口疮。

2. 虚火上浮 多由胎禀不足，素体阴虚；或因病后失调，久病体虚；或久泻久利津液大伤；或患其他热性病后，灼伤阴津致肾阴亏虚，水不制火，虚火上浮，熏蒸口腔，发为鹅口疮。若邪盛正虚，病情发展蔓延，火热之邪可致上下壅塞，肺气闭塞，引起呼吸不利、吞咽困难等危重证候。

【西医病因病机】

西医学认为本病由白色念珠菌引起，新生儿可在出生时产道感染，或被污染的乳具感染而致病。

【诊断与鉴别诊断】

1. 诊断 多见于新生儿，久病体弱者，或长期使用抗生素或激素患者。舌上、颊内、牙龈或上腭散布白屑，可融合成片。重者可向咽喉处蔓延，影响吸吮与呼吸，偶可累及气管、食管及肠道等。白膜涂片，显微镜下见到白色念珠菌孢子和假菌丝即可确诊。

2. 鉴别诊断

（1）残留乳块 其状虽与鹅口疮相似，但以温开水或棉签轻拭，即可去之。

（2）白喉 由白喉杆菌引起的急性传染病。多在咽、扁桃体甚至鼻腔、喉部形成灰白色的假膜，坚韧，不易擦去，若强力擦除则易致出血。全身中毒症状严重，伴有发热、咽痛、进行性喉梗阻、呼吸困难、疲乏等症状，病情严重。

【辨证施护】

本病以中西医结合内外合治的综合疗法为主。中医学以清热泻火为主要治疗原则，实证者治以清泻心脾积热；虚证者治以滋阴降火。西医学以保持口腔局部碱性环境，必要时可适当应用抗真菌药物，同时补充维生素及全身支持疗法。重症则应内治、外治兼施。

1. 心脾积热证

主要证候：口腔、舌面满布白屑，周围焮红较甚，面赤唇红，烦躁不宁，吮乳啼哭，大便秘结，小便短赤；舌红，苔白厚腻，指纹紫滞，脉滑或滑数。

证候分析：胎毒内蕴，或口腔不洁，感受秽毒，或久病余邪未清，内积心脾，郁而化热，熏灼口舌，故见口腔白屑满布，状如鹅口；心脾热盛则面赤唇红；积热上扰心神则烦躁不宁；积热下移则便秘尿赤。

施护法则：清心泻脾。

2. 虚火上浮证

主要证候：口腔舌面白屑散在，周围焮红不重，形体怯弱，面白颧红，手足心热，口干不渴，或低热盗汗等；舌质红，少苔，指纹淡紫，脉细数无力。

证候分析：先天禀赋不足，或生后喂养调护不当，或久病体质虚弱，津液耗伤，阴虚阳亢，水不制火，虚火上浮，熏蒸口舌，故口舌白屑散在，焮红不甚；面白颧红，手足心热，低热盗汗，舌红少苔，脉细数均为虚火上浮之象。

施护法则：滋阴降火。

【护理措施】

1. 病情观察 观察口腔黏膜、舌面白屑的增减及吸奶情况，及时清洗患儿口腔，用消毒纱布或棉签蘸冷开水清洗口腔，每日 2～3 次。如出现烦躁、口臭、流涎时，应报告医师。如出现吸奶时啼哭、吞咽时呼吸困难等，应报告医师，并积极配合处理。

2. 起居护理　新生儿居室应定时开窗通风，温湿度适宜，保持室内空气清新。注意哺乳卫生，保持口腔清洁，喂奶器具及时煮沸消毒。母亲在哺乳和护理前应先洗手。尽量减少亲友探视和亲吻，避免交叉感染。

3. 饮食护理　提倡母乳喂养，乳母饮食宜清淡，忌辛辣、刺激性食物及酒类。人工喂养时，注意以微温为宜，禁食过热，以防损伤口腔黏膜。

4. 情志护理　保持患儿情绪稳定，避免大声哭闹。

5. 用药护理　用2%碳酸氢钠溶液，于哺乳前后清洗口腔。病变广泛者，用制霉菌素甘油或制霉菌素混悬液（10万～20万U/mL）涂患处，每日2～3次。亦可口服肠道微生态制剂，纠正肠道菌群失调，抑制真菌生长。

6. 适宜技术　经穴推拿。心脾积热证推拿清心，清胃，揉小天心，按揉小横纹，掐揉四横纹，清天河水，退六腑；虚火上炎证揉二马，补肾经，推小横纹，清天河水，水底捞明月，揉涌泉。

【健康教育】

1. 加强孕期卫生保健，及时治疗阴道霉菌病。避免长期使用广谱抗生素或肾上腺皮质激素。

2. 注意口腔清洁，喂奶后给予少量温开水，哺乳婴儿的奶瓶、奶嘴要消毒，母乳乳头应保持清洁。注意婴儿营养，提倡母乳喂养，及时添加辅食，适当补充维生素B_2和维生素C。

3. 注意观察口腔黏膜白屑变化，如发现患儿吞咽或呼吸困难，应立即报告医师处理。

第六节　新生儿湿疹

湿疹又名"湿疮"，是一种由多种内、外因素引起的具有渗出倾向的皮肤炎症性疾病，以皮肤出现多形性皮损、对称分布、有渗出倾向、自觉瘙痒、反复发作为特征，先天禀赋不耐者多见。本病属于中医学"奶癣""胎疮"范畴。

西医学亦称之为"湿疹"。

【中医病因病机】

本病多由内、外因素引起。常因禀赋不耐，乳食不当，脾胃受损，湿热内蕴，复受风湿热邪侵袭，内外邪气相搏，郁于肌肤所致。其发生与脾、肺、心、肝关系密切。

1. 禀赋不足　胎火湿热遗留，小儿若先天禀赋不足，加之孕母喜食辛辣香燥之物，湿热内蕴，母体胎火湿热遗于小儿，复感风热，内外相合发于肌肤而致湿疹。

2. 风湿热邪外侵　小儿肌肤嫩薄，易感外邪。风为百病之长，可夹湿热而入。风湿热邪相互搏结，浸淫肌肤发为湿疹。

3. 乳食不当，调护失宜　小儿脾常不足，若乳食不当，脾胃受损，运化失司，脾虚湿盛，外泛肌肤；或湿聚郁而生热，湿热俱盛，搏结肌肤；或因调护失宜，接触过敏物质、衣物摩擦及肥皂水洗等刺激，均可诱发而为湿疹。

若湿疹迁延日久，湿郁化火，耗伤津血，致血虚风燥，肌肤失养，则反复发作，缠绵难愈。

【西医病因病机】

西医学认为本病可能与婴幼儿皮肤屏障功能差、接触过敏原、皮肤过于干燥等因素有关。湿疹可导致皮肤瘙痒，引起婴儿哭闹不安，影响食欲、睡眠和身体发育。

【诊断与鉴别诊断】

1. 诊断

（1）患儿常有家族过敏史，或有哮喘、过敏性鼻炎等病史。

（2）急性者起病急，好发于患儿头面部，严重者可延及躯干和四肢，常对称分布。皮损形态多样，常表现为红斑基础上的针尖及粟粒大小丘疹、丘疱疹。严重时可出现小水疱，疱破后糜烂，有明显的黄色浆液性渗出，逐渐向四周蔓延。亚急性者表现为红肿、渗液减轻，但仍可有丘疹和少量丘疱疹，糜烂面结痂、脱屑。慢性者常表现为皮肤粗糙肥厚，以干燥、脱屑、苔藓样变为主，常反复发作、时轻时重。

皮疹泛发而严重的患儿可伴有睡卧不安、烦躁啼哭、食欲减退、低热等全身症状。

2. 鉴别诊断 耳后、腹股沟、肛周、颈颔部的急性期湿疹应与擦烂鉴别。后者多发生于肥胖婴儿，夏季或流涎、腹泻小儿，不注意局部皮肤清洁者。还需与接触性皮炎鉴别，在尿布区域或肛周、腋下等处发生湿疹时，须与尿布皮炎及念珠菌感染相鉴别。

【辨证施护】

本病以祛风除湿止痒为基本治则，标本兼顾，内外合治。根据证候特点佐以清热、养血、健脾等法。外治宜用药温和，避免刺激皮肤而加重病情。西医主要是清洁保湿，避免湿疹部位摩擦刺激，如伴有细菌感染，选用外用抗生素软膏治疗。

1. 湿热俱盛证

主要证候：发病较快，皮损常见红斑、丘疹、水疱、糜烂，黄水淋漓，浸淫成片，或有结痂，瘙痒难忍，伴烦躁不安或啼哭不宁，纳差，便干溲赤；舌红苔黄腻，脉滑数，指纹青紫。

证候分析：本证多见于急性湿疹。素体湿热内蕴，复感风湿热之邪，内外相搏，浸淫肌肤，则见皮肤红斑、水疱、糜烂、滋水淋漓；热扰心神，加之风甚瘙痒，故烦躁不安，啼哭不宁；里热内蕴则便干溲赤；湿困脾胃，纳化不行，则食欲不振；舌红苔黄腻，脉滑数或指纹青紫为湿热内盛之象。

施护法则：清热利湿，祛风止痒。

2. 脾虚湿蕴证

主要证候：发病较缓，皮疹暗红不鲜，有水疱、渗液，部分干燥结痂，瘙痒，伴有纳差，腹胀便溏，或吐乳；舌淡苔白腻，脉濡缓，指纹淡红。

证候分析：本证多见于亚急性湿疹。素体虚弱，脾虚不运，湿邪内停，外泛肌肤则皮疹暗红，以水疱、渗液、糜烂为主；湿困脾胃，阻滞气机，升降失常则纳差、腹胀、便溏、吐乳；舌淡苔白腻，脉濡缓，指纹淡红均为脾虚湿蕴之象。

施护法则：健运脾胃，除湿止痒。

3. 血虚风燥证

主要证候：病程久，皮损反复发作，皮肤粗糙肥厚，皮疹干燥、脱屑，色素沉着，苔藓样改变，瘙痒难忍，伴口干，夜寐不安，大便干结；舌淡苔薄白或苔少，脉弦细，指纹淡。

证候分析：本证多见于慢性湿疹。湿热久蕴，郁而化火，耗伤津血，血虚不能濡养肌肤，则见皮肤肥厚粗糙，皮疹干燥、脱屑，苔藓样改变；血虚生风则瘙痒难忍，夜寐不安；血虚化燥则口干，大便干结；舌淡苔薄白或苔少，脉弦细，指纹淡均为血虚风燥之象。

施护法则：养血润燥，祛风止痒。

【护理措施】

1. 病情观察 观察湿疹长的部位、大小，有无破皮、水泡及瘙痒等症状，如面积大，瘙痒明显，影响新生儿吸奶，皮肤有破损，及时报告医师处理。

2. 起居护理　保持新生儿居室通风干燥，避免高温、高湿环境，避免接触刺激性物质如化妆品和洗涤剂。

3. 饮食护理　乳母不宜进食辛辣香燥及鱼虾、鸡肉、牛肉、羊肉等发物。避免食用过多糖类和油腻食物。鼓励母乳喂养，按需哺乳。

4. 情志护理　减少宝宝的不适感，保持患儿情绪稳定，避免大声哭闹。

5. 用药护理　局部搽敷，急性期仅有潮红、丘疹，无水疱、糜烂、渗出时，可选用清热止痒之剂，如用三黄洗剂或炉甘石洗剂外搽；若红肿、渗液明显时，宜选用清热解毒收敛之品，如采用 10% 黄柏溶液，或 2% ～ 3% 硼酸溶液，或黄柏、地榆、马齿苋、野菊花、黄芩、苦参水煎冷湿敷；若皮损粗糙肥厚、苔藓样变，用黑豆馏油膏或 5% ～ 10% 硫黄软膏外搽。

6. 适宜技术　中药药浴，急性期可选用苦参、白鲜皮、地肤子、马齿苋、黄柏、地榆、千里光等药物以清热燥湿，凉血止痒；慢性湿疹可选用当归、桃仁、生地黄、鸡血藤、蛇床子、土荆皮以滋阴养血，润燥止痒。

【健康教育】

1. 避免接触可能诱发湿疹的各种因素，如皮毛、花粉、油漆、化纤衣物等。

2. 乳母不宜过食辛辣香燥及鱼虾、鸡肉、鸭肉、牛肉、羊肉等发物；患儿忌食虾、蟹、鱼肉、牛肉、羊肉等厚味之品。

3. 保持皮肤清洁，避免不良刺激，防止患儿搔抓和摩擦。避免强烈日光照射，衣着不宜过厚，头部可戴柔软布帽，以减轻后枕部的摩擦。

扫一扫，
查阅本章数字资源

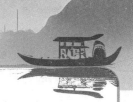

第 七 章

孕产期常用中医适宜技术

学习目标

◈ **知识目标：**

　　1. 掌握孕产期常用中医适宜技术的适用范围、评估、操作方法、护理要点。

　　2. 熟悉各项中医适宜技术的注意事项、物品准备。

◈ **能力目标：**

　　能运用所学知识准确评估，为孕产妇提供适宜的中医护理操作及健康宣教。

◈ **素质目标：**

　　操作动作轻柔，具有同理心，尊重保护孕产妇隐私。

第一节　拔罐技术

　　拔罐技术是以罐为工具，利用燃烧、抽吸、蒸汽等方法形成罐内负压，使罐吸附于腧穴或相应体表部位，使局部皮肤充血或瘀血，达到温通经络、祛风散寒、消肿止痛、吸毒排脓等防治疾病目的的中医外治技术，包括留罐法、闪罐法及走罐法。

【适用范围】

适用于乳痈、产后发热、产后恶露不绝、产后颈肩痛、失眠及风寒型感冒致咳嗽等。

【评估】

1. 病室环境及温度。

2. 主要症状、既往史、凝血机制、是否妊娠或月经期。

3. 患者体质及对疼痛的耐受程度。

4. 拔罐部位的皮肤情况。

5. 对拔罐操作的接受程度。

【告知】

1. 拔罐的作用、操作方法，留罐时间一般为 10 ～ 15 分钟。应考虑个体差异，儿童酌情递减。

2. 由于罐内空气负压吸引的作用，局部皮肤会出现与罐口相当大小的紫红色瘀斑，此为正常表现，数日方可消除。治疗当中如果出现不适，及时通知护士。

3. 拔罐过程中如出现小水疱不必处理，可自行吸收；如水疱较大，护士会做相应处理。

4. 拔罐后可饮一杯温开水，夏季拔罐部位忌风扇或空调直吹。

【物品准备】

治疗盘、罐数个（包括玻璃罐、陶罐、竹罐、抽气罐等）、润滑剂、止血钳、95% 乙醇棉球、打火机、广口瓶、清洁纱布或自备毛巾，必要时备屏风、毛毯。

【操作方法】（以玻璃罐为例）

1. 核对医嘱，根据拔罐部位选择火罐的大小及数量，检查罐口周围是否光滑，有无缺损裂痕。排空二便，做好解释。

2. 备齐用物，携至床旁。

3. 手卫生，协助患者取合理、舒适体位。

4. 充分暴露拔罐部位，注意保护隐私及保暖。

5. 使用闪火法、投火法或贴棉法将罐体吸附在选定部位上。

6. 观察罐体吸附情况和皮肤颜色，询问有无不适感。

7. 起罐时，左手轻按罐具，向左倾斜，右手食指或拇指按住罐口右侧皮肤，使罐口与皮肤之间形成空隙，空气进入罐内，顺势将罐取下。不可硬行上提或旋转提拔。

8. 操作完毕，协助患者整理衣着，取舒适体位，整理床单位，手卫生。

9. 常用拔罐手法：

（1）闪罐：以闪火法或抽气法使罐吸附于皮肤后，立即拔起，反复吸拔多次，直至皮肤潮红发热，以皮肤潮红、充血或瘀血为度。适用于感冒、皮肤麻木、面部病症、中风后遗症或虚弱病症。

（2）走罐：又称推罐，先在罐口或吸拔部位上涂一层润滑剂，将罐吸拔于皮肤上，再以手握住罐底，稍倾斜罐体，前后推拉，或做环形旋转运动，如此反复数次，至皮肤潮红、深红或起瘀点为止。适用于急性热病或深部组织气血瘀滞之疼痛、外感风寒、神经痛、风湿痹痛及较大范围疼痛等。

（3）留罐：又称坐罐，即火罐吸拔在应拔部位后留置 10～15 分钟。适用于临床大部分病症。

10. 其他拔罐方法：

（1）煮罐法：一般使用竹罐，将竹罐倒置在沸水或药液中，煮沸 1～2 分钟，用镊子夹住罐底，提出后用毛巾吸去表面水分，趁热按在皮肤上 0.5 分钟左右，令其吸牢。

（2）抽气罐法：用抽气罐置于选定部位上，抽出空气，使其产生负压而吸于体表。

【注意事项】

1. 凝血机制障碍、呼吸衰竭、重度心脏病、严重消瘦、孕妇腹部及腰骶部、严重水肿等不宜拔罐。

2. 拔罐时要选择适当体位和肌肉丰满的部位，骨骼凹凸不平及毛发较多的部位均不适宜。

3. 面部及儿童、年老体弱者拔罐的吸附力不宜过大。

4. 拔罐时要根据不同部位选择大小适宜的罐，检查罐口周围是否光滑，罐体有无裂痕。

5. 拔罐和留罐中要注意观察患者的反应，患者如有不适感，应立即起罐；严重者可让患者平卧，保暖并饮热水或糖水，还可揉内关、合谷、太阳、足三里等穴。

6. 起罐后，皮肤会出现与罐口相当大小的紫红色瘀斑，为正常表现，数日方可消除。如出现小水疱不必处理，可自行吸收；如水疱较大，消毒局部皮肤后，用注射器吸出液体，覆盖消毒敷料。

7. 嘱患者保持体位相对固定；保证罐口光滑无破损；操作中防止点燃后乙醇下滴烫伤皮肤；点燃乙醇棉球后，切勿较长时间停留于罐口及罐内，以免将火罐烧热烫伤皮肤。拔罐过程中注意防火。

8. 闪罐：操作手法纯熟，动作轻、快、准；至少选择 3 个口径相同的火罐轮换使用，以免罐口烧热烫伤皮肤。

9. 走罐：选用口径较大、罐壁较厚且光滑的玻璃罐；施术部位应面积宽大、肌肉丰厚，如胸背、腰部、腹部、大腿等。

10. 留罐：儿童拔罐力量不宜过大，时间不宜过长；在肌肉薄弱处或吸拔力较强时，则留罐时间不宜过长。

附：拔罐技术操作流程图

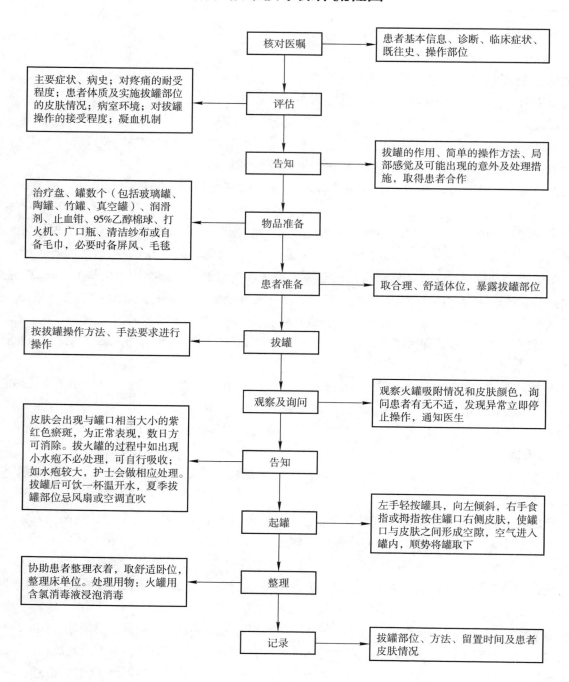

第二节　刮痧技术

刮痧技术是在中医经络腧穴理论指导下，应用边缘钝滑的器具，如牛角类、砭石类等刮板或匙，蘸上刮痧油、水或润滑剂等介质，在体表一定部位反复刮动，使局部出现瘀斑，通过其疏通腠理、驱邪外出、疏通经络、通调营卫、和谐脏腑功能，达到防治疾病的一种中医外治技术。

【适用范围】

适用于外感性疾病所致的不适，如产后抑郁、产后发热、产后恶露不绝、乳痈等；各类骨关节病引起的疼痛，如腰腿痛、肩关节疼痛等。

【评估】

1. 病室环境，室温适宜。

2. 主要症状、既往史，是否有出血性疾病、妊娠或月经期。

3. 体质及对疼痛的耐受程度。

4. 刮痧部位皮肤情况。

【告知】

1. 刮痧的作用、简单的操作方法及局部感觉。

2. 刮痧部位的皮肤有轻微疼痛、灼热感，刮痧过程中如有不适及时告知护士。

3. 刮痧部位出现红紫色痧点或瘀斑，为正常表现，数日可消除。

4. 刮痧结束后最好饮用一杯温水，不宜即刻食用生冷食物；出痧后30分钟内不宜洗冷水澡。

5. 冬季应避免感受风寒；夏季避免风扇、空调直吹刮痧部位。

【物品准备】

治疗盘、刮痧板（牛角类、砭石类等刮痧类板或匙）、介质（刮痧油、清水、润肤乳等）、毛巾、卷纸，必要时备浴巾、屏风等物。

【操作方法】

1. 核对医嘱，评估患者，遵照医嘱确定刮痧部位，排空二便，做好解释。

2. 检查刮具边缘有无缺损。备齐用物，携至床旁。

3. 手卫生，协助患者取合理体位，暴露刮痧部位，注意保护隐私及保暖。

4. 用刮痧板蘸取适量介质涂抹于刮痧部位。

5. 单手握板，将刮痧板放置掌心，用拇指和食指、中指夹住刮痧板，无名指小指紧贴刮痧板边角，从三个角度固定刮痧板。刮痧时利用指力和腕力调整刮痧板角度，使刮痧板与皮肤之间夹角约为45°，以肘关节为轴心，前臂做有规律的移动。

6. 刮痧顺序一般为先头面后手足，先腰背后胸腹，先上肢后下肢，先内侧后外侧，逐步按顺序刮痧。

7. 刮痧时用力要均匀，由轻到重，以患者能耐受为度，单一方向，不要来回刮。一般刮至皮肤出现红紫为度，或出现粟粒状、丘疹样斑点，或条索状斑块等形态变化，并伴有局部热感或轻微疼痛。对一些不易出痧或出痧较小的患者，不可强求出痧。

8. 观察病情及局部皮肤颜色变化，询问患者有无不适，调节手法力度。

9. 每个部位一般刮20～30次，局部刮痧一般5～10分钟。

10. 刮痧完毕，清洁局部皮肤，协助患者穿衣，取舒适体位，整理床单位，手卫生。

【注意事项】

1. 操作前应了解病情，特别注意下列疾病者不宜进行刮痧，如严重心血管疾病、肝肾功能不全、出血倾向疾病、感染性疾病、极度虚弱、皮肤疖肿包块、皮肤过敏者不宜进行刮痧术。

2. 空腹及饱食后不宜进行刮痧术。

3. 急性扭挫伤、皮肤出现肿胀破溃者不宜进行刮痧术。

4. 刮痧不配合者，如醉酒、精神分裂症、抽搐者不宜进行刮痧术。

5. 孕妇的腹部、腰骶部不宜进行刮痧术。

6. 刮痧过程中若出现头晕、目眩、心慌、出冷汗、面色苍白、恶心欲吐，甚至神昏仆倒等晕刮现象，应立即停止刮痧，取平卧位，立刻通知医生，配合处理。

附1：常用刮痧手法

1. 轻刮法 刮痧板接触皮肤下压刮拭的力量小，被刮者无疼痛及其他不适感。轻刮后皮肤仅出现微红，无瘀斑。本法宜用于老年体弱者、疼痛敏感部位及虚证的患者。

2. 重刮法 刮痧板接触皮肤下压刮拭的力量较大，以患者能承受为度。本法宜用于腰背部脊柱两侧、下肢软组织较丰富处、青壮年体质较强及实证、热证、痛证患者。

3. 快刮法 刮拭的频率在每分钟30次以上。此法宜用于体质强壮者，主要用于刮拭背部、四肢，以及辨证属于急性、外感病证的患者。

4. 慢刮法 刮拭的频率在每分钟30次以内。本法主要用于刮拭头面部、胸部、下肢内侧等部位，以及辨证属于内科、体虚的慢性病患者。

5. 直线刮法 又称直板刮法，是用刮痧板在人体体表进行有一定长度的直线刮拭。本法宜用于身体比较平坦的部位，如背部、胸腹部、四肢部位。

6. 弧线刮法 刮拭方向呈弧线形，刮拭后体表出现弧线形的痧痕，操作时刮痧方向多循肌肉走行或根据骨骼结构特点而定。本法宜用于胸背部肋间隙、肩关节和膝关节周围等部位。

7. 摩擦法 将刮痧板与皮肤直接紧贴，或隔治疗巾进行有规律的旋转移动，或直线式往返移动，使皮肤产生热感。此法适宜用于麻木、发亮或绵绵隐痛的部位，如肩胛内侧、腰部和腹部；也可用于刮痧前使患者放松。

8. 梳刮法 使用刮痧板或刮痧梳从前额发际处，即双侧太阳穴处向后发际处做有规律的单向刮拭，如梳头状。此法适宜用于头痛、头晕、疲劳、失眠和精神紧张等病证。

9. 点压法（点穴法） 用刮痧板的边角直接点压穴位，力量逐渐加重，以患者能承受为度，保持数秒后快速抬起，重复操作5～10次。此法适宜用于肌肉丰满处的穴位，或刮痧力量不能深达，或不宜直接刮拭的骨关节凹陷部位，如环跳、委中、犊鼻、水沟和背部脊柱棘突之间等。

10. 按揉法 刮痧板在穴位处做点压按揉，点压后做往返或顺逆旋转。操作时刮痧板应紧贴皮肤不滑动，每分钟按揉50～100次。此法适宜用于太阳、曲池、足三里、内关、太冲、涌泉、三阴交等穴位。

11. 角刮法 使用角形刮痧板或让刮痧板的棱角接触皮肤，与体表成45°角，自上而下或由里向外刮拭。此法适宜用于四肢关节、脊柱两侧、骨骼之间和肩关节周围，如风池、内关、合谷、中府等穴位。

12. 边刮法 用刮痧板的长条棱边进行刮拭。此法适宜用于面积较大部位，如腹部、背部和下肢等。

附 2：刮痧技术操作流程图

```
                          核对医嘱 ──────────→ 患者基本信息、诊断、临床症状、
                            │                  既往史、刮痧方法、部位
                            ↓
环境、主要症状、既往史、是否   
有出血性疾病、是否妊娠或月经 ←── 评估
期、体质及对疼痛的耐受程度、
刮痧部位皮肤情况              │
                            ↓
                           告知 ──────────→ 刮痧的作用、简单的操作方法及局
                            │                部感觉，取得患者合作
                            ↓
治疗盘、刮痧板（牛角类、砭石
类等刮板或匙）、介质（刮痧油、
清水、润肤乳等）、卷纸，必要 ←── 物品准备
时备浴巾、屏风等，检查刮具边
缘有无缺损                   │
                            ↓
                         患者准备 ──────────→ 取合理体位，暴露刮痧部位
                            │
                            ↓
毛巾进行皮肤清洁          ←── 清洁皮肤
                            │
                            ↓
                           刮痧 ──────────→ 用刮痧板蘸取适量介质涂抹于刮痧
                            │                部位。按刮痧操作手法、刮痧顺序、
                            ↓                力度及出痧要求进行操作
观察患者局部皮肤颜色变化，询
问患者有无不适，调节手法力度 ←── 观察及询问
                            │
                            ↓
                           告知 ──────────→ 刮痧结束后，最好饮用一杯温水，
                            │                不宜即刻食用生冷食物；出痧后
                            ↓                30分钟内不宜洗冷水澡；冬季应
清洁患者局部皮肤，协助患者穿        避免感受风寒；夏季避免风扇、
衣，取舒适卧位，整理床单位， ←── 整理     空调直吹刮痧部位
处理用物                    │
                            ↓
                           记录 ──────────→ 刮痧时间、方法、出痧效果及患者
                                             反应
```

第三节　悬灸技术

悬灸是采用点燃的艾条悬于选定的穴位或病痛部位之上，通过艾的温热和药力作用刺激穴位或病痛部位，达到温经散寒、扶阳固脱、消瘀散结、防治疾病的一种操作方法，属于艾灸技术范畴。

【适用范围】

适用于各种慢性虚寒型疾病及寒湿所致的疼痛与不适等症状，如妊娠小便不通、产后盆底康复、产后恶露不绝、产后缺乳、乳痈、产后小便不通、月经不调、月经寒痛、产后四肢凉痛等；中气不足所致

产后血崩、四肢不温等。

【评估】

1. 病室环境及温度。

2. 主要症状、既往史及是否妊娠。

3. 有无出血病史或出血倾向、哮喘病史或艾绒过敏史。

4. 对热、气味的耐受程度。

5. 施灸部位皮肤情况。

【告知】

1. 施灸过程中出现头昏、眼花、恶心、颜面苍白、心慌出汗等不适现象，及时告知护士。

2. 个别患者在治疗过程中艾灸部位可能出现水疱。

3. 灸后注意保暖，饮食宜清淡。

【物品准备】

艾条、治疗盘、打火机、弯盘、广口瓶、纱布，必要时备浴巾、屏风、计时器。

【操作方法】

1. 核对医嘱，评估患者，做好解释。

2. 备齐用物，携用物至床旁。

3. 手卫生，协助患者取合理、舒适体位。

4. 遵照医嘱确定施灸部位，充分暴露施灸部位，注意保护隐私及保暖。

5. 点燃艾条，进行施灸。

6. 常用施灸方法：

（1）温和灸：将点燃的艾条对准施灸部位，距离皮肤2～3cm，使患者局部有温热感为宜；每处灸10～15分钟，至皮肤出现红晕为度。

（2）雀啄灸：将点燃的艾条对准施灸部位2～3cm，一上一下进行施灸，如此反复；一般每穴灸10～15分钟，至皮肤出现红晕为度。

（3）回旋灸：将点燃的艾条悬于施灸部位上方约2cm处，反复旋转移动范围约3cm；每处灸10～15分钟，至皮肤出现红晕为度。

7. 及时将艾灰弹入弯盘，防止灼伤皮肤。

8. 施灸结束，立即将艾条插入广口瓶，熄灭艾火。

9. 施灸过程中询问患者有无不适，观察患者皮肤情况，如有艾灰，用纱布清洁，协助患者穿衣，取舒适卧位，手卫生。

10. 酌情开窗通风，注意保暖，避免吹对流风。

【注意事项】

1. 大血管处、孕妇腹部和腰骶部、皮肤感染、溃疡、瘢痕处，以及有出血倾向者不宜施灸。空腹或餐后1小时左右不宜施灸。

2. 一般情况下，施灸顺序自上而下，先头身，后四肢。

3. 施灸时防止艾灰脱落烧伤皮肤或衣物。

4. 注意观察皮肤情况，对糖尿病、肢体麻木及感觉迟钝的患者，尤应注意防止烧伤。

5. 如局部出现小水疱，无须处理，自行吸收；若水疱较大，可用无菌注射器抽吸疱液，用无菌纱布覆盖。

附：悬灸技术操作流程图

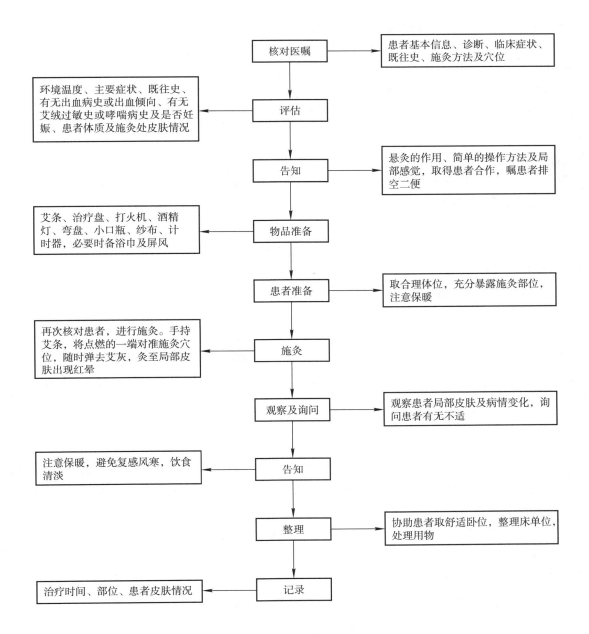

核对医嘱 → 患者基本信息、诊断、临床症状、既往史、施灸方法及穴位

环境温度、主要症状、既往史、有无出血病史或出血倾向、有无艾绒过敏史或哮喘病史及是否妊娠、患者体质及施灸处皮肤情况 ← 评估

告知 → 悬灸的作用、简单的操作方法及局部感觉，取得患者合作，嘱患者排空二便

艾条、治疗盘、打火机、酒精灯、弯盘、小口瓶、纱布、计时器，必要时备浴巾及屏风 ← 物品准备

患者准备 → 取合理体位，充分暴露施灸部位，注意保暖

再次核对患者，进行施灸。手持艾条，将点燃的一端对准施灸穴位，随时弹去艾灰，灸至局部皮肤出现红晕 ← 施灸

观察及询问 → 观察患者局部皮肤及病情变化，询问患者有无不适

注意保暖，避免复感风寒，饮食清淡 ← 告知

整理 → 协助患者取舒适卧位，整理床单位，处理用物

治疗时间、部位、患者皮肤情况 ← 记录

第四节 耳穴贴压技术

耳穴贴压法是采用王不留行籽、莱菔子等丸状物贴压于耳郭上的穴位或反应点，通过其疏通经络，调整脏腑气血功能，促进机体的阴阳平衡，达到防治疾病、改善症状的一种操作方法，属于耳针技术范畴。

【适用范围】

适用于减轻各种疾病及术后所致的疼痛、失眠等不适，如妊娠恶阻、妊娠痛证、产时产后腹痛、产后血崩、产后缺乳、乳痈、产后小便不通、产后大便不通、产后抑郁等病症。

【评估】

1. 主要症状、既往史，是否妊娠。

2. 对疼痛的耐受程度。

3. 有无对胶布、药物等过敏情况。

4. 耳部皮肤情况。

【告知】

1. 耳穴贴压的局部感觉：热、麻、胀、痛，如有不适及时通知护士。

2. 每日自行按压 3～5 次，每次每穴 1～2 分钟。

3. 耳穴贴压脱落后，应通知护士。

【物品准备】

治疗盘、王不留行籽或莱菔子等丸状物、胶布、75% 酒精、棉签、探棒、止血钳或镊子、弯盘、污物碗，必要时可备耳穴模型。

【操作方法】

1. 核对医嘱，评估患者，做好解释。

2. 备齐用物，携至床旁。

3. 手卫生，协助患者取合理、舒适体位。

4. 遵照医嘱，探查耳穴敏感点，确定贴压部位。

5. 75% 酒精自上而下、由内到外、从前到后消毒耳部皮肤。

6. 选用质硬而光滑的王不留行籽或莱菔子等丸状物黏附在 0.7cm×0.7cm 大小的胶布中央，用止血钳或镊子夹住贴敷于选好耳穴的部位上，并给予适当按压（揉），使患者有热、麻、胀、痛感觉，即"得气"。

7. 观察患者局部皮肤，询问有无不适感。

8. 常用按压手法：

（1）对压法：用食指和拇指的指腹置于患者耳郭的正面和背面，相对按压，至出现热、麻、胀、痛等感觉，食指和拇指可边压边左右移动，或做圆形移动，一旦找到敏感点，则持续对压 20～30 秒。对内脏痉挛性疼痛、躯体疼痛有较好的镇痛作用。

（2）直压法：用指尖垂直按压耳穴，至患者产生胀痛感，持续按压 20～30 秒，间隔少许，重复按压，每次按压 3～5 分钟。

（3）点压法：用指尖一压一松地按压耳穴，每次间隔 0.5 秒。本法以患者感到胀而略沉重刺痛为宜，用力不宜过重。一般每次每穴可按压 27 下，具体可视病情而定。

9. 操作完毕，取舒适体位，整理床单位，手卫生。

【注意事项】

1. 耳郭局部有炎症、冻疮或表面皮肤有溃破者、有习惯性流产史的孕妇不宜施行。

2. 耳穴贴压每次选择一侧耳穴，双侧耳穴轮流使用。夏季易出汗，留置时间 1～3 天，冬季留置 3～7 天。

3. 观察患者耳部皮肤情况，留置期间应防止胶布脱落或污染；对普通胶布过敏者改用脱敏胶布。

4. 患者侧卧位耳部感觉不适时，可适当调整。

附：耳穴贴压技术操作流程图

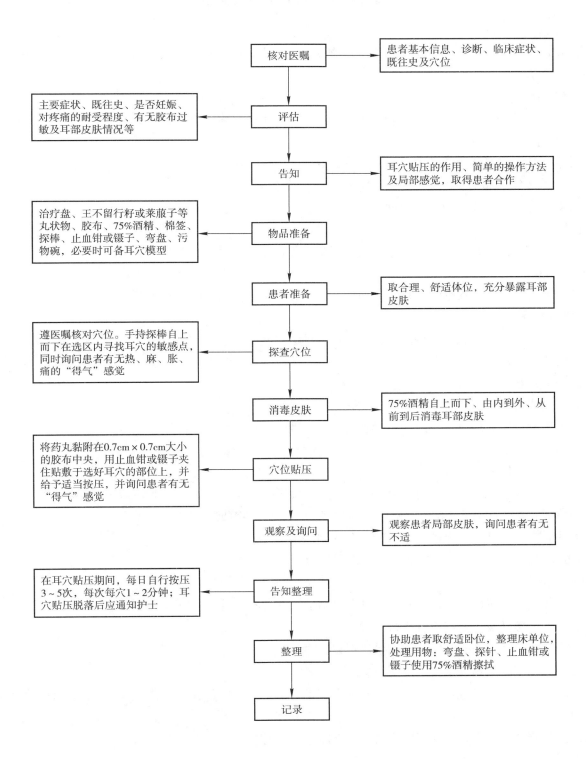

核对医嘱 → 患者基本信息、诊断、临床症状、既往史及穴位

主要症状、既往史、是否妊娠、对疼痛的耐受程度、有无胶布过敏及耳部皮肤情况等 ← 评估

告知 → 耳穴贴压的作用、简单的操作方法及局部感觉，取得患者合作

治疗盘、王不留行籽或莱菔子等丸状物、胶布、75%酒精、棉签、探棒、止血钳或镊子、弯盘、污物碗，必要时可备耳穴模型 ← 物品准备

患者准备 → 取合理、舒适体位，充分暴露耳部皮肤

遵医嘱核对穴位。手持探棒自上而下在选区内寻找耳穴的敏感点，同时询问患者有无热、麻、胀、痛的"得气"感觉 ← 探查穴位

消毒皮肤 → 75%酒精自上而下、由内到外、从前到后消毒耳部皮肤

将药丸黏附在0.7cm×0.7cm大小的胶布中央，用止血钳或镊子夹住贴敷于选好耳穴的部位上，并给予适当按压，并询问患者有无"得气"感觉 ← 穴位贴压

观察及询问 → 观察患者局部皮肤，询问患者有无不适

在耳穴贴压期间，每日自行按压3~5次，每次每穴1~2分钟；耳穴贴压脱落后应通知护士 ← 告知整理

整理 → 协助患者取舒适卧位，整理床单位，处理用物：弯盘、探针、止血钳或镊子使用75%酒精擦拭

记录

第五节　穴位注射技术

穴位注射技术又称水针，是将小剂量药物注入腧穴内，通过药物和穴位的双重作用，达到治疗疾病的一种操作方法。

【适用范围】

适用于多种慢性疾病引起的如产后血崩、产后小便不通、疼痛等症状或疾病。

【评估】

1. 主要症状、既往史、药物过敏史、是否妊娠。

2. 注射部位局部皮肤情况。

3. 对疼痛的耐受程度及合作程度。

【告知】

注射部位会出现疼痛、酸胀的感觉属于正常现象，如有不适及时告知护士。

【物品准备】

治疗盘、药物、一次性注射器、无菌棉签、皮肤消毒剂、污物碗、利器盒。

【操作方法】

1. 核对医嘱，评估患者，做好解释，嘱患者排空二便。

2. 手卫生，配制药液。

3. 备齐用物，携至床旁。

4. 协助患者取舒适体位，暴露局部皮肤，注意保暖。

5. 遵医嘱取穴，通过询问患者感受确定穴位的准确位置。

6. 常规消毒皮肤。

7. 再次核对医嘱，排气。

8. 一手绷紧皮肤，另一手持注射器，对准穴位快速刺入皮下，然后用针刺手法将针身推至一定深度，上下提插至患者有酸胀等"得气"感应后，回抽无回血，即可将药物缓慢推入。

9. 注射完毕拔针，用无菌棉签按压针孔片刻。

10. 观察患者用药后症状改善情况，取舒适体位，手卫生。

【注意事项】

1. 局部皮肤有感染、瘢痕，有出血倾向及高度水肿者不宜进行注射。

2. 孕妇下腹部及腰骶部不宜进行注射。

3. 严格执行"三查七对"及无菌操作规程。

4. 遵医嘱配制药物剂量，注意配伍禁忌。

5. 注意针刺角度，观察有无回血。避开血管丰富部位，避免药液注入血管内。患者有触电感时针体往外退出少许后再进行注射。

6. 注射药物时若患者出现不适症状，应立即停止注射并观察病情变化。

附：穴位注射技术操作流程图

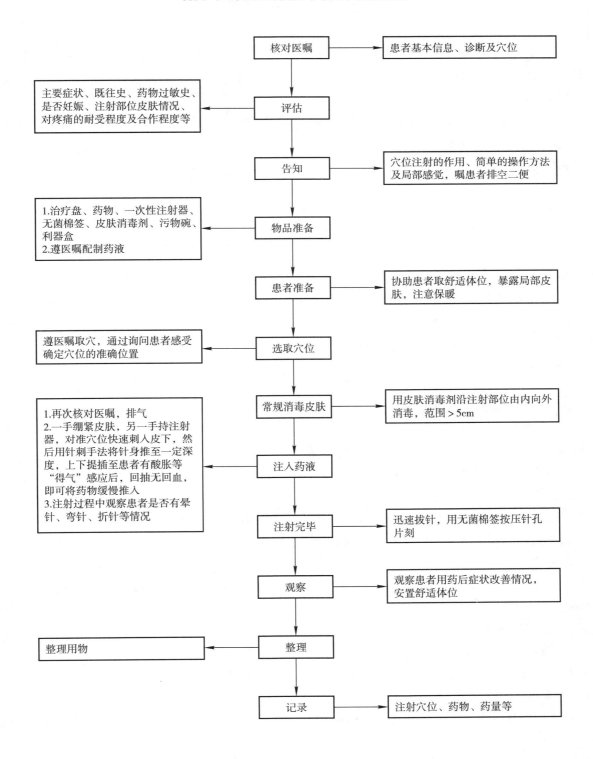

第六节　穴位敷贴技术

穴位敷贴技术是将药物制成一定剂型，敷贴到人体穴位，通过刺激穴位，激发经气，达到通经活络、清热解毒、活血化瘀、消肿止痛、行气消痞、扶正强身作用的一种操作方法。

【适用范围】

适用于妊娠恶阻、妊娠腹痛及胎漏、胎动不安等疾病引起的疼痛不适；妊娠痫证；妊娠肿胀、产后小便不通、新生儿肺炎咳嗽等症状。

【评估】

1. 病室环境，温度适宜。

2. 主要症状、既往史、药物及敷料过敏史，是否妊娠。

3. 敷药部位的皮肤情况。

【告知】

1. 出现皮肤微红为正常现象，若出现皮肤瘙痒、丘疹、水疱等，应立即告知护士。

2. 穴位敷贴时间一般为 6～8 小时，可根据病情、年龄、药物、季节调整时间，小儿酌减。

3. 若出现敷料松动或脱落及时告知护士。

4. 局部贴药后可出现药物颜色、油渍等污染衣物。

【物品准备】

治疗盘、棉纸或薄胶纸、遵医嘱配制的药物、压舌板、无菌棉垫或纱布、胶布或绷带、0.9% 生理盐水棉球，必要时备屏风、毛毯。

【操作方法】

1. 核对医嘱，评估患者，做好解释，注意保暖。

2. 手卫生，备齐用物，携至床旁。根据敷药部位，协助患者取适宜的体位，充分暴露患处，必要时屏风遮挡患者。

3. 更换敷料，以 0.9% 生理盐水或温水擦洗皮肤上的药渍，观察创面情况及敷药效果。

4. 根据敷药面积，取大小合适的棉纸或薄胶纸，用压舌板将所需药物均匀地涂抹于棉纸或薄胶纸上，厚薄适中。

5. 将药物敷贴于穴位上，做好固定。为避免药物受热溢出污染衣物，可加敷料或棉垫覆盖。以胶布或绷带固定，松紧适宜。

6. 温度以患者耐受为宜。

7. 观察患者局部皮肤，询问有无不适感。

8. 操作完毕后擦净局部皮肤，协助患者穿衣，取舒适体位，手卫生。

【注意事项】

1. 孕妇的脐部、腹部、腰骶部及某些敏感穴位，如合谷、三阴交等处都不宜敷贴，以免局部刺激引起流产。

2. 药物应均匀涂抹于棉纸中央，厚薄一般以 0.2～0.5cm 为宜，覆盖敷料大小适宜。

3. 敷贴部位应交替使用，不宜单个部位连续敷贴。

4. 除拔毒膏外，患处有红肿及溃烂时不宜敷贴药物，以免发生化脓性感染。

5. 对于残留在皮肤上的药物不宜采用肥皂或刺激性物品擦洗。

6.使用敷药后，如出现红疹、瘙痒、水疱等过敏现象，应暂停使用，报告医师，配合处理。

附：穴位敷贴技术操作流程图

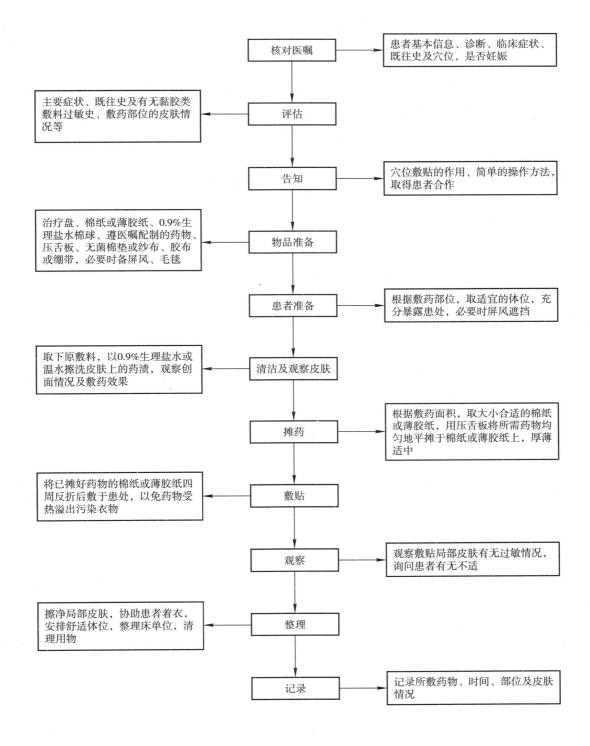

第七节　经穴推拿技术

经穴推拿技术是以按法、点法、推法、叩击法等手法作用于经络腧穴，具有减轻疼痛、调节胃肠功能、温经通络等作用的一种操作方法。

【适用范围】

适用于各种急慢性疾病所致的痛证，如头痛、肩颈痛、腰腿痛、痛经、乳痈及妊娠恶阻、妊娠痫证、妊娠小便不通、产后恶露不绝、产后血崩、产后缺乳、产后小便不通等。

【评估】

1. 病室环境，保护患者隐私安全。

2. 主要症状、既往史，是否妊娠或月经期。

3. 推拿部位皮肤情况。

4. 对疼痛的耐受程度。

【告知】

1. 推拿时及按摩后局部可能出现酸痛的感觉，如有不适及时告知护士。

2. 推拿前后局部注意保暖，可饮温开水。

【物品准备】

治疗巾，必要时备纱块、介质、屏风。

【操作方法】

1. 核对医嘱，评估患者，做好解释，调节室温。腰腹部推拿时嘱患者排空二便。

2. 备齐用物，携至床旁。

3. 手卫生，协助患者取合理、舒适体位。

4. 遵医嘱确定腧穴部位，选用适宜的推拿手法及强度。

5. 推拿时间一般宜在饭后 1 ～ 2 小时进行。每个穴位施术 1 ～ 2 分钟，以局部穴位透热为度。

6. 操作过程中询问患者的感受。若有不适，应及时调整手法或停止操作，以防发生意外。

7. 常见疾病推拿部位和穴位：

（1）头面部：取穴上印堂、太阳、头维、攒竹、上睛明、鱼腰、丝竹空、四白等。

（2）颈项部：取穴风池、风府、肩井、天柱、大椎等。

（3）胸腹部：取穴天突、膻中、中脘、下脘、气海、关元、天枢等。

（4）腰背部：取穴肺俞、肾俞、心俞、膈俞、华佗夹脊、大肠俞、命门、腰阳关等。

（5）肩部及上肢部：取穴肩髃、肩贞、手三里、天宗、曲池、极泉、小海、内关、合谷等。

（6）臀及下肢部：取穴环跳、居髎、风市、委中、昆仑、足三里、阳陵泉、梁丘、血海、膝眼等。

8. 常用的推拿手法：

（1）点法：用指端或屈曲的指间关节部着力于施术部位，持续地进行点压，称为点法。此法包括拇指端点法、屈拇指点法和屈食指点法等，临床以拇指端点法常用。

①拇指端点法：手握空拳，拇指伸直并紧靠于食指中节，以拇指端着力于施术部位或穴位上。前臂与拇指主动发力，进行持续点压。亦可采用拇指按法的手法形态，用拇指端进行持续点压。

②屈拇指点法：屈拇指，以拇指指间关节桡侧着力于施术部位或穴位，拇指端抵于食指中节桡侧缘以助力。前臂与拇指主动施力，进行持续点压。

③屈食指点法：屈食指，其他手指相握，以食指第一指间关节突起部着力于施术部位或穴位上，拇指末节尺侧缘紧压食指指甲部以助力。前臂与食指主动施力，进行持续点压。

（2）揉法：以一定力按压在施术部位，带动皮下组织做环形运动的手法。

①拇指揉法：是以拇指罗纹面着力按压在施术部位，带动皮下组织做环形运动的手法。以拇指罗纹面置于施术部位上，余四指置于其相对或合适的位置以助力，腕关节微屈或伸直，拇指主动做环形运动，带动皮肤和皮下组织，每分钟操作120～160次。

②中指揉法：是以中指罗纹面着力按压在施术部位，带动皮下组织做环形运动的手法。中指指间关节伸直，掌指关节微屈，以中指罗纹面着力于施术部位上，前臂做主动运动，通过腕关节使中指罗纹面在施术部位上做轻柔灵活的小幅度环形运动，带动皮肤和皮下组织，每分钟操作120～160次。为加强揉动的力量，可以食指罗纹面搭于中指远侧指间关节背侧进行操作，也可用无名指罗纹面搭于中指远侧指尖关节背侧进行操作。

③掌根揉法：是以手掌掌根部位着力按压在施术部位，带动皮下组织做环形运动的手法。肘关节微屈，腕关节放松并略背伸，手指自然弯曲，以掌根部附着于施术部位上，前臂做主动运动，带动腕掌做小幅度的环形运动，使掌根部在施术部位上环形运动，带动皮肤和皮下组织，每分钟操作120～160次。

在临床治疗的实际运用中，上述基本操作方法可以单独或复合运用，也可以选用属于经穴推拿技术的其他手法，比如按法、点法、弹拨法、叩击法、拿法、掐法等，视具体情况而定。

（3）叩击法：用手特定部位，或用特制的器械，在治疗部位反复拍打叩击的一类手法，称为叩击类手法。各种叩击法操作时，用力应果断、快速，击打后将术手立即抬起，叩击的时间要短暂。击打时，手腕既要保持一定的姿势，又要放松，以一种有控制的弹性力进行叩击，使手法既有一定的力度，又感觉缓和舒适；切忌用暴力打击，以免造成不必要的损伤。

9.操作结束，协助患者着衣，取舒适卧位，整理床单位，手卫生。

【注意事项】

1.肿瘤或感染患者、女性经期腰腹部慎用，妊娠期腰腹部禁用经穴推拿技术。

2.操作前应修剪指甲，以防损伤患者皮肤。

3.操作时用力要适度。

4.操作过程中，注意保暖，保护患者隐私。

5.使用叩击法时，有严重心血管疾病禁用，心脏搭桥患者慎用。

附：经穴推拿技术操作流程图

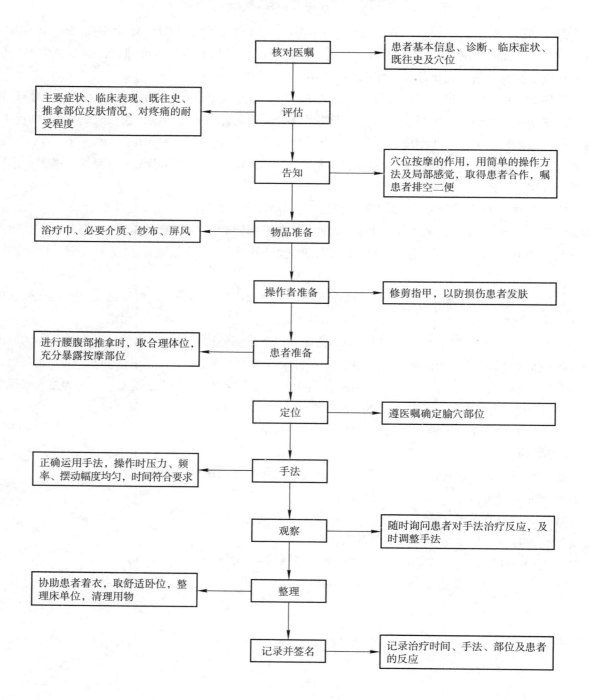

第八节　中药泡洗技术

中药泡洗技术是借助泡洗时洗液的温热之力及药物本身的功效，浸洗全身或局部皮肤，达到活血、消肿、止痛、祛瘀生新等作用的一种操作方法。

【适用范围】

适用于妊娠肿胀、妊娠痫证、胎黄、硬肿症、产后外感发热、失眠、会阴皮肤感染及带下病等。

【评估】

1. 病室环境，温度适宜。

2. 主要症状、既往史、过敏史，是否妊娠或处于月经期。

3. 体质、对温度的耐受程度。

4. 泡洗部位皮肤情况。

【告知】

1. 餐前餐后 30 分钟内不宜进行全身泡浴。

2. 全身泡洗时水位应在膈肌以下，以微微汗出为宜，如出现心慌等不适症状，及时告知护士。

3. 中药泡洗时间 30 分钟为宜。

4. 泡洗过程中，应饮用温开水 300 ～ 500mL，小儿及老年人酌减，以补充体液及增加血容量，利于代谢废物排出。有严重心肺及肝肾疾病患者饮水不宜超过 150mL。

【物品准备】

治疗盘、药液及泡洗装置、一次性药浴袋、水温计、毛巾、病员服。

【操作方法】

1. 核对医嘱，评估患者，做好解释，调节室内温度。嘱患者排空二便。

2. 手卫生，备齐用物，携至床旁。根据泡洗的部位，协助患者取合理、舒适体位，注意保暖。

3. 将一次性药浴袋套入泡洗装置内。

4. 常用泡洗法：

（1）全身泡洗技术：将药液注入泡洗装置内，药液温度保持 40℃左右，水位在患者膈肌以下，全身浸泡 30 分钟。

（2）局部泡洗技术：将 40℃左右的药液注入盛药容器内，将浸洗部位浸泡于药液中，浸泡 30 分钟。

5. 观察患者的反应，若感到不适，应立即停止，协助患者卧床休息。

6. 操作完毕，清洁局部皮肤，协助穿衣，取舒适体位，手卫生。

【注意事项】

1. 心肺功能障碍、出血性疾病患者禁用。糖尿病、心脑血管病患者及妇女月经期间慎用。

2. 防烫伤，糖尿病、足部皲裂患者的泡洗温度适当降低。

3. 泡洗过程中，应关闭门窗，避免患者感受风寒。

4. 泡洗过程中护士应加强巡视，注意观察患者的面色、呼吸、汗出等情况，出现头晕、心慌等异常症状，停止泡洗，报告医师。

附：中药泡洗技术操作流程图

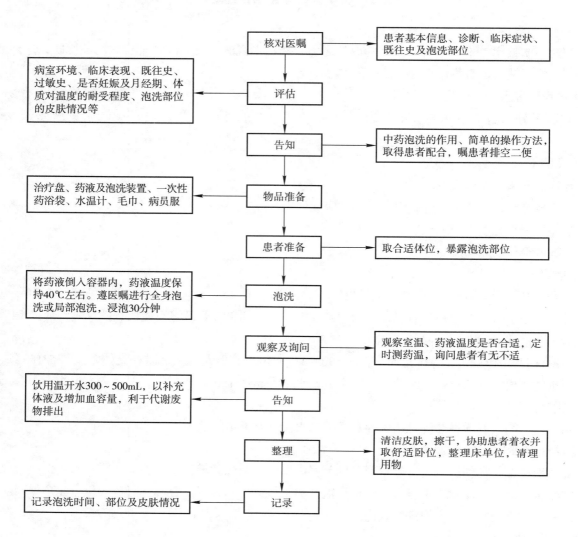

第九节　中药湿热敷技术

中药湿热敷技术是将中药煎汤或用其他溶媒浸泡，根据治疗需要选择常温或加热，将中药浸泡的敷料敷于患处，通过疏通气机、调节气血、平衡阴阳，达到疏通腠理、清热解毒、消肿止痛的一种操作方法。

【适用范围】

适用于妊娠肿胀、妊娠小便不通、产后身痛、产后发热、产后缺乳、软组织损伤等。

【评估】

1. 病室环境，温度适宜。

2. 主要症状、既往史及药物过敏史。

3. 对热的耐受程度。

4. 局部皮肤情况。

【告知】

1. 湿热敷时间 20 ～ 30 分钟。

2. 如皮肤感觉不适，过热、瘙痒等，及时告知护士。

3. 中药可致皮肤着色，数日后可自行消退。

【物品准备】

治疗盘、药液、敷料、水温计、镊子 2 把、纱布，必要时备中单、屏风等。

【操作方法】

1. 核对医嘱，评估患者，做好解释。

2. 手卫生，备齐用物，携至床旁。取合理体位，暴露湿热敷部位。

3. 测试温度，将敷料浸于 38 ～ 43℃药液中，再将敷料拧至不滴水即可，敷于患处。

4. 及时更换敷料或频频淋药液于敷料上，以保持湿度及温度，观察患者皮肤反应，询问患者的感受。

5. 操作完毕，清洁皮肤，协助患者取舒适体位，手卫生。

【注意事项】

1. 外伤后患处有伤口、皮肤急性传染病等忌用中药湿热敷技术。

2. 湿敷液应现配现用，注意药液温度，防止烫伤。

3. 治疗过程中观察局部皮肤反应，如出现水疱、痒痛或破溃等症状时，立即停止治疗，报告医师。

4. 注意保护患者隐私并保暖。

附：中药湿热敷技术操作流程图

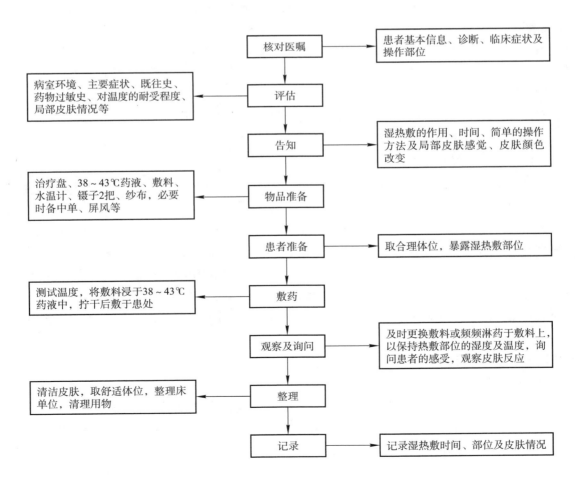

第十节　中药灌肠技术

中药灌肠技术是将中药药液从肛门灌入直肠或结肠，使药液保留在肠道内，通过肠黏膜的吸收达到清热解毒、软坚散结、泄浊排毒、活血化瘀等作用的一种操作方法。

【适用范围】

适用于慢性肾衰、慢性疾病所致的腹痛、腹泻、便秘、发热、带下等症状，以及异位妊娠等。

【评估】

1. 病室环境，温度适宜。

2. 主要症状、既往史、排便情况、有无大便失禁、是否妊娠。

3. 肛周皮肤情况。

4. 有无药物过敏史。

5. 心理状况、合作程度。

【告知】

1. 操作前排空二便。

2. 局部感觉：胀、满、轻微疼痛。

3. 如有便意或不适，应及时告知护士。

4. 灌肠后体位视病情而定。

5. 灌肠液保留 1 小时以上为宜，保留时间长，利于药物吸收。

【物品准备】

治疗盘、弯盘、煎煮好的药液、一次性灌肠袋、水温计、纱布、一次性手套、垫枕、中单、石蜡油、棉签等，必要时备便盆、屏风。

【操作方法】

1. 核对医嘱，评估患者，做好解释，调节室温。嘱患者排空二便。

2. 手卫生，备齐用物，携至床旁。

3. 关闭门窗，用隔帘或屏风遮挡。

4. 协助患者取左侧卧位（必要时根据病情选择右侧卧位），充分暴露肛门，垫中单于臀下，置垫枕以抬高臀部 10cm。

5. 测量药液温度（39 ~ 41℃），液面距离肛门不超过 30cm，用石蜡油润滑肛管前端，排液，暴露肛门。插肛管时，可嘱患者张口呼吸以使肛门松弛，便于肛管顺利插入。插入 10 ~ 15cm 缓慢滴入药液（滴入的速度视病情而定），滴注时间 15 ~ 20 分钟。滴入过程中随时观察、询问患者耐受情况，如有不适或便意，及时调节滴入速度，必要时终止滴入。中药灌肠药量不宜超过 200mL。

6. 药液滴完，夹紧并拔除肛管，协助患者擦干肛周皮肤，用纱布轻揉肛门处。协助取舒适卧位，抬高臀部。

7. 整理床单位，清理用物，手卫生，做好记录。

【注意事项】

1. 肛门、直肠、结肠术后，大便失禁，孕妇急腹症和下消化道出血的患者禁用。

2. 慢性痢疾，病变多在直肠和乙状结肠，宜采取左侧卧位，插入深度 15 ~ 20cm 为宜；溃疡性结肠炎病变多在乙状结肠或降结肠，插入深度 18 ~ 25cm；阿米巴痢疾病变多在回盲部，应取右侧卧位。

3. 当患者出现脉搏细速、面色苍白、出冷汗、剧烈腹痛、心慌等，应立即停止灌肠并报告医生。

4. 灌肠液温度应在床旁使用水温计测量。

附：中药灌肠技术操作流程图

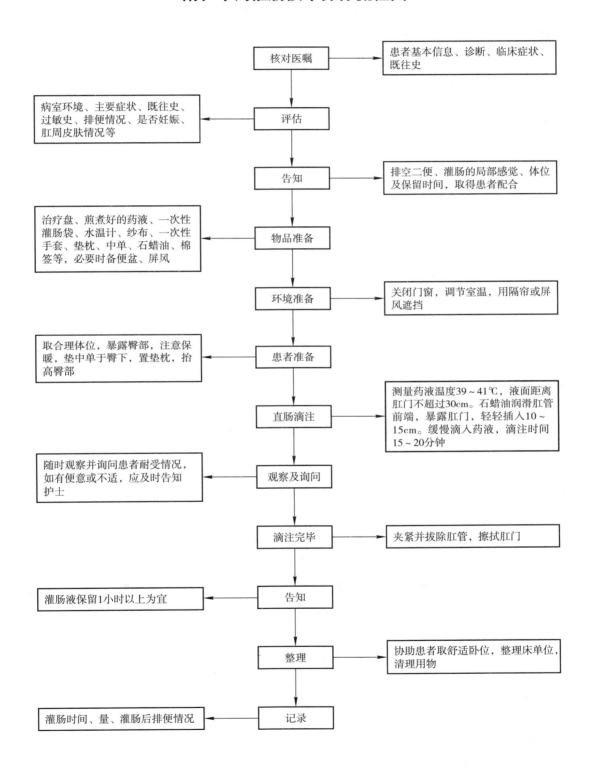

第十一节 中药涂药技术

中药涂药技术是将中药制成水剂、酊剂、油剂、膏剂等剂型，涂抹于患处或涂抹于纱布外敷于患处，达到祛风除湿、解毒消肿、止痒镇痛的一种操作方法。

【适用范围】

适用于乳痈、新生儿红臀、新生儿鹅口疮、异位妊娠、静脉炎等。

【评估】

1. 病室环境，温度适宜。

2. 主要症状、既往史、药物过敏史、是否妊娠。

3. 对疼痛的耐受程度。

4. 涂药部位的皮肤情况。

【告知】

1. 涂药后如出现痛、痒、胀等不适，应及时告知护士，勿擅自触碰或抓挠局部皮肤。

2. 涂药后若敷料脱落或包扎松紧不适宜，应及时告知护士。

3. 涂药后可能出现药物颜色、油渍等污染衣物的情况。

4. 中药可致皮肤着色，数日后可自行消退。

【物品准备】

治疗盘、中药制剂、治疗碗、弯盘、涂药板（棉签）、镊子、生理盐水棉球、纱布或棉纸、胶布或弹力绷带、治疗巾等，必要时备中单、屏风、大毛巾。

【操作方法】

1. 核对医嘱，评估患者，做好解释，调节病室温度。

2. 手卫生，备齐用物，携至床旁。根据涂药部位，取合理体位，暴露涂药部位，必要时屏风遮挡。

3. 患处铺治疗巾，用生理盐水棉球清洁皮肤，并观察局部皮肤情况。

4. 将中药制剂均匀涂抹于患处或涂抹于纱布外敷于患处，范围超出患处 1 ～ 2cm 为宜。

5. 各类剂型用法：

（1）混悬液先摇匀后再用棉签涂抹。

（2）水、酊剂类药物用镊子夹棉球蘸取药物涂擦，干湿度适宜，以不滴水为度，涂药均匀。

（3）膏状类药物用棉签或涂药板取药涂擦，涂药厚薄均匀，以 2 ～ 3mm 为宜。

（4）霜剂应用手掌或手指反复擦抹，使之渗入肌肤。

（5）对初起有脓头或成脓阶段的肿疡，脓头部位不宜涂药。

（6）乳痈涂药时，在敷料上剪一缺口，使乳头露出，利于乳汁的排空。

6. 根据涂药的位置、药物的性质，必要时选择适当的敷料覆盖并固定。

7. 涂药过程中随时询问患者有无不适。

8. 操作完毕，协助患者着衣，取舒适体位，清理用物，手卫生。

【注意事项】

1. 婴幼儿颜面部、过敏体质者及妊娠患者慎用。

2. 涂药前需清洁局部皮肤。

3.涂药不宜过厚，以防毛孔闭塞。

4.涂药后观察局部及全身的情况，如出现丘疹、瘙痒、水疱或局部肿胀等过敏现象，停止用药，将药物擦洗干净并报告医生，配合处理。

5.患处若有敷料，不可强行撕脱，可用生理盐水棉球蘸湿敷料后再揭，并擦去药迹。

附：中药涂药技术操作流程图

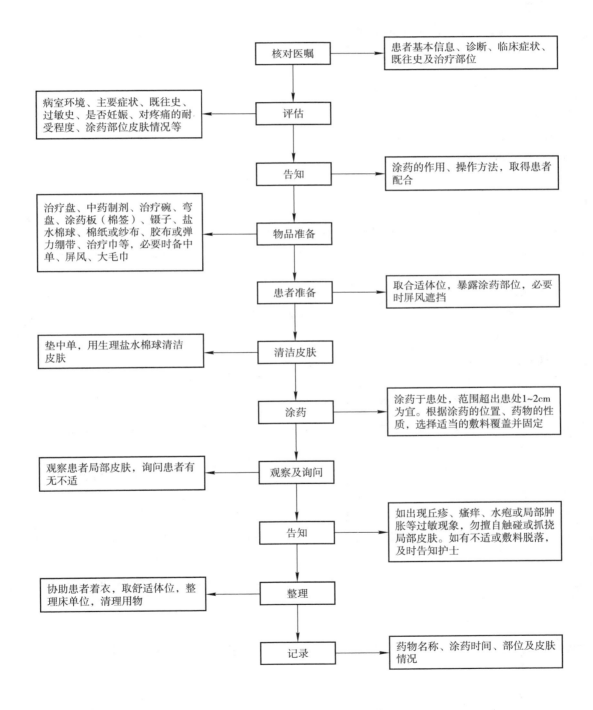

第十二节　中医手法排乳技术

中医手法排乳技术是通过揉推施压等手法作用于局部或循经治疗，从而达到理气散结、疏通乳络、乳汁通畅、排除积乳目的的一种中医方法。

【适用范围】

适用于产后哺乳期急性乳腺炎郁滞期的妇女（如乳汁淤积导致的乳房肿块、胀痛、高热，乳汁少等）。

【评估】

1. 操作环境及室温。

2. 急性乳腺炎的分期。

3. 局部皮肤情况、体质及对疼痛的耐受程度。

4. 主要症状及既往史。

5. 哺乳方式、方法。

【告知】

1. 中医手法排乳的作用、简单的操作方法及局部感觉。

2. 手法排乳结束后，可饮一杯温开水，不宜即刻食用生冷食物，不宜洗冷水澡。冬季应避免感受风寒，夏季避免风扇、空调直吹乳房部位。

【物品准备】

洗手液、集乳袋、介质（如麻油、清水等）、一次性橡胶手套、38～43℃的温水、毛巾、纱布、浴巾等物。

【操作方法】

1. 核对医嘱，评估患者，做好解释，排空二便。

2. 备齐用物，携至床旁。关闭门窗，必要时屏风遮挡。

3. 协助患者取舒适体位（平卧位或坐位），暴露乳房部位，垫集乳袋，注意保护隐私及保暖，必要时乳房处进行热敷（避开乳晕）3～5分钟。

4. 手卫生，戴一次性橡胶手套，取适量的介质涂抹于乳房部位，放松乳房，同时再次用指腹评估患者乳房肿块部位、大小、数量、局部皮温等。

5. 采用点按法取膻中、灵墟、神封、屋翳、膺窗、天池、乳根、期门、乳中等穴，每穴点按5次。

6. 一手托起患侧乳房，一手提捏乳头，用食指、中指环绕式放松乳晕，再用按压手法从乳晕排出积乳。

7. 交替采用摩法、点揉法、推法、擦法、梳法，呈放射状从乳房基底部沿乳腺导管向乳晕方向按摩3～5分钟，待乳汁积于乳晕部时，一手提捏乳头，按压乳晕各象限排空乳晕处乳汁。

8. 操作过程中观察乳房肿块颜色、大小，询问患者有无不适，调节手法力度。

9. 手法排乳结束后，再次评估结块大小、性状，温水清洁局部皮肤，协助患者穿衣，饮温开水一杯。

10. 整理用物，手卫生，记录。

【注意事项】

1. 操作前应评估乳腺炎的分期及肿块的大小和位置，急性乳腺炎热毒炽盛（化脓期）、正虚毒恋（破溃期）慎用。

2.特别注意下列疾病者不宜进行手法排乳，如严重心血管疾病、出血倾向疾病、极度虚弱、高热惊厥者、空腹、注射隆胸术后等。

3.手法排乳过程中若出现头晕、目眩、心慌、出冷汗、面色苍白、恶心呕吐，甚至神昏仆倒等现象，应立即停止操作，取平卧位，通知医生，积极配合处理。

4.手法排乳时间以 20～30 分钟为宜，不宜过长，手法不宜过重。

附：中医手法排乳技术操作流程图

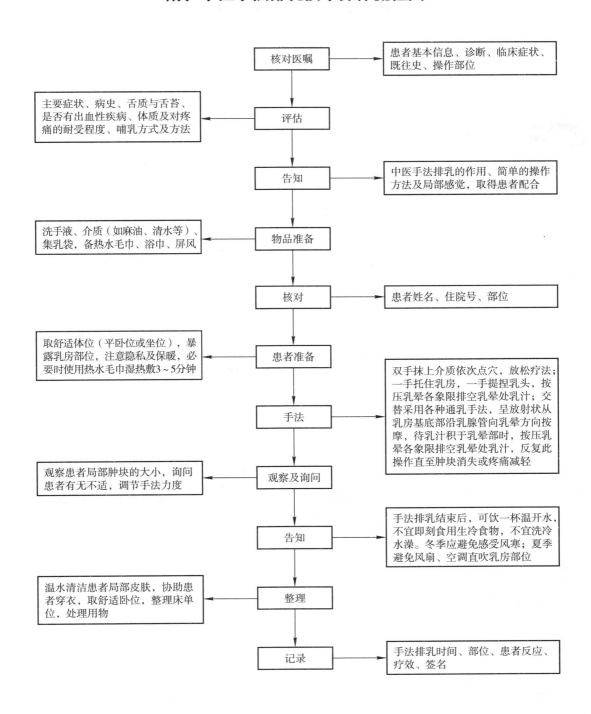

扫一扫，
查阅本章数字资源
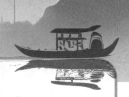

第 八 章

孕产期母婴常用护理技术

> **知识目标:**
>
>   1. 掌握母婴常用技术的适应证、操作方法、护理要点。
>
>   2. 熟悉各项母婴常用技术的目的、物品准备。
>
> **能力目标:**
>
>   能运用所学知识准确评估, 为孕产妇/新生儿提供适宜的护理操作及健康宣教。
>
> **素质目标:**
>
>   操作动作轻柔, 尊重保护孕产妇/新生儿隐私, 照护时具有同理心, 体现人文关怀。

第一节　孕/产妇常用护理技术

一、测量宫高、腹围

测量子宫底高度及腹围可估计胎儿大小及孕周, 其数值因孕妇的脐耻间距离、胎儿发育情况、羊水量、单胎、多胎等有差异。不同孕周子宫底增长速度不同, 妊娠 20 ~ 24 周时增长速度较快, 平均每周增长 1.6cm, 至 36 ~ 39^{+6} 周时增长速度减慢, 每周平均增长 0.25cm。正常情况下, 在妊娠 36 周时子宫底达最高, 至妊娠足月时因胎先露入盆略有下降。

【适应证】

孕期常规评估。

【物品准备】

医嘱执行单、软尺、快速手消毒液。

【操作方法】

1. 环境安全舒适, 温度适宜, 备屏风或隔帘, 请无关人员回避, 保护患者隐私。

2. 手卫生, 携带用物至床旁, 核对孕妇身份及医嘱, 并向其解释操作目的、操作过程及注意事项, 取得患者的理解和配合。

3. 嘱患者排空膀胱后，拉好隔帘，协助孕妇取仰卧屈膝位，双腿稍分开，暴露腹部。

4. 测量前再次查对。站于孕妇右侧，左手将软尺零点置于盆底，右手将软尺置于耻骨联合上缘中点，使之紧贴腹部，读取数值。将软尺经肚脐绕腹部 1 周，使之紧贴于腹部，读取数值。测量结束协助孕妇整理衣物，拉开隔帘。

5. 整理用物，对软尺进行消毒或送消毒供应中心集中处理。再次核对并记录。

【护理要点】

1. 应使用至少两种身份信息进行查对，如姓名和病案号。

2. 做好孕妇保暖和隐私保护。

3. 测量腹围时注意卷尺松紧适宜。

二、听诊胎心音

胎心音是胎儿心跳的声音，呈双音，似钟表"嘀嗒"声，速度较快，正常为 110 ~ 160 次 / 分。听到胎心音能够确诊为妊娠且为活胎。于妊娠 12 周用多普勒胎心听诊仪能够探测到胎心音，妊娠 18 ~ 20 周用听诊器经孕妇腹壁能够听到胎心音。

【适应证】

孕期常规评估。

【物品准备】

医嘱执行单、快速手消毒液、多普勒胎心听诊仪、耦合剂、卫生纸。

【操作方法】

1. 环境安全舒适，温度适宜，备屏风或隔帘，请无关人员回避，保护患者隐私。

2. 手卫生，携带用物至床旁，核对孕妇身份及医嘱，并向其解释操作目的、操作过程及注意事项，取得患者的理解和配合。

3. 嘱患者排空大小便后，拉好隔帘，协助孕妇取半卧位、仰卧位或坐位，暴露腹部。

4. 听诊前再次查对。听胎心音前运用四步触诊法判断胎方位，确定胎背位置。护士进行手卫生后将适量耦合剂涂抹于探头，探头放置于胎背处听诊胎心音，至少听诊 1 分钟。

5. 整理用物，用卫生纸将孕妇腹部的耦合剂擦干净，协助孕妇整理好衣服，取舒适体位；将多普勒胎心听诊仪清洁消毒后归位放置。

6. 手卫生，再次核对孕妇身份信息，并记录胎心率。

【护理要点】

1. 使用多普勒胎心听诊仪进行胎心检测前，应先选择合适的胎心探头：2.0MHz 探头具有较深的检测深度，适宜用于检测大孕周胎心；3.0MHz 探头具有较高的灵敏度，适宜用于 9 周后的胎心检测。

2. 不要将探头放在可以听到较强胎盘音或脐带血流搏动声的地方。若孕妇有宫缩，应选择在宫缩间歇期听诊，注意胎心音的节律和速度。

三、电子胎心监护

电子胎心监护可以用于动态观察胎儿在宫腔内的状态，评估胎儿宫内安危状况，在产前和产时的应用越来越广泛，已经成为产科不可缺少的辅助检查手段。通过连续观察并记录胎心率的动态变化，同时描记子宫收缩和胎动情况，反映三者间的关系。

【适应证】

1. 妊娠中晚期常规监测。

2. 产时监护。

3. 高危妊娠和怀疑胎盘功能低下者。

4. 其他相关检查提示胎儿宫内可能有缺氧者。

【物品准备】

医嘱执行单、电子胎心监护仪、耦合剂、胎心监护带、卫生纸、快速手消毒液。

【操作方法】

1. 房间安静、安全舒适，调至适宜温度，备屏风或隔帘，保护患者隐私。

2. 手卫生，携用物至床旁，核对孕妇身份及医嘱，向孕妇解释操作目的、操作过程及注意事项。

3. 连接电源，打开监护仪开关，再次检查仪器状态及监护纸是否处于备用状态。

4. 拉好床帘，协助孕妇取半坐卧位、侧卧位或坐位，将胎监带放置于孕妇腰背部，暴露腹部。再次进行查对。

5. 放置探头：①四步触诊法了解胎方位，判断胎背的位置，进行手卫生。②将耦合剂涂抹于胎心探头上，将胎心探头放置在胎背胎心最清楚的位置，用胎监带固定。③将宫腔压力探头放置在腹部宫底下约 2 横指处，用胎监带固定。④协助孕妇整理衣服，拉上床档，进行手卫生。

6. 启动监测，在电子胎心监护仪上录入相关信息并进行查对，在无宫缩时将宫腔压力归零后，启动监测。

7. 观察胎心率及宫缩情况，有异常及时处理，必要时汇报医生。

8. 常规监测 20 分钟，如有异常可延长 20 ～ 40 分钟。监测结束后撕下监测记录结果，关闭监护仪开关，断开电源。

9. 整理用物：①取下探头，用卫生纸将孕妇腹部的耦合剂擦干净，协助孕妇整理好衣服，取舒适体位。关闭监护仪开关，断开电源。②对探头进行清洁消毒，电子胎心监护仪归位放置。

10. 手卫生，再次查对，并在医嘱执行单签字。将胎心监护曲线图交医生判断结果后，粘贴于病历报告单上保存，并告知产妇监测结果。

【护理要点】

1. 监测时孕妇尽量避免平卧位，防止引起仰卧位低血压综合征。

2. 固定探头带子松紧适宜，以容纳 1 指为宜。宫缩探头不可涂抹耦合剂。

3. 监测过程中应加强对胎心、胎动及宫缩的观察，发现异常应及时报告医生并协助处理。

四、子宫按摩法

子宫按摩法是通过按摩产妇子宫促进子宫收缩，减少产后出血的方法，包括腹壁子宫按摩法和腹部 - 阴道子宫按摩法。

【适应证】

产后子宫收缩乏力，产后出血量多者。

【物品准备】

无菌手套、大棉签、碘伏、会阴垫。

【操作方法】

1. 房间安静、安全舒适，调至适宜温度，备屏风或隔帘，保护患者隐私。

2. 手卫生，向产妇解释操作目的，取得配合；评估有无产后出血的高危因素，宫底高度、宫体的软硬度及阴道出血情况。

3. 腹壁子宫按摩法：产妇取仰卧位或膀胱截石位，操作者站于产妇一侧，一手压耻骨联合上方使子宫抬起，另一手置于子宫底部，拇指在前，其余4指在后壁，均匀而有节律地按摩并压迫子宫底（图8-1）。如效果不佳，可选用腹部-阴道子宫按摩法。

4.腹部-阴道子宫按摩法：操作者戴无菌手套，站于产妇一侧；产妇取膀胱截石位，行外阴消毒；操作者一手握拳置于阴道前穹隆，顶住子宫前壁，另一手自腹壁按压子宫后壁，使子宫体前屈，两手相对紧压子宫并做按摩（图8-2）。必要时可由另一人将手置于耻骨联合上缘，按压下腹正中部位，将子宫上推。

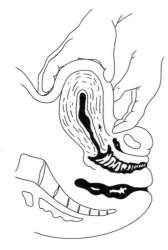 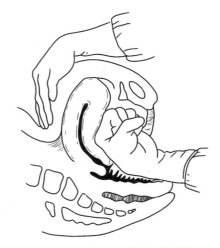

图8-1　腹部按摩子宫法　　　　　　　图8-2　腹部-阴道子宫按摩法

5.按压结束：按压时间以子宫恢复正常收缩并能保持收缩状态为止，按摩时应配合使用宫缩剂。

6.整理用物：协助产妇整理衣物并更换干净会阴垫，会阴垫称重。手卫生，查对后记录出血量。

【护理要点】

1.按摩子宫的力量应从小到大，力量要适度，手法要正确，切忌使用暴力。

2.按摩时应注意观察产妇的表情、生命体征、子宫的硬度、子宫底的高度、阴道流血量等，听取产妇主诉，以及时发现产后出血的征象。

3.使用镇痛泵者可于按摩前追加镇痛药剂量，减轻疼痛。

4.如按摩子宫，出血仍不见好转，应及时通知医生处理。

五、阴道或宫颈上药

阴道或宫颈上药是将治疗性药物涂抹或喷洒到阴道壁或宫颈黏膜上，或将药物放置在阴道后穹隆，达到局部治疗的目的，既可在医院由护士操作，也可教会患者在家自行上药。

【适应证】

各种阴道炎、子宫颈炎或术后阴道残端炎。

【物品准备】

1.橡胶单、中单各1块或一次性垫巾1块，一次性手套1副，快速手消毒液。

2.阴道灌洗用物1套、阴道窥器1个、长镊子、消毒干棉球、消毒长棉签、带尾线的大棉球或纱布若干。

3.药品：

（1）阴道后穹隆上药：常用甲硝唑、制霉菌素等药片、丸剂或栓剂。

（2）非腐蚀性药物上药：常用1%甲紫、新霉素或氯霉素等。

（3）腐蚀性药物上药：常用 20%～50% 硝酸银溶液、20% 或 100% 铬酸溶液。

（4）宫颈棉球上药：止血药、抗生素等。

（5）喷雾器上药：常用药物有土霉素、磺胺嘧啶、呋喃西林、己烯雌酚粉等。

【操作方法】

1. 核对患者床号、姓名，评估患者情况并向其说明阴道或宫颈上药的目的、方法、效果及预后，取得患者的理解和配合。

2. 手卫生，嘱患者排空膀胱，协助其上妇科检查床，取膀胱截石位，臀下垫橡胶单、中单或一次性垫巾。

3. 使用阴道窥器暴露阴道、宫颈，一手持长镊子夹持干棉球擦拭宫颈及阴道后穹窿及阴道壁，以便药物能直接接触炎性组织而提高疗效。

4. 根据病情和药物的不同性状可采用以下方法。

（1）阴道后穹窿上药：护士一手持长镊子夹持药物，将其放至阴道后穹窿处。若患者自行用药，则护士应指导其于临睡前洗净双手或戴指套，用一手食、中指夹持药品放入阴道，并用食指或中指将药片或栓剂沿阴道后壁推进至手指完全伸入阴道后穹窿为止。睡前用药是为了避免药物脱落及保证局部作用的时间。

（2）非腐蚀性药物：常用 1% 甲紫治疗阴道假丝酵母菌病患者，每日 1 次，7～10 天为一个疗程；常用新霉素、氯霉素治疗急性或亚急性子宫颈炎或阴道炎患者。用棉球或长棉签蘸药液直接涂擦于阴道壁或子宫颈。

（3）腐蚀性药物：用于治疗宫颈糜烂样改变。阴道窥器充分暴露宫颈，用长棉棍蘸少许 20% 硝酸银药液或铬酸溶液涂于宫颈的糜烂面，并插入宫颈管内约 0.5cm，再用生理盐水棉球擦去宫颈表面残余药液，最后用干棉球吸干。硝酸银溶液每周用药 1 次，2～4 次为一疗程，铬酸溶液每 20～30 天上药 1 次，直至糜烂面完全光滑为止。

（4）宫颈棉球上药：适用于宫颈亚急性或急性炎症伴有出血者。阴道窥阴器充分暴露宫颈，用长镊子夹持带有尾线的宫颈棉球浸蘸药液后塞压至宫颈处，同时将阴道窥阴器轻轻退出阴道，然后取出镊子，防止退出窥阴器时将棉球带出或移动位置，将棉球线尾露于阴道口外，并用胶布固定于阴阜侧上方。嘱患者于放药 12～24 小时后牵引棉球尾线自行取出。

（5）喷雾器上药：适用于非特异性阴道炎及萎缩性阴道炎患者。各种阴道用药的粉剂如土霉素、呋喃西林、己烯雌酚粉等药均可用喷雾器喷射，使药物粉末均匀散布于炎性组织表面上。

5. 整理用物，做手卫生，做好护理记录。

【护理要点】

1. 未婚妇女禁用阴道窥阴器，可用消毒长棉签蘸药涂抹。

2. 用药期间禁止性生活，经期或子宫出血者不宜上药，用药期间可使用卫生巾，保持衣物清洁。

3. 若上药时留有棉球或纱布，叮嘱患者务必按时取出，避免感染。

4. 阴道上药时应转动阴道窥器，使阴道四壁的炎性组织都能涂上药物。

5. 使用腐蚀性药物前将纱布或小棉球垫于阴道后壁，防止药液灼伤阴道正常组织。

6. 使用长棉签上药时，确认棉棒上的棉花已捻紧，涂药时向同一方向转动，防止棉花脱落，损伤阴道。

六、会阴切开与缝合技术

会阴切开与缝合术是助产士及产科护士需掌握的常用操作技术，主要用于分娩第二产程中预防会阴条件不好导致的胎儿娩出受阻或分娩中母体的严重损伤。常用的方式有会阴侧切（图 8-3）和会阴正中切开（图 8-4）。

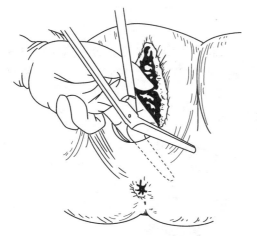

图 8-3　会阴切开（侧切开）

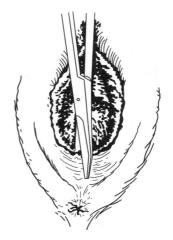

图 8-4　会阴切开（正中切开）

【适应证】

1. 阴道助产手术，如产钳术、臀位助产术等。

2. 会阴裂伤不可避免者，如会阴部组织过紧或胎儿过大等。

3. 需缩短第二产程，因母体或胎儿的原因需尽快结束分娩。

4. 早产儿预防颅内出血。

【物品准备】

1. 麻醉用物　22 号穿刺针、10mL 或 20mL 注射器、2% 利多卡因 10mL 或 0.5% 普鲁卡因 10 ～ 20mL、0.9% 生理盐水 10mL、医用棉签、对外阴无刺激性的消毒液。

2. 会阴切开用物　会阴切开剪、止血钳、纱布若干。

3. 会阴缝合用物　持针器；镊子（有齿、无齿各一）；弯盘；治疗巾；可显影有尾纱布；2.0、3.0 或 4.0 可吸收缝线若干；无影灯，必要时备阴道拉钩 1 副。

【操作方法】

1. 操作前准备　调节并保持产房温度在 25 ～ 28℃，操作台光线明亮；协助产妇取屈膝仰卧位或膀胱截石位；操作者外科洗手，穿手术衣，戴无菌手套，铺无菌巾；评估产妇会阴情况后告知产妇实施会阴切开的目的，以取得配合。

2. 麻醉

（1）选择麻醉药品并按要求配制：取 20mL 注射器，抽取 2% 利多卡因 10mL 与 0.9% 生理盐水 10mL 按 1：1 配制，连接穿刺针，排尽注射器内空气。

（2）选择麻醉方法并操作：①会阴部神经阻滞麻醉：一手食、中两指伸入阴道，触及左侧坐骨棘作为指示点，另一手持注射器，取肛门至坐骨结节的连线中点进针，朝向坐骨棘方向，穿刺至坐骨棘内侧，回抽无血后，注入麻醉药 10mL，然后一边退针一边继续注入剩余药物。②会阴局部浸润麻醉：一手食、中指伸入阴道，另一手持注射器在拟切开部位周围扇形注入麻醉药，以浸润皮内、皮下及阴道前庭黏膜下组织。

3. 切开

（1）在宫缩间歇期，一手食、中指伸入阴道，置于胎头与会阴体之间，撑起阴道后壁并推开胎头，避免损伤胎儿；另一手持会阴切开剪，一叶置于阴道内、一叶置于阴道外，与左侧会阴皮肤垂直。

（2）于胎头拨露后、着冠前、会阴高度扩张变薄且宫缩开始时，若沿会阴后联合正中垂直切开，则为会阴正中切开；若自会阴后联合中线向左向后45°切开会阴，则为会阴后侧切开，若会阴高度膨隆，剪开角度应增大至60°。

4. 缝合

（1）会阴切开缝合（图8-5）：首先，缝合阴道黏膜及黏膜下组织，需充分暴露阴道黏膜，识别切口的顶端，考虑血管回缩，防止血肿形成；然后，逐层缝合肌层及皮下组织；最后，缝合皮肤，缝合处皮肤充分对合。

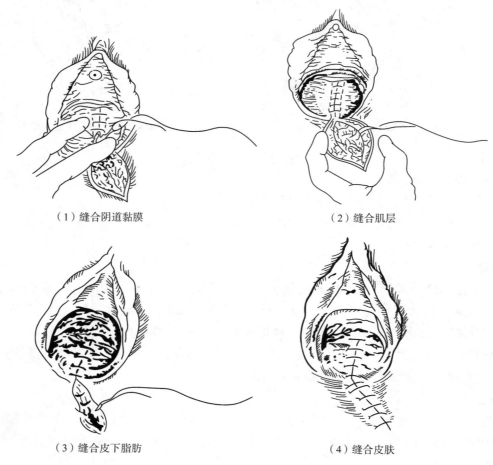

（1）缝合阴道黏膜　　　　　　　　　　（2）缝合肌层

（3）缝合皮下脂肪　　　　　　　　　　（4）缝合皮肤

图8-5　会阴缝合术

（2）缝合后处理：若为止血有阴道内塞纱，则需取出。仔细检查缝合处有无出血或血肿；以消毒纱布或棉球蘸生理盐水，擦净伤口周围及外阴部血渍，消毒伤口；常规肛诊检查有无肠线穿透直肠黏膜，若有穿透，立即拆线，重新消毒缝合。

5. 操作后　整理用物，做手卫生，做好护理记录。

【护理要点】

1. 严格执行无菌操作，死胎分娩与不能经阴道分娩者为禁忌证。

2. 普鲁卡因等局麻药会导致过敏性休克，使用前应做皮试。

3. 严格把握会阴切开指征和时机，避免不必要的切开和因切开时间过久导致失血。

4. 会阴切开缝合和裂伤修复，应逐层缝合，松紧适宜，不留死腔。

5. 缝合与修复最好选在胎盘娩出且检查其完整性后进行，以免因人工剥离胎盘、检查软产道等操作导致缝合的伤口裂开。

6. 软产道检查及缝合时，应充分暴露损伤部位，尽量在直视下操作，避免因盲目操作致缝线穿透直肠壁。

7. 缝合前后均需要清点缝针、纱布及器械数目，避免遗留于体腔。

8. 观察至产后 2 小时，检查无异常，送病房休息。

9. 擦洗会阴，每日 2 次，同时观察伤口是否有水肿、阴道壁血肿、硬结及感染征象并评估疼痛情况，鼓励产妇向健侧侧卧，减少恶露对伤口的污染。如有水肿可在每日外阴清洁后用 50% 硫酸镁溶液或 95% 乙醇溶液湿敷，并配合局部红外线照射，每日 2 次，每次 20 ～ 30 分钟，以促进伤口愈合。

10. 需要拆线的会阴切口一般术后 3 ～ 5 天拆线。

七、会阴擦洗 / 冲洗

会阴擦洗 / 冲洗常用于局部清洁，是妇产科临床护理工作中常用的护理技术，可保持患者会阴及肛门部清洁，促进患者舒适和会阴伤口愈合，防止生殖系统、泌尿系统的逆行感染。

【适应证】

1. 妇科或产科手术后，留置导尿管。

2. 会阴部手术术后。

3. 产后会阴裂伤或会阴切开行缝合术后。

4. 长期卧床，生活不能自理。

5. 急性外阴炎。

【物品准备】

1. 橡胶中单或一次性会阴垫 1 块、治疗巾 1 块、一次性手套 1 副、快速手消毒液。

2. 会阴擦洗盘（盘内放置消毒弯盘 2 个、无菌镊子或无菌卵圆钳 2 把、无菌棉球 2 ～ 3 个、无菌纱布 2 块）、冲洗或擦洗液（0.1% 苯扎溴铵溶液、0.02% 碘伏溶液、1：5000 高锰酸钾溶液）、冲洗壶 1 个、卧式便盆 1 个、温度计 1 个（冲洗温度 40℃左右）。

【操作方法】

1. 手卫生，携带用物至患者床旁，核对患者的床号、姓名，评估患者会阴情况，并解释操作过程及注意事项，以取得患者配合。

2. 用屏风或床帘遮挡，保护隐私。

3. 嘱患者排空膀胱，脱去一侧或双侧大腿，暴露外阴，协助患者臀下垫一次性会阴垫，屈膝仰卧，双腿略外展，暴露外阴。

4. 一手持一把无菌卵圆钳或无菌镊子夹取浸有擦洗液的棉球，另一手持一把无菌卵圆钳或无菌镊子夹持该棉球进行擦洗，一般擦洗 3 遍。第 1 遍擦洗时自耻骨联合一直向下擦至臀部，顺序为自上而下、由外向内，先擦净一侧后换棉球同样擦净对侧，再用另一棉球自阴阜向下擦净中间，初步擦净会阴部的污垢、血迹和分泌物。第 2 遍顺序为由内向外，或以伤口为中心向外擦洗，每擦洗一个部位更换一个棉球，最后擦洗肛门，并将棉球丢弃，以避免伤口、阴道口、尿道口被污染。第 3 遍顺序同第 2 遍。也可根据患者情况增加擦洗次数，直至擦净，最后用无菌干纱布擦干。

5. 擦洗结束，协助患者整理衣裤及床单位，做手卫生，做好护理记录。

6. 若行会阴部冲洗，先将卧式便盆放于橡胶单或一次性会阴垫上，先用无菌棉球堵住阴道口，勿使冲洗液流入阴道。一手持无菌卵圆钳夹住无菌棉球进行擦洗，冲洗的顺序同会阴擦洗，另一手提冲洗壶配合进行冲洗。冲洗结束后，撤掉卧式便盆，更换干净的橡胶单或一次性会阴垫。

【护理要点】

1. 会阴有伤口时，应以伤口为中心擦洗。操作时注意观察伤口有无红肿及分泌物，发现异常，及时记录并向医生汇报。擦洗完毕后，伤口用无菌干纱布覆盖，并用胶布固定。

2. 擦洗 / 冲洗中更换无菌棉球时，避免直接取用，注意用物传递。

3. 会阴擦洗 / 冲洗时须动作轻柔，避免引起护理对象局部不适或疼痛。

4. 对留置导尿管者，注意导尿管是否通畅，避免脱落或打结。

5. 冲洗液温度在 40℃左右，以患者舒适为宜。

八、会阴湿热敷

会阴湿热敷是应用热原理和药物化学反应直接接触患区，促进血液循环，增强局部白细胞的吞噬作用，有利于炎症局限或消散，加速组织修复和再生的一种护理技术。

【适应证】

1. 会阴部水肿及血肿的消散期。

2. 会阴部伤口硬结及早期感染者。

【物品准备】

1. 会阴擦洗盘 1 个，内有消毒弯盘 2 个、消毒镊子或止血钳 2 把、医用凡士林、无菌纱布数块，热水袋或红外线灯，水温计 1 个。

2. 橡胶中单或一次性会阴垫 1 块、棉垫 1 块、一次性手套 1 副、快速手消毒液。

3. 50% 硫酸镁、95% 乙醇溶液，会阴湿热敷时温度一般为 41 ～ 46℃。

【操作方法】

1. 手卫生，携带用物至床旁，核对患者床号、姓名，并向其说明会阴湿热敷的目的、方法、效果及预后，取得患者的理解和配合。

2. 嘱患者排空膀胱后，臀下垫橡胶中单或一次性中单，进行会阴擦洗，清洁外阴局部污垢。

3. 病变部位先用棉签涂上一层医用凡士林，盖上无菌纱布，再轻轻敷上浸有 50% 硫酸镁或 95% 乙醇溶液的纱布垫，外面再盖上棉垫保温。

4. 每 3 ～ 5 分钟更换热敷垫 1 次，热敷时间 15 ～ 30 分钟；也可直接采用红外线灯照射。

5. 会阴湿热敷结束，更换清洁一次性会阴垫。

6. 整理床单位，做手卫生，做好护理记录。

【护理要点】

1. 会阴湿热敷应该在会阴擦洗、清洁外阴局部伤口后进行。

2. 湿热敷的面积应是病变范围的 2 倍。

3. 湿热敷温度应以患者可接受为宜，休克、昏迷及局部感觉不灵敏的患者应特别注意防止烫伤。

4. 在会阴湿热敷过程中，应随时评价效果，并为患者提供生活护理。

九、会阴红外线照射

会阴红外线照射是利用红外线的热作用，使局部血管扩张、血液循环加快，加速炎症产物的吸收和消散，降低神经末梢的兴奋性，具有消炎、消肿、减轻局部疼痛作用的一种护理技术。

【适应证】

同会阴湿热敷。

【物品准备】

1. 橡胶中单或一次性会阴垫 1 块、棉垫 1 块、一次性手套 1 副、快速手消毒液。

2. 红外线仪（功率 300W，红外线峰值波长 2 ～ 10μm），检查装置是否完好。

【操作方法】

1. 手卫生，携红外线灯至床旁，进行身份识别及查对。告知产妇操作的目的和注意事项，取得合作。

2. 拉床帘遮挡产妇，协助患者脱对侧裤子盖于近侧裤腿上，将被子盖在产妇上半身和对侧大腿上，两腿屈曲分开，以暴露外阴，注意保暖。

3. 将红外线仪移至会阴上方或侧方，接通电源，打开开关。

4. 调节红外线仪的烤灯灯距，以产妇感觉温热为宜，一般为 30 ～ 50cm，照射时间为 20 ～ 30 分钟。随时观察局部皮肤情况及询问有无不适，照射完毕检查局部充血情况。

5. 移开红外线仪，关闭开关。协助产妇穿好衣裤，更换清洁的卫生巾，整理床单位。

6. 整理用物，做手卫生，做好护理记录。

【护理要点】

1. 照射治疗前，嘱咐产妇排空大小便，洗净会阴；向产妇讲明注意事项，请患者不要移动体位，以免烫伤。

2. 照射过程中，应注意观察产妇有无头晕、心悸、过热等现象，必要时停止照射。

3. 照射过程中及照射完毕后，应仔细观察和检查局部皮肤有无发红、水疱、灼痛等异常现象。

十、坐浴技术

坐浴可借助水温与药液的作用，促进局部组织的血液循环，增强抵抗力，减轻外阴局部炎症及疼痛，使创面清洁，利于组织恢复。

【适应证】

1. 外阴、阴道手术或经阴道行子宫切除术术前准备。

2. 用于外阴及阴道炎症、子宫脱垂、会阴伤口愈合不良的治疗。

3. 膀胱及阴道松弛者。

4. 慢性盆腔炎。

【物品准备】

1. 坐浴盆 1 个，坐浴溶液（按水温分为热浴、温浴和冷浴），坐浴架 1 个，无菌纱布或消毒小毛巾 1 块，快速手消毒液。

2. 溶液的配制：

（1）滴虫阴道炎：常用 0.5% 醋酸溶液、1% 乳酸溶液或 1：5000 高锰酸钾溶液。

（2）外阴阴道假丝酵母菌病：常用 2% ～ 4% 碳酸氢钠溶液。

（3）萎缩性阴道炎：0.5% ～ 1% 乳酸溶液。

（4）外阴炎及其他非特异性阴道炎、外阴阴道手术前准备：常用 1：5000 高锰酸钾溶液、1：2000 苯扎溴铵溶液、0.02% 碘伏溶液、中成药药液。

【操作方法】

1. 手卫生，携带用物至床旁，核对患者的床号、姓名，评估患者情况并解释坐浴的目的、方法、效果及预后，以取得患者的理解与配合。

2. 嘱患者排空膀胱后，进行大腿、会阴及臀部清洗。

3. 按比例配制好上述溶液，将坐浴盆置于坐浴架上，嘱患者将全臀和外阴浸泡于溶液中，持续 20

分钟左右，坐浴结束后用无菌纱布擦干外阴部。根据水温不同，坐浴分为3种：

（1）热浴：水温为39～41℃，适用于渗出性病变及急性炎性浸润，可先熏后坐。

（2）温浴：水温为35～37℃，适用于慢性盆腔炎、手术前准备。

（3）冷浴：水温14～15℃，刺激肌肉神经，使其张力增加，适用于膀胱阴道松弛等。一般持续2～5分钟即可。

4.整理用物，做手卫生，做好护理记录。

【护理要点】

1.坐浴溶液应严格按比例配制，浓度过高容易造成黏膜烧伤，浓度太低影响治疗效果。

2.水温适中，不能过高以免烫伤；坐浴过程中还应注意保暖，防止受凉。

3.坐浴时需将臀部及全部外阴浸入药液中。

4.月经期或阴道流血者、孕妇及产后7天内的产妇禁止坐浴。

十一、母乳喂养技术

母乳喂养技术是指用母乳喂养婴儿的技术。母乳是婴儿的最佳天然食品，为婴儿提供均衡营养、促进发育、提高免疫力、预防疾病；促进产妇子宫修复，利于产后体重恢复，远期还可以降低乳腺癌和卵巢癌发生的风险；促进母婴情感交流和连接。

【适应证】

1.母亲无重要脏器功能严重损害及先天代谢性疾病。

2.母亲不处于传染病的急性传染期。

3.母亲没有使用不能进行母乳喂养的药物。

4.婴儿无先天性代谢性疾病（如苯丙酮尿症、枫糖血症和半乳糖血症等）。

【物品准备】

枕头、小毛巾、消毒奶瓶（必要时）、吸奶器（必要时）。

【操作方法】

1.评估母亲：①评估病情、分娩方式、自理能力，了解需求；②对母乳喂养的态度，母乳喂养的知识和技能掌握程度；③乳房的类型，乳房有无红肿、硬块、肿胀，乳头有无肿胀皲裂，乳汁的质和量等；④用药情况。

2.评估新生儿：一般情况，是否有喂养禁忌证。

3.环境安全、舒适，温度适宜。

4.母亲舒适地坐着或躺着，最好在其腰部和手臂下方放置一软枕，坐位时在足下放一脚凳，以使母亲放松。

5.母亲将婴儿抱于怀中，拇指与其余四指分别放于乳房上、下方，呈C形托起整个乳房。婴儿的身体贴近母亲，面向乳房；婴儿的头与身体在一条直线上；婴儿的口对着乳房。常用的喂养姿势有以下几种。

（1）侧卧位（图8-6）：适用于：①剖宫产术后的母亲，以避免切口受到压迫；②母亲倍感疲惫，希望在婴儿吃奶时休息或睡觉；③乳房较大，利于婴儿含接。

（2）搂抱式（图8-7）：又称摇篮式，母亲用手臂肘关节托住婴儿头部，是产妇常用的姿势。

（3）抱球式（图8-8）：适合于剖宫产的母亲或乳房较大、乳头内陷及乳头扁平的母亲。

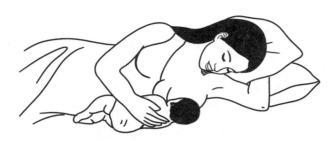

图 8-6 侧卧位母乳喂养

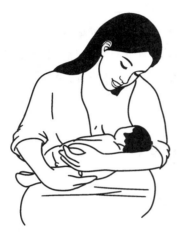

图 8-7 搂抱式母乳喂养

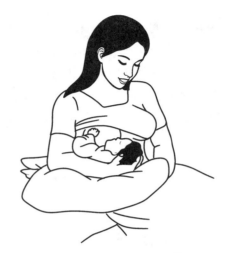

图 8-8 抱球式母乳喂养

6. 婴儿含接姿势：用乳头轻触婴儿的嘴唇，当其嘴张大后，将乳头和乳晕放入婴儿口中。婴儿的嘴唇应包住乳头和大部分下乳晕，下巴紧贴乳房（图 8-9）。如婴儿不张嘴，需要用乳头刺激唇部，当嘴张大时母亲快速将乳头送进嘴里。

7. 哺乳结束时，母亲用食指轻轻向下按压婴儿下颌，避免在口腔负压情况下拉出乳头而导致乳头疼痛或皮肤破损。

8. 哺乳结束后，将小毛巾放在母亲的肩膀上，使婴儿靠近母亲的身体，其头部靠在母亲的肩上。一手支持婴儿，另一手呈杯状轻拍婴儿的背部 1～2 分钟，使其胃内的气泡排出，防止溢奶。

9. 挤奶要点：如乳汁未吸完者应将乳汁挤出，一手拿储奶容器或储奶袋放置在乳头下方，靠近乳房，另一手将大拇指放于乳晕上，其余四指放于对侧，向胸壁方向挤压，有节奏地挤压和放松，并在乳晕周围反复转动手指位置，以便挤空每根乳腺管内的乳汁（图 8-10）。

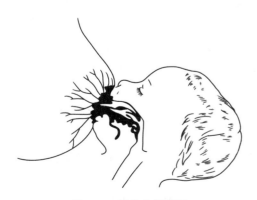

图 8-9 婴儿含接姿势

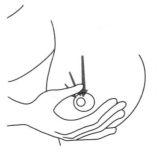

图 8-10 挤奶方法

【护理要点】

1. 新生儿出生后应进行早期皮肤接触，早吸吮、早开奶，母乳喂养应在新生儿出生后 1 小时即开始。

2. 按需哺乳，哺乳的时间及频率取决于新生儿的需要和母亲乳胀的情况。

3. 在进行母乳喂养指导时，指导者应选择舒适的姿势，避免肌肉过度疲劳导致背痛和其他不适。

4. 每次哺乳时，先让婴儿吸空一侧乳房，再吸吮另一侧乳房。

5. 母亲有乳房脓肿时可用健侧乳房进行喂养，开始治疗后可双侧喂养。乳腺炎患者直接喂养疼痛者，可挤出母乳进行喂养。

6. 特殊感染母亲的母乳喂养：①艾滋病病毒阳性母亲的婴儿应遵循"提倡人工喂养、避免母乳喂养、杜绝混合喂养"的原则，当人工喂养可接受、可行、可负担、可持续和安全时，应避免母乳喂养，在不能满足上述条件之一时则应纯母乳喂养 6 个月；②乙肝病毒表面抗原阳性母亲分娩的新生儿，在出生后 12 小时内尽早注射首剂乙肝疫苗和 100 国际单位免疫球蛋白后可进行母乳喂养；③巨细胞病毒感染的母亲在 CMV IgM 阳性时，不应母乳喂养；CMV IgM 转阴，CMV IgG 阳性后，进行母乳喂养。

第二节　产后康复护理技术

一、产后盆底肌肉锻炼

女性盆底支持组织因退化、创伤等因素导致其支持薄弱，从而发生盆腔脏器脱垂和压力性尿失禁等盆底功能障碍性疾病。妊娠、分娩，特别是借助产钳或胎吸的困难阴道分娩，盆底筋膜、韧带和肌肉可能过度牵拉而被削弱其支撑力量。若产后过早参加体力劳动，特别是重体力劳动，将影响盆底组织张力的恢复而发生盆腔器官脱垂。非手术疗法是盆腔器官脱垂的一线治疗方法，盆底肌肉锻炼是其中一种，他能提高盆底肌肉收缩张力，预防和治疗尿失禁、盆腔器官脱垂，能改善性生活质量。

【适应证】

1. 产后妇女常规的盆底肌肉锻炼（产后 1 年内是盆底功能康复的最佳时机）。

2. 盆底肌力减弱。如无法对抗阻力、收缩持续时间≤3 秒（检测盆底肌力评级≤3 级）或阴道收缩压≤30cm H$_2$O 者。

3. 产后出现尿失禁或者尿失禁在产后持续存在者。

4. 轻中度子宫脱垂、阴道壁膨出者。

5. 阴道松弛、阴道痉挛、性生活不满意者。

6. 产后排便异常或尿潴留者。

【物品准备】

生物反馈仪、治疗床，备屏风或隔帘。

【操作方法】

1. 房间安静、安全舒适，室温适宜，注意保护产妇隐私。

2. 告知产妇产后盆底肌肉功能锻炼的目的，嘱咐产妇排空二便。

3. 评估产妇的整体状况。产后超过 42 天、子宫恢复良好、无感染、能配合的产妇可及时进行盆底肌肉的检测，明确损伤程度。

4. 在医生指导下根据个体出现的症状、盆底肌损伤情况（肌肉纤维受损的程度和类别）应用综合技术，进行有针对性的训练。

（1）盆底肌锻炼（PFME）：又称为 Kegel 运动。方法：协助产妇取舒适体位，指导产妇做深而缓的呼吸，吸气时收缩肛门、会阴及尿道，持续 4～6 秒，呼气时放松，放松 10 秒，连续做 15～30 分钟，每日进行 2～3 次；或每日做 PFME 150～200 次，6～8 周为一个疗程。

（2）生物反馈训练：是一种主动的盆底康复方法，借助于阴道内或直肠内的电子生物反馈治疗仪，监视盆底肌的肌电活动，同时也可监测腹部肌肉活动和逼尿肌活动，将这些肌肉活动的信息转化为听觉和视觉信号反馈给患者，指导患者进行正确的、自主的盆底肌群训练。治疗周期一般是 2～3 个月。治疗开始时，先进行盆底肌电和压力的检测，制定一个合适的训练方案。每周进行 2～3 次短时的收缩和放松盆底肌训练，持续 1 个月。治疗 1 个月后，再次进行盆底肌电和压力的检测评估，适当更改训练方案。

（3）盆底肌肉电刺激：通过电流或磁场刺激控制盆底肌群的神经回路，使尿道括约肌、肛提肌、阴道括约肌等被动收缩，达到治疗和预防盆底功能障碍性疾病的目的。

5. 疗程结束后根据产妇主观症状和客观标准的变化来评价疗效，决定是否需做第二疗程，并使用盆底肌肉康复器进行家庭锻炼，以巩固治疗效果。

6. 每次治疗 15～30 分钟，每周 2～3 次，一个疗程 10～15 次，3 个月后可进行第二疗程。

【护理要点】

1. 需按照盆底康复治疗的原则，根据产妇个体情况制定训练方案。

2. 尽量避免在收缩盆底肌群时收缩其他肌肉，如大腿、背部和腹部肌肉。

3. 产后 1 个月内，由于子宫处于恢复期，会有少量流血，只适合做简单的盆底肌训练；阴道流血停止后，可选择生物反馈训练或电刺激治疗。

二、产后保健操

产后早期下床活动，进行产后保健操锻炼可以帮助产妇子宫复旧，盆底肌肉收缩，促进血液循环，预防深静脉血栓及形体恢复。

【适应证】

经阴道分娩和剖宫产的产妇。

【物品准备】

硬板床或瑜伽垫。

【操作方法】

1. 房间安静、安全舒适，室温适宜。

2. 评估产妇的整体状况、腹部及会阴伤口愈合情况，对操作的认知及合作程度。

3. 产后前 10 天运动：

（1）早期下床活动：在病情允许的情况下，鼓励产妇尽早下床活动。

（2）产后第 1 天：在床上做抬头运动，仰卧，两手置于腹部，头从枕头上抬起，可连做两个 8 拍。

（3）产后 2～4 天：在床上做上肢运动，仰卧，两臂水平外展，然后内收，做两个 8 拍。将上臂举过头部再慢慢收回，做两个 8 拍。

（4）产后 5～9 天：可在上述动作后加做下肢屈伸动作及缩肛运动，仰卧，两手平放于躯干两侧，将右下肢向腹部屈曲，然后放平伸直。左下肢做同样的动作，共两个 8 拍。另外，有节奏地做肛门收缩、放松动作，也做两个 8 拍。

4. 产后 10 天开始做整套保健操（图 8-11）：

（1）深呼吸运动：仰卧位，两臂直放于身旁，双腿伸直，全身放松，慢慢地吸气扩张胸部，再由口缓慢吐气，收紧腹部，最好全身肌肉放松，做 4 个 8 拍。

（2）缩肛运动：仰卧，两臂伸直放于身旁，交替做肛门的收缩与放松运动，做 4 个 8 拍。

（3）伸腿动作：仰卧，两臂直放于身旁，双腿轮流上举和双腿并举，与身体保持直角，做 4 个 8 拍。

（4）挺腹缩肛运动：仰卧位，两腿靠拢，两脚踩地，尽力抬起臀部，然后放松，或进行收缩肛门运动以恢复骨盆底肌肉的上托力。

（5）仰卧起坐：仰卧，两腿并拢，两手上举，利用腹肌收缩，两臂向前摆动，迅速成坐姿。仰卧起坐的个数应以逐渐增加为宜。

（6）膝胸卧位：产妇跪卧于床上呈俯伏状，双膝分开与肩同宽，腰部伸直，胸部与床贴近，尽量抬高臀部，膝关节呈 90°，收缩肛门，膝胸卧位可防止子宫后倾，促进子宫复旧。

（7）全身运动：跪姿，双臂支撑床面，左右腿交换向背后高举，做 4 个 8 拍。

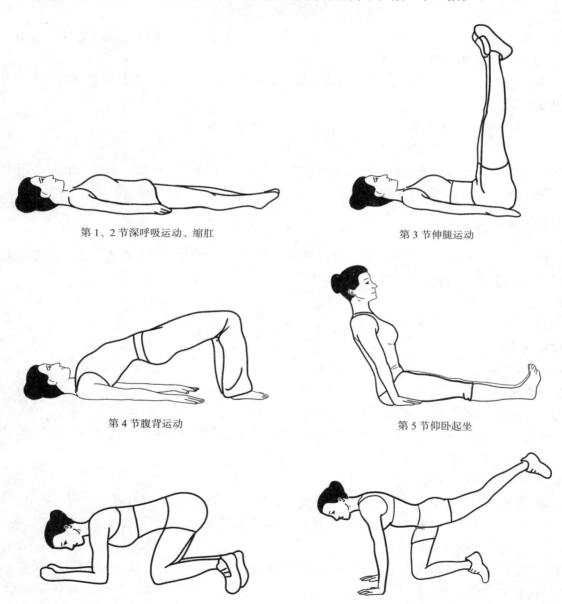

第 1、2 节深呼吸运动、缩肛　　　　　　　第 3 节伸腿运动

第 4 节腹背运动　　　　　　　第 5 节仰卧起坐

第 6 节腰部运动　　　　　　　第 7 节全身运动

图 8-11　产后保健操

【护理要点】

1. 产妇衣着宽松、舒适，床垫忌过软。

2. 每日两次，每次 15 分钟左右。

第三节　新生儿常用护理技术

一、新生儿筛查——足跟采血

新生儿疾病筛查，指在新生儿群体中，用快速、敏感的实验室方法对新生儿的遗传代谢病、先天性内分泌异常及某些危害严重的遗传性疾病进行筛查的总称。其目的是对患病新生儿在临床症状尚未表现之前或表现轻微时通过筛查，得以早期诊断、早期治疗，防止机体组织器官发生不可逆的损伤，避免患儿发生智力低下、严重的疾病或死亡。国际经验证明新生儿筛查是行之有效的提高人口质量、降低弱智儿发生的措施，是降低出生缺陷三级预防中关键的一环。

【适应证】

1. 先天性甲状腺功能减退的筛查。

2. 红细胞葡萄糖 –6– 磷酸脱氢酶缺乏症的筛查。

3. 苯丙酮尿症的筛查。

【物品准备】

医嘱执行单、75% 酒精、棉签、采血针、锐器盒、棉球、弯盘、无菌手套、采血卡片和快速手消毒液等。

【操作方法】

1. 房间安静、安全舒适，室温适宜。

2. 告知和评估产妇目的、认知，评估新生儿哺乳、用药情况。

3. 携用物至床旁，与产妇进行新生儿身份识别，查对医嘱。

4. 新生儿取平卧位或头高脚低位，暴露新生儿足部，可局部按摩或热敷足跟，使之充血便于采血。选择足跟内、外侧缘作为采血部位。

5. 护士进行手卫生，戴无菌手套，再次核对新生儿信息。

6. 用 75% 酒精棉签消毒采血部位 2 遍，直径约 5cm，开始采血。应注意消毒的待干时间。

7. 左手固定足部，右手持一次性采血针垂直刺入，深度小于 3cm，因第一滴血含有体液或皮肤碎片，需用无菌干棉签拭除，从第二滴血开始收集。

8. 在距针眼较大范围处挤压、放松再挤压，形成足够大的血滴时，将滤纸片接触血滴（滤纸勿触及周围皮肤），使血自然渗透至滤纸背面，共需收集 3 个血斑。

9. 采血完毕用无菌棉球轻压采血部位止血。

10. 整理用物，手卫生后登记采血信息，再次核对采血卡片后签字。

11. 将采血卡片放在阴凉处，待其自然晾干后送检。

二、新生儿听力筛查技术

新生儿听力筛查是指在新生儿出生后 48 ～ 72 小时，用耳声发射检测仪对其听力进行初步检测，以筛查出可疑听力损伤人群的技术。其目的是能尽早发现有听力障碍的新生儿，并能给予及时干预，减少对语言发育和其他神经精神发育的影响。

【适应证】

出生后 48 ～ 72 小时的新生儿。

【物品准备】

听力测试仪、棉签、记录单、笔、快速手消毒液。

【操作方法】

1. 专用听力室，通风良好，室温适宜，环境噪声低于 45 分贝。

2. 手卫生，对新生儿进行身份识别与核对，向家属解释听力筛查的目的和过程，以取得配合，将新生儿推至听力室。

3. 新生儿取平卧位或头高脚低位，新生儿保持安静状态 5 ～ 10 分钟。

4. 检查新生儿外耳道是否通畅，用干棉签清洁耳道，轻轻将新生儿外耳郭向外下拉，充分暴露耳孔。

5. 将测试仪探头放入新生儿一侧外耳道中，打开听力测试仪，等待显示结果后取出探头，用 75% 的乙醇消毒探头后放入另一侧外耳道中，显示结果后取出探头并消毒，关闭测试仪。

6. 仪器自行显示结果，即"通过"（pass）或"未通过"（refer）。如未通过，需重复 2 ～ 3 次测试。

7. 整理用物，做手卫生，记录检查结果。

【护理要点】

1. 应在新生儿安静状态下测试。

2. 筛查通过仅意味着此次筛查未发现异常，还有出现迟发型听力损害的可能，需要跟新生儿家长沟通。

3. 出院前未通过者 42 天内进行复筛，仍未通过者转听力检测中心。告知有高危因素的新生儿家长，即使通过筛查仍应注意观察听力变化，3 年内每 6 个月随访 1 次。

4. 确诊为听力损伤的新生儿应及时到医院的专科进行相应医学干预。

三、新生儿疫苗接种

疫苗接种是将疫苗制剂接种到人或动物体内的技术，使接受方获得抵抗某一特定或与疫苗相似病原的免疫力。其目的是通过人工主动免疫，使新生儿体内产生抗体，防止感染。

【适应证】

1. 足月分娩的新生儿。

2. 生命体征平稳的早产儿。

【物品准备】

基础治疗盘 1 个、专用疫苗注射器、疫苗、疫苗接种卡片、棉签、消毒液、快速手消毒液。

【操作方法】

1. 房间安静、安全舒适，调节室温 24 ～ 26℃。

2. 向产妇或家属做好解释，对新生儿进行评估：出生时间、出生体重、胎龄、生命体征、一般情况及哺乳情况；注射部位的皮肤及肌肉组织状况。

3. 携用物至床旁，与产妇进行新生儿身份识别，查对医嘱。

4. 抽吸疫苗，手卫生，再次查对后用专用疫苗注射器抽吸疫苗（10μg 乙肝疫苗 /0.1mL 卡介苗混悬液等）。

5. 根据疫苗种类选择合适的注射部位，用 75% 酒精消毒皮肤两次待干后注射。注射部位：卡介苗选择上臂三角肌外下缘，乙肝疫苗选择上臂外侧三角肌或大腿前外侧中部。注射方式：卡介苗为皮内注射，乙肝疫苗为肌内注射。

6. 整理用物，查对，手卫生后填写接种登记表。

7. 接种后密切观察新生儿生命体征及一般情况。

8. 告知产妇及家属疫苗接种情况，再次接种时间及注意事项。

【护理要点】

1. 疫苗管理　①疫苗应使用冷链进行运输；②领取疫苗时须准确登记疫苗生产厂家、批号、有效期及批签发合格证编号；③领取回的疫苗应放置于 2～8℃冰箱内保存，现取现用，禁止放置于室温过久；④疫苗注射后按卫生主管行政部门相关规定在信息系统中进行登记，包括记录新生儿身份信息、疫苗名称、接种剂量、接种途径、接种人、接种日期、接种时间、接种部位等，同时扫描疫苗条码录入疫苗生产厂家、生产批号及最小包装识别信息，生成儿童转诊单，以备社区查验。

2. 乙肝疫苗接种　母亲未感染乙肝病毒，如新生儿体重＞2000g 者，出生后 24 小时内注射乙肝疫苗；如新生儿体重＜2000g 或新生儿出生状况不佳需要抢救者，由儿科医生评估，遵医嘱接种。母亲乙肝病毒表面抗原阳性者，新生儿在出生后 12 小时内尽早接种首剂乙肝疫苗及 100U 乙肝免疫球蛋白，后续均应按照国家免疫程序完成全程乙肝疫苗接种。

3. 卡介苗接种　未接种卡介苗的＜3 月龄儿童可直接补种，3 月龄至 3 岁儿童对结核菌素或卡介菌素试验阴性者，应予补种，≥4 岁儿童不予补种。

四、新生儿沐浴

新生儿沐浴可以保持新生儿皮肤清洁，促进舒适；利于观察全身皮肤，及时发现异常情况；促进亲子关系。

【适应证】

生命体征平稳的新生儿。

【物品准备】

干净的浴巾，衣物，包被，大小毛巾，0.02% 聚维酮碘（碘伏）溶液，棉签，沐浴液，爽身粉，体重秤，快速手消毒液。

【操作方法】

1. 关闭门窗，防止空气对流。调节室温在 25～28℃，水温在 38～40℃。

2. 手卫生，松解包布，核对新生儿腕带、床号、姓名。

3. 评估新生儿一般情况及生命体征，向家长解释目的。

4. 脱去衣服，解开尿布，用大毛巾包裹，称量体重并记录。

5. 护士用左前臂托住新生儿背部，左手掌托住其头颈部，将婴儿下肢夹在左腋下，移至沐浴池或沐浴盆旁，用右前臂内侧试水温适宜。

6. 擦洗面部：①小毛巾浸温后，由内眦到外眦擦洗双眼，将小毛巾更换位置擦洗外耳；②用棉签清洁鼻孔；③清洗面部，顺序为额部→鼻翼→面部→下颌。

7. 清洗头部：将新生儿双耳郭用左手拇指和中指分别向前折按，右手将头发淋湿，用洗发液清洗头、颈、耳后，流水冲净擦干。

8. 清洗全身：解开大毛巾，将新生儿颈部枕于左侧肘部，左手握住其左侧大腿，淋湿全身，右手涂沐浴液，依次洗颈部→上肢→腋下→胸→腹→腹股沟→会阴→下肢；交换手，将右手置于新生儿左腹下，托住其前胸呈前倾状，左手清洗新生儿后颈部、背部和臀部。注意洗净皮肤皱褶处。

9. 洗毕，迅速将新生儿抱至操作台上：①用大毛巾包裹并吸干身上水分；②脐部用干棉签拭干，再用75%乙醇棉签擦拭两遍；③观察全身皮肤情况，在颈下、腋下和腹股沟处涂爽身粉，肛周涂护臀膏；④垫上尿布，穿好衣服；⑤核对腕带、床号、姓名，放回婴儿床。

10. 整理用物，做手卫生，做好护理记录。

【护理要点】

1. 沐浴应在新生儿进食后1小时进行。

2. 沐浴时注意观察新生儿全身皮肤及肢体活动等情况，发现异常及时通知医生；沐浴过程中，如有面色、呼吸异常，应停止沐浴。新生儿出生后体温不稳定或皮肤有损伤者不宜沐浴。

3. 动作宜轻柔，勿将水溅入新生儿眼、耳、口、鼻内。

4. 沐浴时注意保暖，以防着凉；注意水温适宜，防止烫伤；不可将新生儿单独放在操作台上，防止坠落伤。

5. 新生儿头顶部如有皮脂结痂，不可用力去除，可涂液状石蜡油浸润，待结痂软化后再清洗。

6. 沐浴过程中，应注视着新生儿，通过语言和非语言方式与新生儿进行情感交流。

7. 涂爽身粉时，注意遮挡新生儿口鼻，防止吸入呼吸道。

五、新生儿抚触

新生儿抚触是抚触者用双手有技巧地对婴儿皮肤各部位进行有序抚摸的一种技术。其能促进全身血液循环和新陈代谢，增强机体免疫力，提高应激能力，促进大脑智力发育，改善呼吸循环系统、消化系统功能，调节情绪反应，促进安静睡眠，促进胃肠蠕动，促进亲子关系。

【适应证】

新生儿出生后1天至1周岁。

【物品准备】

干毛巾、尿布、清洁衣裤、婴儿润肤油、快速手消毒液、音乐等。

【操作方法】

1. 环境安静、整洁，播放舒缓的音乐。调节室温在28℃以上，调温操作台的温度可在36℃上下。

2. 手卫生，核对腕带、床号、姓名，评估新生儿情况，向家长解释目的。

3. 将新生儿仰卧于操作台上，打开包被和衣服。温暖双手，涂润肤油于掌心，轻轻摩擦双手。

4. 抚触顺序为头面部→胸部→腹部→上肢→手→下肢→脚→背部→臀部，每个动作重复做4～6次。

5. 抚触手法：

（1）头部：将双手拇指置于新生儿前额，其余四指托住后枕部。①用双手拇指指腹从前额中央向两侧颞部滑动至太阳穴轻压，再从下颌部中央向外、向上推动，使嘴角呈微笑状；②双手掌面从前额发际抚向脑后，避开囟门，止于两耳后乳突部用两中指轻压。

（2）胸部：将双手分别放在新生儿两侧肋缘，呈交叉状交替滑向对侧肩部，注意避开乳头。

（3）腹部：双手指指腹分别以顺时针方向，从新生儿右下腹向上腹、左下腹呈半圆状滑动，绕开脐部及膀胱。

（4）四肢：①双手上下交替握住新生儿一侧上臂，由近心向远心方向，边挤捏边滑至腕部；②按摩手掌心和手指，并轻轻提拉每个手指。同法抚触对侧上肢、双下肢和双足。

（5）背部：①将新生儿置于俯卧位，头偏向一侧；②双手手掌以脊柱为中线，分别置于背部上端脊柱两侧，由中央向两侧滑动，逐渐下移至臀部；③双手食指与中指并拢，由上至下沿脊柱走行滑动至骶尾部。

（6）臀部：①新生儿俯卧位，头偏向一侧；②双手指指腹分别从骶尾部由内而外呈圆形滑动。

6. 用干毛巾擦净身体，包好尿布，穿衣，安置舒适体位。

7. 整理用物，做手卫生，做好护理记录。

【护理要点】

1. 新生儿出生后 24 小时开始抚触，宜在午睡后或晚睡前，两次喂奶之间，每日 2 ～ 3 次，每次 10 ～ 15 分钟。

2. 抚触力度适中，以新生儿舒适为宜，避免过轻或过重。

3. 抚触过程中观察新生儿的反应，如果新生儿疲劳、哭闹、饥饿，应暂停或减少抚触时间。

4. 胸部抚触时避开双侧乳头；腹部抚触时避开脐部和膀胱；四肢抚触时，如果新生儿四肢弯曲，不要强迫其伸直，以免关节脱位。

5. 婴儿润肤油不能接触新生儿的眼睛，也不能直接倒在新生儿的身上。

6. 抚触者应怀有愉悦的心情，满怀爱心去抚触新生儿，这样才会将良好的信息传递给新生儿，自然会使其更加安静、舒适。

六、新生儿更换尿片法

新生儿更换尿片法是一种保持新生儿臀部皮肤清洁干燥和舒适，防止尿布性皮炎发生，同时观察新生儿臀部皮肤情况的护理技术。

【适应证】

所有新生儿日常护理操作。

【物品准备】

纸尿片、湿巾纸、盆及温水、软小毛巾、护臀霜、操作台、生活垃圾袋、快速手消毒液等。

【操作方法】

1. 环境清洁、舒适，光线充足，调节室温至 24 ～ 28℃，避免穿堂风。

2. 手卫生，告知新生儿家属更换尿片的目的、注意事项等，协助新生儿取舒适体位。

3. 解开尿片，暴露臀部。

4. 一只手轻轻提起新生儿双腿，使臀部略略抬高；另一只手用原尿片的前半部分较洁净处从前向后擦拭会阴部和臀部粪便，并将此部分遮盖尿片的污湿部分后垫于新生儿臀下。

5. 用湿巾纸或蘸温水的小毛巾从前向后擦拭臀部皮肤，注意擦拭皮肤的皱褶部分。

6. 提起新生儿双腿，轻轻抽出脏尿片。

7. 将清洁的尿片垫于腰下，轻放新生儿双腿，系好尿片，大小松紧合适。

8. 拉平衣服，包好包被。

9. 整理床单位，处理用物，做手卫生，做好护理记录。

【护理要点】

1. 注意保暖，防止受凉。

2. 新生儿脐带未脱落时，可将尿片前部的上端向下返折，保持脐带残端处于暴露状态。

3. 尿片包裹松紧适宜，避免过紧影响下肢循环或皮肤摩擦受损、过松大小便外漏。

七、新生儿窒息复苏

新生儿复苏是一种帮助新生儿建立自主呼吸，恢复心跳的技术。国际公认的方案为 ABCDE 复苏方案，即 A：清理呼吸道、B：建立呼吸、C：维持正常循环、D：药物治疗、E：评估。A 是根本、B 是关键、评估贯穿于整个复苏中。呼吸、心率、脉搏和血氧饱和度是复苏评估的三大指标，心率是最重要的指标。复苏遵循评估－决策－措施，反复循环直至完成复苏，应严格遵循 A-B-C-D 步骤，顺序不能颠倒。

【适应证】

出生后不能建立正常自主呼吸的新生儿。

【物品准备】

吸引瓶、连接管、吸痰管（6 号或 8 号）、复苏囊及吸氧装置、心电监护仪、新生儿喉镜、气管导管（2.5 ～ 4.0 号）、急救车、辐射台等，具体见表 8-1。

表 8-1 复苏物品清单

用途	器械和物品
保暖	预热的辐射台、预热的毛巾或毛毡、温度传感器、帽子、塑料袋或保鲜膜（<32 周）、预热的床垫
清理呼吸道	吸引球、10 号或 12 号吸管连接低压吸引器，压力 80 ～ 100mmHg 的胎粪吸引管
听诊	听诊器
通气	氧流量 10L/min、给氧浓度调至 21%（<35 周的早产儿，氧浓度调到 21% ～ 30%）正压通气装置（复苏气囊、T- 组合复苏器）、足月和早产儿的面罩、8 号胃管和大号空针
给氧	常压给氧的装置、脉搏氧饱和度仪及传感器、目标氧饱和度值图表
气管插管	喉镜 0 号、1 号镜片、导管芯、气管导管（2.5 号、3.0 号、3.5 号、4.0 号）、卷尺、气管导管插入深度表、防水胶布、插管固定装置、剪刀、喉罩气道（1 号）
给药	注射器（1mL、5mL、10mL、20mL 和 50mL）若干、1：10000 肾上腺素、生理盐水、脐静脉插管和给药所需物品

【操作方法】

1. 快速评估　出生后立即快速评估 4 项指标：①足月吗？②羊水清吗？③有哭声或呼吸吗？④肌张力好吗？如 4 项均为"是"，应快速彻底擦干，和母亲皮肤接触，进行常规护理。如 4 项中有 1 项为"否"，则需进行初步复苏。

2. 初步复苏

（1）保暖　室温设置为 25 ～ 28℃。提前预热辐射保暖台，足月儿辐射保暖台温度设置为 32 ～ 34℃。<32 周的早产儿可将其头部以下躯体和四肢放在清洁的塑料袋内，或盖以塑料薄膜置于辐射保暖台上。

（2）体位　新生儿头轻度仰伸位（鼻吸气位）。

（3）吸引　必要时（分泌物量多或有气道梗阻）用吸球或吸管（12F 或 14F）先口咽后鼻清理分泌物。吸引时间<10 秒，吸引器负压不超过 100mmHg。

（4）擦干和刺激　快速彻底擦干头部、躯干和四肢，拿掉湿毛巾。若仍无呼吸，用手摩擦背部 2 次或轻拍（手指弹）新生儿足底以诱发自主呼吸。

3. 正压通气　新生儿复苏成功的关键是建立充分的通气。

（1）指征　呼吸暂停或喘息样呼吸，心率<100 次 / 分。

（2）操作方法　①脉搏血氧饱和度仪的传感器放于新生儿动脉导管前位置（即右上肢，通常是手腕或手掌的中间表面）；②选择合适型号的面罩，足月儿开始用空气进行复苏，早产儿开始给予 21% ～ 40% 浓度的氧气，通气频率 40 ～ 60 次 / 分；③有效的正压通气判断：胸廓起伏良好，心率迅速增快；④若达不到有效通气，需矫正通气步骤；⑤评估及处理：经30秒有效正压通气后，若有自主呼吸且心率≥100次/分，可逐步减少并停止正压通气，根据脉搏血氧饱和度值决定是否常压给氧；若心率<60次/分，应气管插管正压通气并开始胸外按压。

4. 喉镜下经口气管插管

（1）指征 ①需气管内吸引清除胎粪；②气囊面罩正压通气无效或需延长；③需胸外心脏按压；④需经气管注入药物；⑤需气管内给予肺表面活性物质；⑥特殊复苏情况，如先天性膈疝或超低出生体重儿。

（2）操作方法 ①选择合适气管导管型号；②按体重估计气管插入深度，即上唇至气管导管端的距离；③插入喉镜，暴露声门；④插管：插入有金属管芯的气管导管，将管端置于声门与气管隆凸之间，接近气管中点；⑤判断是否插管成功。

5. 胸外按压

（1）指征 有效正压通气30秒后心率<60次/分。气管插管正压通气配合胸外按压，以使通气更有效，胸外按压时给氧浓度增加至100%。

（2）操作方法 胸外按压位置为胸骨下1/3（两乳头连线中点下方），避开剑突。按压深度约为胸廓前后径的1/3。按压方法有拇指法（图8-12）和双指法（图8-13）：①拇指法采用双手拇指的指端按压胸骨，根据新生儿体型不同，双拇指重叠或并列，双手环抱胸支撑背部；②双指法采用右手食指和中指2个指尖放在胸骨上进行按压，左手支撑背部。胸外按压和正压通气的比例应为3∶1。

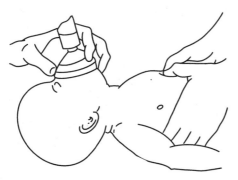 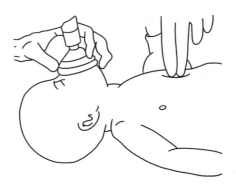

图8-12 复苏气囊面罩正压通气，双拇指　　　　图8-13 复苏气囊面罩正压通气，右手食指、
　　　　胸外心脏按压　　　　　　　　　　　　　　　　　中指胸外心脏按压

6. 药物 新生儿复苏时，很少需要用药。必要时根据病情应用肾上腺素、扩容剂等。

（1）肾上腺素 应用肾上腺素的指征是：45～60秒的正压通气和胸外按压后，心率持续<60次/分。新生儿复苏应使用1∶10000的肾上腺素，静脉用量0.1～0.3mL/kg；气管内用量0.5～1mL/kg。必要时3～5分钟重复1次。首选给药途径是脐静脉给药，如果脐静脉插管操作尚未完成或没有条件做脐静脉插管时，可气管内快速注入。若需重复给药，则应选择静脉途径。

（2）扩容剂 推荐生理盐水。扩容的指征是低血容量、怀疑失血或休克的新生儿对其他复苏措施无反应时。扩容的方法：首次剂量为10mL/kg，经脐静脉或外周静脉5～10分钟缓慢推入。必要时可重复扩容1次。

【操作要点】

1.无论足月儿或早产儿，正压通气均要在脉搏血氧饱和度仪的监测指导下进行，氧饱和度达到目标值为1分钟达60%～65%，2分钟达65%～70%，3分钟达70%～75%，4分钟达75%～80%，5分钟达 80% ～ 85%，10 分钟达 85% ～ 95%。

2. 持续气囊面罩正压通气＞2 分钟产生胃充盈，应常规经口插入 8F 胃管，用注射器抽气并保持胃管远端处于开放状态。

3. 矫正通气包括检查面罩和面部之间是否密闭，再次通畅气道（可调整头位为鼻吸气位，清除分泌物，使新生儿的口张开）及增加气道压力。

4. 气管导管型号选择：孕周＜28 周或体重＜1000g 选择导管内径 2.5mm，孕周＞28 至≤34 周或体重≥1000 至≤2000g 选择导管内径 3.0mm，孕周＞34 至≤38 周或体重＞2000 至≤3000g 选择导管内径 3.5mm，孕周＞38 周或体重＞3000g 选择导管内径 4.0mm。

5. 气管导管插入深度：体重＜750g 为 6cm，体重 1000g 为 6 ～ 7cm，体重 2000g 为 7 ～ 8cm，体重 3000g 为 8 ～ 9cm，体重 4000g 为 9 ～ 10cm。

6. 气管插管成功表现：胸廓起伏对称；听诊双肺呼吸音一致，尤其是腋下，且胃部无呼吸音；无胃部扩张；呼气时导管内有雾气；心率、血氧饱和度和新生儿反应好转；有条件可使用呼出气 CO 检测器。

7. 气管插管要求在 20 ～ 30 秒内完成，若插入导管时声带关闭，可采用 HemLish 手法，即助手用右手食指和中指在胸外按压的部位向脊柱方向快速按压 1 次促使呼气产生。

8. 新生儿复苏时若气囊 – 面罩通气无效、气管插管失败或不可行时可用喉罩气道。

9. 胸外按压和放松的比例为按压时间稍短于放松时间，放松时拇指或其他手指应不离开胸壁。按压 45 ～ 60 秒重新评估心率，若心率仍＜60 次 / 分，除继续胸外按压外，考虑使用肾上腺素。

10. 按复苏流程规范复苏，新生儿心率、氧饱和度和肌张力状况应有改善。若新生儿持续发绀或心动过缓，可能为先天性心脏病，此类患儿很少在生后立即发病。

八、新生儿光照疗法

光照疗法又称光疗，是一种降低血清未结合胆红素的简便易行的方法，主要通过一定波长的光线使新生儿血液中脂溶性的未结合胆红素转变为水溶性异构体，易于从胆汁和尿液中排出，从而降低胆红素水平。

【适应证】
1. 各种原因所致的高未结合胆红素血症。
2. 早期出现黄疸（生后 24 小时内）并进展较快者。早产儿及高危新生儿均可放松光疗指征。
3. 患有溶血症的新生儿出生或换血后可进行光疗。

【物品准备】
带有光疗灯的暖箱、体温计、遮光眼罩、一次性尿片、快速手消毒液等。

【操作方法】
1. 手卫生，戴口罩。
2. 核对医嘱、床号、姓名、腕带。
3. 评估患儿日龄、体重、胆红素检查结果、生命体征、皮肤黄染情况。
4. 检查暖箱上的光疗灯处于功能状态，连接光疗灯电源，打开开关，查看光疗灯运转正常后关闭开关。
5. 至患儿暖箱旁，打开操作窗，核对腕带信息，查看医嘱。
6. 更换患儿尿片，暴露全身皮肤。
7. 为患儿佩戴遮光眼罩，若光疗灯附近有其他患儿，应遮挡设备，避免对其他患者造成影响。

8. 关闭暖箱操作窗，打开光疗灯开关，手卫生后记录开始照射时间。

9. 每 2 小时更换一次体位。

10. 观察患儿：

（1）随时观察患儿眼罩和会阴遮盖物有无脱落，注意皮肤有无破损。

（2）观察患儿的精神反应、体温、呼吸、脉搏、大小便、皮肤颜色和完整性、四肢肌张力变化及光疗效果，光疗过程中患儿出现烦躁、嗜睡、高热、皮疹、呕吐、拒奶、腹泻及脱水症状时，及时报告医生予以处理。

（3）观察患儿体温变化，每 3 ~ 4 小时测量体温一次，若体温高于 37.8℃或者低于 35℃，应暂停光疗。

11. 停止光疗：遵医嘱停止光疗，至患儿暖箱旁，手卫生，打开暖箱操作窗，查看患儿信息，关闭光疗开关，为患儿摘下眼罩，弃于生活垃圾桶，关闭暖箱操作窗。

12. 手卫生，记录患儿结束照射时间。

【护理要点】

1. 注意保护男婴阴囊。

2. 俯卧位时注意口鼻受压影响呼吸。

3. 禁止在皮肤上涂粉或油类，以免影响光疗效果。

4. 剪短患儿指甲，防止患儿抓破皮肤。

5. 光管使用 1000 小时必须更换。湿化器水箱水应该每天更换。

九、新生儿暖箱使用技术

使用新生儿暖箱，目的是为患儿提供适宜的温度和湿度环境，保持体温稳定；为提高早产儿的成活率，促进患儿早日康复及生长发育。

【适应证】

1. 体重＜2500g 未成熟儿。

2. 体重＞2500g 但无法较长时间在室温中维持正常体温者。

3. 低体温、硬肿症的新生儿。

【物品准备】

新生儿温箱、新生儿床、灭菌注射用水、500mL/L 的含氯消毒液、婴儿服、床罩床单、尿片、快速手消毒液等。

【操作方法】

1. 评估患儿诊断、胎龄、日龄、出生体重；Apgar 评分结构、生命体征；以及患儿的反应、意识、肤温、皮肤完整情况。

2. 环境清洁舒适，室温 24 ~ 26℃，相对湿度 55% ~ 65%。

3. 手卫生，戴口罩。

4. 接到医嘱后，准备暖箱：

（1）核对医嘱、床号、姓名、腕带。

（2）将灭菌注射用水加入暖箱水槽内柱最高水位线以下。

（3）预热：连接电源，打开开关，将预热温度调至所需的温度。

（4）调整温度湿度：根据患儿体重、胎龄等信息设置对应的适中温度及湿度（表 8-2，表 8-3）。

表 8-2　不同出生体重早产儿适中温箱温度

出生体重（kg）	温箱温度			
	35℃	34℃	33℃	32℃
1.0～	初生 10 天	10 天～	3 周～	5 周～
1.5～	—	初生 10 天	10 天～	4 周
2.0～	—	初生 2 天	2 天～	3 周

表 8-3　超低出生体重早产儿不同日龄温箱温度和湿度

日龄（天）	1～10	11～20	21～30	31～40
温度（℃）	35	34	33	32
湿度（%）	100	90	80	70

5. 将患儿置于温箱内：

（1）将患儿去除包被，仰卧位放置于温箱内，头偏向一侧。

（2）为保持温箱温度恒定，各种护理操作应尽量集中进行，开温箱门进行操作时应注意保暖，使患儿体温恒定在 36.5～37.5℃正常范围。

（3）每 4 小时测体温一次，观察患儿体温变化，并根据体温调节箱温。

（4）体温不升者，复温应逐渐进行，体温越低复温应越谨慎，每小时只能提高箱温 1℃，并应每 0.5～1 小时测体温一次，至体温升至正常后改为每 4 小时测量一次，并观察有无硬肿症出现。

6. 停温箱：患儿情况达到出箱条件即可出箱，穿好衣物，抱回病房。出箱条件：

（1）患儿体重 2000g 或以上，体温正常。

（2）在室温 24～26℃的情况下，患儿穿衣在不加热的温箱内能维持正常体温。

（3）患儿在温箱内生活了一个月以上，体重虽然不到 2000g，但一般情况良好。

7. 患儿出箱后注意观察生命体征，尤其是体温变化。

8. 关闭温箱电源，倒尽湿化器水，整理用物，手卫生，温箱终末消毒，做好记录。

【护理要点】

1. 入箱操作、检查、接触患儿前，必须洗手。

2. 胎龄和出生体重越低，温箱相对湿度越高一些。对超低出生体重儿，温箱湿度对维持体液平衡非常重要，国外有些单位采用较高湿度，但要注意预防感染。

3. 使用温箱期间，每 7 天需要更换暖箱，更换的暖箱需要终末消毒，并记录。

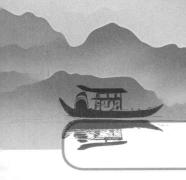

主要参考文献

［1］孙秋华.中医临床护理学［M］.3版.北京：中国中医药出版社，2016.

［2］裘秀月，刘建军.中医临床护理学［M］.4版.北京：中国中医药出版社，2021.

［3］冯进，王丽芹.妇产科护理学［M］.4版.北京：中国中医药出版社，2021.

［4］安力彬，陆虹.妇产科护理学［M］.7版.北京：人民卫生出版社，2022.

［5］余艳红，杨慧霞.助产学［M］.2版.北京：人民卫生出版社，2023.

［6］冯晓玲，张婷婷.中医妇科学［M］.5版.北京：中国中医药出版社，2021.

［7］杜慧兰.中西医结合妇产科学［M］.4版.北京：中国中医药出版社，2021.

［8］王雪峰，郑健.中西医结合儿科学［M］.4版.北京：中国中医药出版社，2021.

［9］莫洁玲.母婴护理学［M］.4版.北京：人民卫生出版社，2023.

［10］肖洪玲，陈偶英.儿科护理学［M］.4版.北京：中国中医药出版社，2021.

［11］陈超，杜立中，封志纯.新生儿学［M］.北京：人民卫生出版社，2020.

［12］毛萌，江帆.儿童保健学［M］.4版.北京：人民卫生出版社，2020.

［13］崔焱，张玉侠.儿科护理学［M］.7版.北京：人民卫生出版社，2021.

［14］李乐之，路潜.外科护理学［M］.7版.北京：人民卫生出版社，2021.

［15］谢幸，孔北华，段涛.妇产科学［M］.9版.北京：人民卫生出版社，2019.

［16］陈红风.中医外科学［M］.4版.北京：中国中医药出版社，2016.

［17］赵霞，李新民.中医儿科学［M］.11版.北京：中国医药科技出版社.2021.

［18］钟赣生.中药学［M］.4版.北京：中国中医药出版社，2016.

［19］张奇文，朱锦善.实用中医儿科学［M］.北京：中国中医药出版社，2016.

［20］钟永成.实用中医儿科诊治［M］.长春：吉林科学技术出版社，2019.

［21］守珍，李智英.新生儿高级护理实践［M］.北京：人民卫生出版社，2020.

［22］范玲，张大华.新生儿专科护理［M］.北京：人民卫生出版社，2020.

［23］国家中医药管理局.护理人员中医技术使用手册［Z］.2015.

［24］孙敏，郑晓蕾.妇产科与儿科护理操作规范［M］.北京：人民卫生出版社，2017.

［25］谢薇，李俊华.中医适宜技术操作规范［M］.上海：同济大学出版社，2016.

［26］赵艳.围产期及新生儿常见疾病的中西医结合治疗［M］.北京：科学出版社，2017.

［27］王卫平，孙锟，常立文.儿科学［M］.9版.北京：人民卫生出版社，2018.

［28］申昆玲，姜玉武.儿科学［M］.4版.北京：北京大学医学出版社，2019.

［29］黎海芷.实用儿童保健学手册［M］.北京：人民卫生出版社，2018.

［30］陈孝平，汪建平，赵继宗.外科学［M］.9版.北京：人民卫生出版社，2018.

［31］夏志军，宋悦.女性泌尿盆底疾病临床诊治［M］.北京：人民卫生出版社，2016.

［32］牛晓宇.女性盆底康复学［M］.成都：四川大学出版社，2019.

［33］安力彬，黄金鹤，周洁瑶，等．我国助产专业的发展助力孕产妇健康［J］.中国实用护理杂志，2020，36（31）：2401-2404.

［34］中华医学会围产医学分会，中华医学会妇产科学分会产科学组，中华护理学会产科护理专业委员会，等．中国新生儿早期基本保健技术专家共识（2020）［J］.中国围产医学杂志，2020，23（7）：433-440.

［35］束礼梅，李秋芳，顾慧敏，等．机器学习在新生儿败血症早期识别和护理中的研究进展［J］.中华急危重症护理杂志，2023，4（6）：515-518.

［36］俞元强，陈平洋．新生儿败血症的临床管理进展［J］.中国当代儿科杂志，2024，26（05）：518-522.

［37］石翠霞，马乐．产后尿潴留高危因素及防治进展［J］.中国生育健康杂志，2017，28（03）：296-298+301.

［38］姜丽杰，蔺莉．产后尿潴留的研究进展［J］.中国妇产科临床杂志，2018，19（04）：372-374.

［39］丁辉，陈林，邸晓兰．产后抑郁障碍防治指南的专家共识（基于产科和社区医生）［J］.中国妇产科临床杂志，2014，15（06）：572-576.

［40］古色华，谢薇，黄振琼，等．新生儿黄疸光照疗法综合护理干预的研究进展［J］.全科护理，2023，21（7）：947-950.

［41］楼瑞英，李德书，刘凯茵，等．临床路径在新生儿败血症护理中的应用研究［J］.中国急救医学，2015，35，（S2）：243-244.

［42］高悦赟．小儿推拿辅助治疗新生儿黄疸湿热郁蒸证的疗效及对血清胆红素水平的影响［J］.中医儿科杂志，2023，19（04）：87-91.

［43］张会敏，卢瑞存，杨秀秀，等．发展性照护理念下综合护理模式在新生儿黄疸中的应用［J］.齐鲁护理杂志，2024，30（09）：89-92.

［44］周俊霞，孙慧，张华茹．穴位抚触按摩结合多次间断照射蓝光治疗新生儿黄疸临床观察［J］.实用中医药杂志，2024，40（04）：745-747.

［45］白光磊，秦玲玲，赵丽艳，等．茵苓健脾退黄汤泡浴联合双歧杆菌活菌治疗新生儿黄疸的疗效观察［J］.长春中医药大学学报，2023，39（11）：1246-1250.

［46］曹亚玲，文佳贝，史小慧，等．蓝光治疗结合鸟巢式护理在新生儿黄疸治疗效果的Meta分析［J］.河西学院学报，2023，39（05）：21-28+34.

［47］鄢建华，刘彦彦，武毅．抚触结合早期游泳在新生儿黄疸患儿中的应用效果［J］.齐鲁护理杂志，2023，29（18）：156-158.

［48］刘军芳，管岚，陈水伟，等．中药药浴联合小儿推拿治疗早期新生儿黄疸80例［J］.浙江中医杂志，2023，58（09）：668.

［49］王书环，王珍，时紫玮，等．前馈控制策略联合药浴干预对新生儿黄疸退黄效果及预后的影响［J］.齐鲁护理杂志，2023，29（15）：1-4.

［50］徐凡．中药药浴治疗新生儿黄疸的Meta分析及金陈洗剂中药药浴治疗新生儿黄疸（湿热郁蒸证）的临床疗效观察［D］.昆明：云南中医药大学，2023.

［51］段倩，包小玉，袁军．茵陈蒿汤联合蓝光照射治疗新生儿黄疸临床疗效观察［J］.湖北中医药大学学报，2023，25（02）：105-107.

［52］陶芳，刘建英，崔玉婕．新生儿黄疸的两种治疗方法比较：一项单中心回顾性病例对照研究［J］.中华中医药学刊，2023，41（07）：38-42.

［53］徐佳玲，茅一平，李珊珊，等．中药熏洗、中医推拿技术在新生儿管理中推广的意义［J］.中医药管理杂志，2022，30（24）：134-136.

［54］姜文，吴琼，董玉茹，等．中药外洗联合穴位按摩治疗新生儿病理性黄疸临床观察［J］.中国中医药现代远程教育，

2022，20（24）：95-96.

［55］马圆圆，颜佳佳，阮为勇，等.清热退黄灌肠方对新生儿黄疸代谢标志物的影响及其作用机制［J］.云南中医中药
杂志，2022，43（12）：77-80.

［56］陈蕾，孙爱莲，郭荣春.水胶体敷料用于新生儿硬肿症的效果观察［J］.中华护理杂志，2018，53（03）：290-292.

［57］孙妍.研究中药外敷、按摩综合疗法治疗新生儿呼吸机相关性肺炎并发中毒性肠麻痹的临床疗效［J］.中医临床研
究，2020，12（11）：40-42.

［58］杨云月.新生儿中医体质类型与早期婴儿湿疹的相关性研究［D］.北京：北京中医药大学，2023.

［59］谭汉旭.新生儿中医体质与42天婴儿湿疹的相关性研究［D］.北京：北京中医药大学，2021.

［60］张素珍，谢嫦婷，朱瑞清.综合性护理干预在新生儿湿疹中的应用价值［J］.吉林医学，2020，41（09）：2292-
2293.